걷기,
제대로 걸어야
운동이다

걷기, 제대로 걸어야 운동이다

지은이

장 드루앵
드니 페드노
로베르토 푸아리에

옮긴이

허린

시그마북스
Sigma Books

걷기, 제대로 걸어야 운동이다

발행일 2019년 7월 5일 초판 1쇄 발행
지은이 장 드루앵, 드니 페드노, 로베르토 푸아리에
옮긴이 허린
발행인 강학경
발행처 시그마북스
마케팅 정제용
에디터 신영선, 장민정, 최윤정
디자인 김문배, 최희민

등록번호 제10-965호
주소 서울특별시 영등포구 양평로 22길 21 선유도코오롱디지털타워 A402호
전자우편 sigmabooks@spress.co.kr
홈페이지 http://www.sigmabooks.co.kr
전화 (02) 2062-5288~9
팩시밀리 (02) 323-4197
ISBN 979-11-89199-92-0(03510)

Published originally under the title: Se mettre en forme avec la marche
ⓒ 2018, Éditions de L'Homme, division of Groupe Sogides inc. (Montréal, Québec, Canada)

Korean Translation ⓒ 2019, Sigma Books.
Korean translation rights arranged with Éditions de L'Homme, division of Groupe Sogides inc. through EntersKorea Co., Ltd., Seoul, Korea.

이 도서의 국립중앙도서관 출판예정도서목록(CIP)은 서지정보유통지원시스템 홈페이지(http://seoji.nl.go.kr)와
국가자료공동목록시스템(http://www.nl.go.kr/kolisnet)에서 이용하실 수 있습니다. (CIP제어번호: CIP2019022025)

* 시그마북스는 (주)시그마프레스의 자매회사로 일반 단행본 전문 출판사입니다.

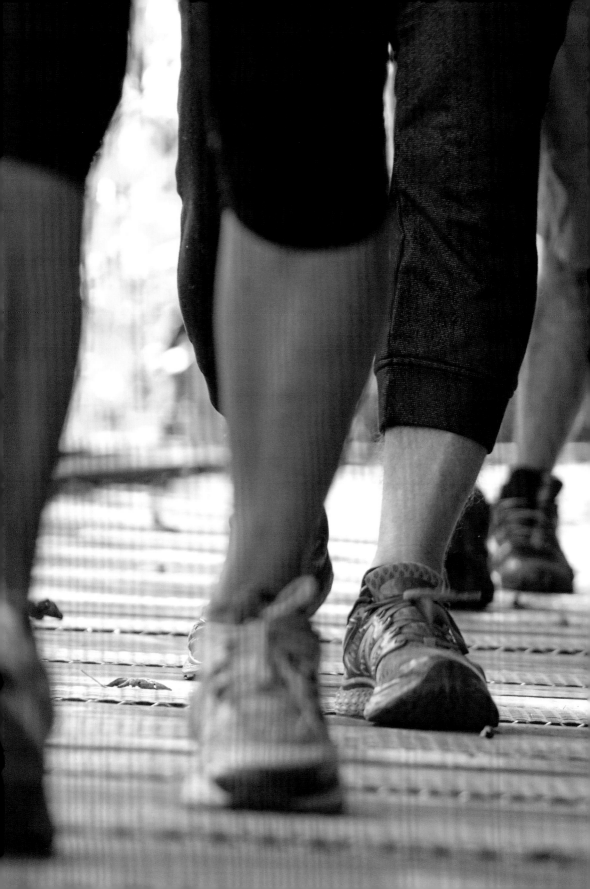

차례

큰 걸음을 내딛다

걷기는 인류가 가장 오랫동안 이용해온 이동 수단이다. 인간은 가장 미숙한 시기인 유년기에 직관적으로 걷기를 배운다. 사실 우리는 너무나도 당연하게 걸어왔기에 걷기가 얼마나 건강에 좋은지 잊고 지낸다. 그런데 현대인을 병들게 하는 비활동적인 삶의 양식을 극복할 수 있는 활동이 바로 걷기다. 그러므로 이 책이 보다 많은 사람들에게 읽혔으면 한다.

내 기억으로는 이 책이 걷기를 건강 유지에 꼭 필요한 활동으로 주목한 첫 번째 책이다. 이 책은 우리가 왜 걸어야 하며, 걷기로 보다 큰 효과를 얻기 위해서는 어떻게 걸어야 하는지 가르쳐준다. 나는 최대한 많은 사람이 이 메시지를 읽고 그대로 실천하기를 기대한다.

지난 몇 년 동안 캐나다 퀘벡 전 지역에 걷기 동호회가 결성되었고, '피에르 라부아의 큰 도전'이라는 협회가 그중 몇 개의 단체를 후원했다. 이전까지만 해도 퀘벡에는 걷기 열풍 현상이 없었다. 이는 매우 좋은 징조. 내가 아는 운동 중 걷기는 누구나 차별 없이 할 수 있는 가장 평등한 운동이다. 앞으로도 걷기는 언제나 평등한 운동으로 남을 것이다. 여기에서 나는 '운동'이라는 단어를 특히 강조하고 싶다. 왜냐하면 걷기는 이 책이 우리에게 환기하듯 정말 좋은 운동 중 하나이기 때문이다.

나는 달리기와 자전거 타기를 포함한 그 외 모든 운동에 여전히 애정을 품고 있으므로 다른 운동들을 깎아내리려는 의도는 없다. 모두가 쉽게 할 수 있는 걷기를 특별히 더 좋아할 뿐이다. 그리고 걷기의 힘을 믿는다. 실제로 누구나 어디서든, 언제든, 날씨의 좋고 나쁨에 상관없이 걸을 수 있다. 혼자, 때론 가족과 함께 또는 여러 사람과 함께 걸을 수 있다. 체육관에 가기 위해 일부러 차를 타지

않아도 되고 특별한 기구도 필요 없다. 그런데 걷기의 좋은 점이 이렇게나 많음에
도 불구하고 걷기 신봉자를 더는 찾아볼 수 없다는 사실이 의아할 따름이다. 나
는 이 책이 출판됨으로써 이런 현실이 변화하고, 걷기가 운동으로서의 위상을 되
찾게 되기를 기대해본다.

도심의 산책로에서, 혹은 산행 길에서 여러분과 문득 마주치기를 바라며.

_ '피에르 라부아의 큰 도전' 공동 창시자 피에르 라부아

추천하는 말

생의 모든 단계에서 걷기

걷기, 이 얼마나 훌륭한 움직임이란 말인가. 걷기는 인간 진화에 있어 매우 결정적인 역할을 했다! 시간이 지남에 따라 헤엄치는 생물을 거쳐 기어 다니는 생물, 그리고 두 다리로 서는 생물로 진화한 인간은 편하게 걷고 뛰기 시작했다. 인간에게 있어 걷기는 이동과 여행의 수단이기도 하지만 자신의 주장을 표현하고 시위하는 방법이기도 하다. 뛰기 위해서는 걷기부터 배워야 한다. 아기가 첫발을 내딛는 순간을 관찰해보라. 두 발로 서고 걷는 순간 아기가 얼마나 큰 만족을 느끼는지! 이 모든 사실을 제쳐두고라도 걷기는 자신의 건강을 스스로 책임지려는 이들에게 매우 간편하고 효과적인 운동임이 틀림없다. 하지만 애석하게도 오늘날 우리는 하루 대부분을 거의 움직이지 않은 채 앉아서 보낸다. 마치 걷는 것이 시간 낭비라도 되는 것처럼 걸어서 이동하기를 꺼린다.

우리는 게을러진 동시에 시간에 쫓기게 된 걸까? 하루에 만 보를 걸으면 건강을 되찾고 유지할 수 있다. 강요받지 않고 자유롭게 삶을 누리며 걸을 수 있다면 그것만으로도 얼마나 만족스러운 삶인가!『걷기, 제대로 걸어야 운동이다』는 일상에서 쉽게 적용할 수 있는 유용한 정보를 전달할 것이다. 또한 수명 연장의 열쇠를 쥔 이가 바로 여러분이라는 사실을 깨닫게 해줄 것이다. 곰곰이 생각해보라. 스무 살에 운동하고, 마흔 살에는 체조하고, 예순이 훌쩍 넘어서까지 다양한 신체 활동을 한다. 이 모든 활동을 통해 걷기는 생의 모든 단계에서 떼려야 뗄 수 없는 운동으로 자리매김하고 있다. 여러분 모두 올바른 걷기로 건강을 지킬 수 있기를 응원한다.

_ 의학박사 폴 푸아리에

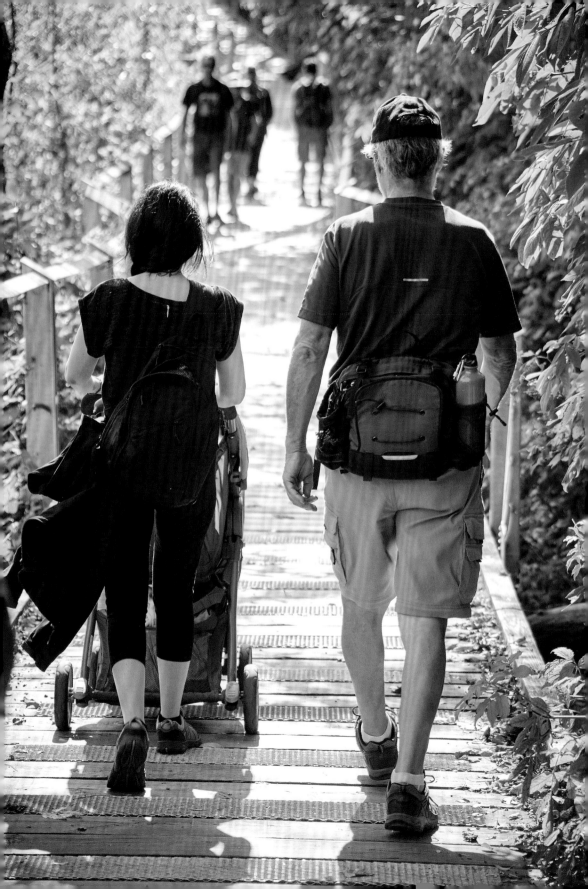

프롤로그

"천천히 걸을 때 우리는 더 오래 걷는다. 그리고 더 멀리 간다."

_ 지로 다니구치

우리는 아이의 성장에 관해 이야기를 나눌 때마다 어김없이 "몇 살부터 걷기 시작했나요?"라고 묻는다. 그렇다면 왜 아이가 첫걸음을 내딛는 순간을 황홀해하며, 왜 아이가 걸음마를 떼는 순간을 간절히 기다릴까? 답은 단순하다. 걸음마가 삶에 있어 중요한 단계이기 때문이다. 사람에게는 걸음마를 떼기 '전'과 '후'가 존재한다. 걸음마를 시작하기 위해서는 신체의 협동 능력과 균형 감각, 민첩성이 발달해야 한다. 이 세 능력이 공간에서 몸을 조정하는 능력과 고유수용성 감각(신체 각 부분의 위치를 인지하는 감각)을 이루는 기초다. 여러 번 시행착오를 겪으며 걸음마 떼기에 성공할 때쯤 운동 능력이 발달하기 시작하는데, 특히 이 시기에 의사결정 과정을 포함한 여러 기능이 발달한다.

유아기에 특별히 강조되었던 걷기는 나이가 듦에 따라 삶에서 차지하는 중요성이 점차 줄어든다. 모든 성장이 끝난 후에는 최소한의 거리만 걷고, 심지어 걷기의 중요성을 부정하기까지 한다. 결국 오늘날에는 운동의 강도가 효과를 가늠하는 척도가 되었다. 우리는 달리기야말로 신진대사를 활성화하거나 체력을 강화하는 데 효과가 있다고 오해한다. 그 결과 그다지 힘들지 않은 운동은 도전할 가치가 없다고 여기며 꺼리게 되었다. 그러나 꾸준히 걷고, 걷기와 함께 특정 맨손운동을 연계해 실행하면 여러 관점에서 흥미로운 결과를 얻을 수 있다. 쉬운 반면 비용이 들지 않는 걷기는 달리기를 대체할 수 있는 아주 좋은 해결책이다.

강도 높은 운동을 하면 엔도르핀이 분비되면서 행복감을 느끼는데 걸을 때도 이를 충분히 느낄 수 있다. 또한 달리기와 마찬가지로 걷기도 체력을 향상시키고 체형을 아름답게 가꾸는 데 도움을 준다. 걷기는 신체적 제한(나이, 수술, 부상, 만성질환, 반복사용 긴장성 손상 증후군 등)이 있는 이들과 건강을 회복하고자 노력하는 이들이 실천할 수 있는 이상적인 활동이다. 특히 노년기에는 운동 능력을 유지하고 넘어짐을 방지하는 데 효과적이다.

만약 건강을 유지하기 위한 방책으로 달리기나 다른 운동이 여러분의 신체 조건이나 체력에 적합하지 않다면 걷기 운동을 해보라. 걷기는 여러분의 건강을 책임지고 지키는 데 안성맞춤이다. 이 책을 쓴 목적은 걷기의 위상을 되찾는 데 있다. 이 책의 각 장에서는 독자 여러분의 생활 리듬, 체력 및 각자의 능력에 맞게 구성한 운동을 소개하고 있다. 그리고 운동의 즐거움을 되찾을 수 있도록 돕는 전략과 도움말로 가득 채웠다.

여러분 곁에 이전에는 알지 못했던 가장 질 좋은 삶이 다가왔다. 그저 편안하게 앞으로 걸어 나가라!

_ 공동 저자 장, 로베르토, 드니

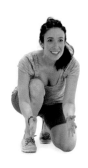
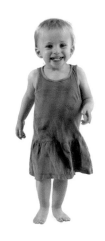

커져가는 문제: 비활동성

"가장 힘든 길은 우리를 가장 아름다운 길로 안내한다."

_ 미상

이미 몇 년 전부터 북미 대륙에 비만이 전염병처럼 퍼지고 있다. 지난 30년 동안 비만이 두 배로 증가했을 것이라 추정된다. 비만의 확산은 그다지 새로운 현상이 아니다. 달라진 점이 있다면 비만의 원인으로 섭취하는 열량에 주목하기보다 운동 부족에서 찾고 있다는 점이다. 이에 따라 스포츠 건강센터가 엄청나게 인기를 끌고 있지만 근본적인 문제를 해결하기 위해서는 더 큰 노력이 필요해 보인다.

월간지 〈포브스〉는 '비만이 아니라 비활동성을 걱정해야 한다'라는 제목의 기사를 게재했다. 기사에 따르면 2014년 세계보건기구가 성인 중 19억 명이 과체중이고, 6억 명이 비만일 것으로 추정했다고 한다. 비만은 경제와 같은 인간 활동 영역에 무시할 수 없는 영향을 끼치는 심각한 위험 요소다. 이는 저소득 국가와 고소득 국가 모두에서 증가하고 있는 전 세계적인 문제다. 우리가 지금 이러한 상황에 직면하게 된 것은 도시생활과 기술이 만들어낸 비활동적인 생활양식(사무직 업종과 우리 삶을 편리하게 해주는 기발한 각종 도구들을 떠올려 보라.)에 어느 정도 책임이 있다고 할 수 있다.

대부분 대중에게 비만이 끼치는 위협을 알리기 위해 당뇨, 심혈관 관련 질병, 심장병, 고혈압, 뇌졸중, 일부 암 등 '심각한' 병을 들먹이며 겁을 준다. 그러나 비만이 반복사용 긴장성 손상 증후군, 만성통증 등 삶의 질과 우리 삶 자체를 위협하는 큰 문제의 원인이 될 수 있다는 사실에는 입을 다문다.

관절염을 앓는 사람에게 걷기는 몸을 움직일 때 느끼는 불편함과 과도한 운동이 끼치는 나쁜 효과를 최소화하면서 건강과 전체 관절 시스템을 유지할 수 있는 적절한 활동이다. 움직이지 않으면 다리가 경직되면서 만성통증을 유발한다. 등 통증이 계속되는 경우에는 오랜 시간 앉아 있지 말고 걸어야 한다. 그래서

요즘 직장에서는 오래 앉아 있기보다는 짧은 휴식과 함께 틈날 때마다 의자에서 일어나 걷기를 권장하는 추세다.

비만의 원인으로 잘못된 식습관만을 문제 삼고 음식만큼이나 중요한 운동 부족은 소홀히 하는 경향이 있다. 일반적으로 오늘날 대중이 올바른 식습관을 갖추지 못한 것은 사실이다. 그러나 이에 못지않게 잘 움직이지 않는다. 건강을 잘 돌본다면서도 사람들은 자신의 밥상만 들여다보지 실제 몸을 움직여야 한다는 사실은 잊고 있다. 여러분은 의료계에서 운동을 모든 병을 치료하거나 예방할 수 있는 기적의 약으로 점점 더 비중 있게 다루고 있다는 사실을 알고 있는가? 실제로 그렇다. 신체 활동은 인간의 거의 모든 시스템(호르몬, 신경, 혈액 순환, 신진대사)에 직접적인 효과가 있는 엄청난 가능성을 지닌 치료약이다.

물론 여러분이 애청하는 TV 프로그램을 보던 중 출출한 배를 채우기 위해 소파에서 냉장고로 향하는 몇 걸음은 여기에 포함되지 않는다. 심장박동 수가 증가하기 위해서는 어느 정도 높은 강도로 운동해야 한다. 준비 운동과 운동 기술, 장비가 필요하고 다쳤거나 병약한 사람에게 위험 부담이 있는 달리기와 비교해 보았을 때 걷기는 우리 대부분이 쉽게 실행할 수 있는 활동이다. 그리고 걷기에 필요한 최소한의 장비는 좋은 신발 한 켤레 정도다.

살을 빼기 위해서는 꾸준한 실천이 중요하다. 매해 많은 이들이 더 좋은 생활습관(예를 들어 술과 설탕을 줄이는 식습관)을 들이고 매일 조금씩 걸으면서 살을 뺀다. 여러분은 중장기에 걸쳐 일상에 꾸준히 작은 변화를 주는 것만으로도 몸에 좋은 영향을 줄 수 있다는 사실에 놀랄 것이다. 참을성을 가지고 실천하는 것만으로 충분하다. 특히 꾸준히 실천하는 것이 중요하다. 우리의 몸은 움직일 목적으로 고안되었다. 그러므로 몸을 움직이지 않고 멈추는 것은 인간의 도리가 아니다.

몸을 움직이기로 했다면 이미 좋은 방향으로 한 걸음 내디딘 셈이다. 계속 좋은 방향으로 나아가기 위해서는 안내를 받아야 한다. 모든 약이 그렇듯 전문가의 처방전을 따라야 부작용을 피할 수 있다. 헬스클럽에서 쉬지 않고 몇 시간을 뛰어야만 활동적인 것이 아니다. 차를 먼 곳에 주차하고 걸어오기, 많이 걷기, 계단으로 다니기 등 모든 이들이 쉽게 할 수 있는 활동으로도 충분하다. 그리고 이 모든 활동 중 가장 쉬운 운동이 바로 걷기다.

규칙적으로 걸으면 비만 위험을 반으로 줄일 수 있다. 매일 하루에 최소 한 시간을 걸으면 식습관을 바꾸지 않고도 복부 지방의 20%를 줄일 수 있다. 만약 비활동적인 성향이 있다면 더 건강해지기 위해 하루에 1km 걷기를 첫 번째 목표로 정하라. 일과 동안에 온전히 1km를 걸을 수 있는 시간이 없다면 틈틈이 짬을 내어 걸은 걸음 수를 합산할 수도 있다. 만보기나 휴대전화 애플리케이션 등 현대 기술 덕분에 걸음 수를 계산하기가 훨씬 쉬워졌다.

그러므로 기회가 있을 때마다 걸어라! 양치질처럼 걷기가 생활의 일부가 되게 하라!

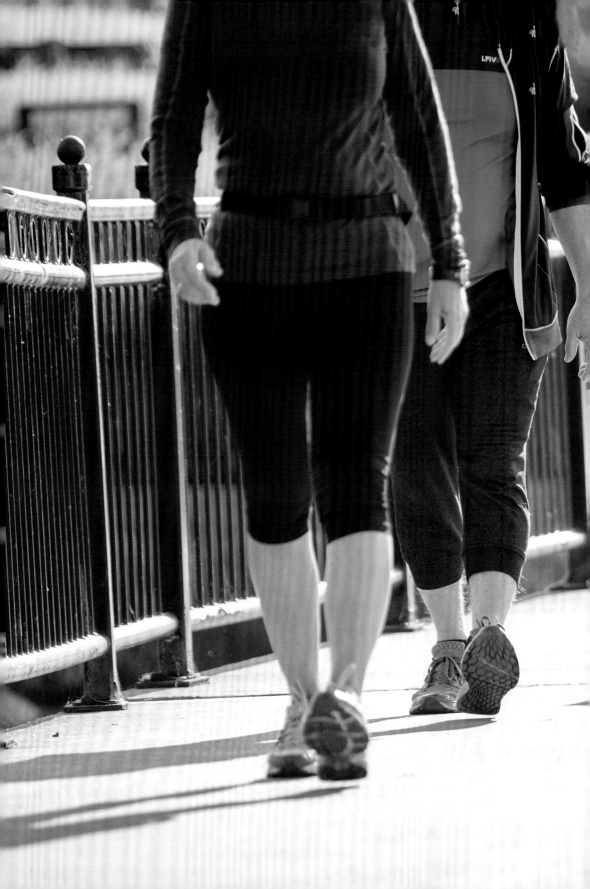

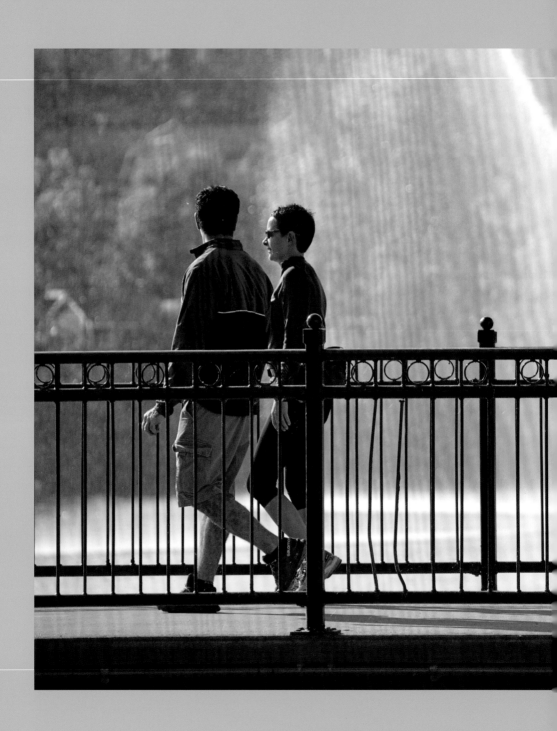

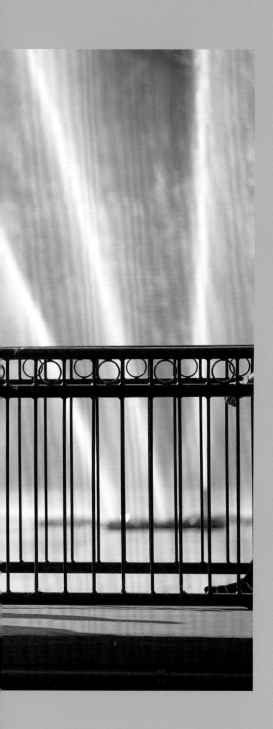

1

걷기와
걷기의 효능

"서둘러 뛰어봤자 소용없다. 제때 출발해야 한다."

_ 라퐁텐

여러분은 위 인용문이 어디서 왔는지 기억하는가? 바로 그 유명한 라퐁텐의 토끼와 거북이 우화에서 왔다. 토끼는 빠른 달리기 실력만 믿고 자신보다 느린 거북이를 무시하다 거북이에게 지고 말았다. 꾸준한 실천과 불타오르는 열정의 대결에서 걷기가 승리한 셈이다. 주도면밀하게 꾸준히 실행하는 이의 힘을 보여준 토끼와 거북이 우화는 오늘날 자신에게 가장 좋은 선택인 양 모든 힘을 마라톤에 쏟아부으려는 사람들이 보이는 지나친 열성과 대조된다.

가장 먼저 모든 사람이 장거리를 뛸 수 없고, 현대인에게 달리기가 반드시 가장 적합한 운동은 아니라는 사실을 이해해야만 한다. 실제로 많은 현대인이 비활동적이고 과체중이며 체력도 좋지 않다. 그러므로 달리기를 시작한 사람들은 몸이 달리기가 주는 자극을 견디지 못한다는 것을 느끼는 순간 실망감에 빠진다. 또한 불쾌감, 강한 통증, 만성적인 반복사용 긴장성 손상 증후군과 그 외 부차적 문제(예를 들어 염증)가 나타나 약으로도 치료할 수 없는 일상 속 불편함을 겪을 위험도 도사리고 있다. 물론 달리기 자체가 나쁜 운동이라는 뜻은 아니다. 단지 여러 원인이 결합할 수 있고 앞에서 언급한 병의 이환율 때문에 현대 성인 남성과 여성에게 여러 건강 문제가 발생할 소지가 있음을 의미한다. 자신에게 적합한 신

걷기에 대한 오해 _ **걷기는 노인이나 과체중 또는 비활동적인 사람을 위한 활동이다?**

빠르게 걷거나 어느 정도 힘이 들 정도로 걸으면 심장박동 수가 확연히 증가하고 지방을 태울 수 있다. 물론 스트레스를 줄이는 효과도 있다.

체 활동과 그에 맞는 준비 운동의 중요성을 강조하는 것도 다 이런 이유에서다.

독일 카를스루에 대학 체육학 연구원장인 클라우스 뵈스 교수는 달리기와 걷기를 비교해 각 운동이 지닌 위험과 효능을 과학적으로 밝혀냈다. 뵈스 교수의 연구는 "대개의 경우 달릴 때 자신이 가진 체력보다 더 많은 힘을 써야 하므로 오히려 달리기가 건강과 운동기관에 나쁜 영향을 미칠 수 있다."는 사실을 증명했다. 또한 "조깅의 경우 발을 떼고 다시 땅을 디딜 때 몸무게의 세 배에 해당하는 충격을 받지만 빨리 걷기는 관절이 무게를 흡수하기 때문에 한 번에서 두 번 정도 충격을 덜 받는다. 이유는 간단하다. 달리기와는 달리 걸을 때는 발을 들어올리고 멈춰 있는 순간이 없다. 발이 항상 땅을 딛고 있기 때문이다."라고 밝혔다.(클라우스 뵈스, 『걷기와 장거리 달리기: 일상의 체형과 건강』)

또한 걸을 때는 힘줄, 인대 및 뼈와 같은 여러 신체 조직이 받는 역학적 스트레스가 매우 적다고 강조한다. 그러므로 당연히 관절증이나 염증 및 관절 관련 질병이 발생할 위험이 줄어든다. 한편 몇 년 전부터 정형외과 의사와 물리 치료사들이 달리기 후 발목, 무릎 및 골반 관절 손상을 입는 경우가 꾸준히 늘어나고 있음을 관찰했다. 이 현상은 최근 달리기 열풍이 불었던 시기와 맞아떨어진다.

뵈스 교수의 연구는 장거리 달리기가 미치는 다른 영향도 밝혀냈다. 부교감 신경 시스템 쇠약 및 동화 호르몬(테스토스테론) 생성이 그 대표적인 예다. 다시 설명하자면 장거리 운동에 필요한 연습량 대로 과도하게 훈련을 하다 보면 겉으로 나타나지 않는 심각한 증상이 발생할 위험이 있다. 이때 증상은 미세한 진행성 신호를 보내는데 불면증이나 이유를 알 수 없는 피로감, 성적 욕구 감소, 휴식 동안에도 빠른 심장박동 수 등으로 나타난다. 이제 달리기가 모든 이를 위한 운동이 아니라는 사실을 인정해야 한다. 그리고 만약 여러분이 이와 같은 증상을 느꼈다면 운동 목표를 다시 설정해야 한다.

호르몬과 관련해서는 오래전부터 규칙적인 활동이 만족감(엔도르핀), 식욕 조절(그렐린), 감정 및 몸무게, 수면에까지 확연한 영향을 미치는 호르몬과 연관이 있다는 사실이 알려져 왔다. 요즘은 공복을 느끼게 하는 그렐린 분비와 수면 장애 사이의 연관성을 점점 더 확신하는 추세다. 여러 연구가 아침에 활동하는 사람들이 그날 밤 잠에 더 쉽게 든다는 결과를 보여주고 있다. 또한 수면 부족과 몸무게 증가 사이의 연관성을 점점 더 확신하게 되었다. 따라서 생활습관의 하나로 쉽게 자리 잡을 수 있는 걷기가 매우 흥미로운 해결 방법이 될 수 있다. 오래 전부터 오늘날까지 건강을 유지하기 위해서는 무슨 일이 있어도 전력을 다해 달려야 한다고 생각해왔다. 그러나 실제로 걷기도 달리기와 마찬가지로 심장에 좋은 운동이다. 만약 건강을 지키고 몸무게와 당뇨병 및 콜레스테롤 수치를 조절하고 심혈관 관련 질병을 예방하는 것이 여러분의 목표라면 언제 어디서든 실천할 수 있는 운동을 선택해야 한다.

신체 건강에 좋은 효능

걷기는 특히 나이가 들수록 몸에 좋은 운동이다. 왜냐하면 골절 위험을 반 이상 줄일 수 있기 때문이다. 여러 연구를 통해 규칙적인 걷기가 수명 연장에 도움이 된다는 사실이 밝혀졌다. 한 주에 10km 정도, 즉 하루에 1km 조금 넘는 거리를 걸으면 더 오래 살 수 있다.

걷기는 강도 높은 운동이 아니므로 지방 연소에 효과가 없을 거라 의심한다면 이는 강도가 줄어들수록 신체가 에너지원으로 지방을 태운다는 사실을 모르기 때문에 생긴 오해다. 몸이 휴식하는 동안에는 축적된 지방을 사용하는 반면 강도 높은 운동을 할 때는 탄수화물(당)을 사용한다. 그러므로 걷기도 달리기 못지않게 살빼기에 '효과'가 있을 뿐만 아니라 우리 몸에 많은 영향을 미친다.

여러분은 왜 과식 후 걷기를 권장하는지 궁금해 한 적이 있는가? 걸으면서 내장이 움직이고 내장 속 음식을 섞는 (자동 마사지) 효과가 있기 때문이다. 골반이 흔들리면서 주는 작은 충격이 내장의 움직임과 연동(위나 장과 같은 내장의 수축 운동)을 촉진한다.

걷기와 복부에 관련된 또 다른 흥미로운 사실은 강도 높은 운동을 할 때 발생할 수 있는 탈출증과 탈장이 일어날 위험이 적다는 점이다. 규칙적으로 운동하는 사람은 복부의 움직임과 골반 근육의 안전에 유의해야 한다. 복부와 관련해서는 이 책의 후반부에서 뜀뛰기 운동을 다루면서 다시 설명하겠다.

이제 심장 및 혈관 관련 질병을 예방하는 방법을 살펴보자. 시속 3km의 속도로 규칙적으로 걸으면 고혈압, 심장 발작 및 뇌졸중 발생 위험을 낮추는 데 효

사람들은 연소한 열량이나 흘린 땀의 양으로 운동이 효과가 있는지 없는지를 판단할 수 있다고 생각하는 경향이 있다. 그러나 실제로 중요한 요소는 몸이 받는 자극의 질과 그 횟수다. 다시 말해 꾸준히 운동 효과가 쌓여야 장기간에 걸쳐 효과가 나타난다는 것이다. 그렇기 때문에 좋은 결과를 얻기 위해서는 참을성을 가지고 꾸준히 운동해야 한다. 강도 높은 운동은 단기간에 효과가 있는 것처럼 보이지만 오랫동안 꾸준히 하기는 어렵다. 육체적으로 힘들고 아무 때나 실천하기가 쉽지 않기 때문이다. 하지만 걷기는 조금만 노력하면 언제든 할 수 있는 운동이고, 심지어는 피곤할 때도 걸을 수 있다. 걷기 한 시간으로 400kcal를 태울 수 있고, 강도를 높이면 15분 걷기만으로도 실질적인 효과를 얻을 수 있다.

과적이다. 실제로 매일 30분만 걸어도 혈액 순환 시스템에 긍정적인 영향을 미쳐 뇌졸중 발생률을 3분의 1가량 줄일 수 있다. 걷기의 가장 큰 장점은 빨리 걸으면 걸을수록 예방 효과가 더 커진다는 사실이다.

걷기는 신진대사 촉진 이상의 효과를 낼 수 있다. 강도 높은 걷기는 우리 몸이 인슐린과 혈당을 더 잘 조절할 수 있도록 돕는다. 최근에는 걷기가 당뇨병 발병과 억제에 도움을 준다는 사실이 밝혀졌다. 그러므로 식사 후 10분 동안 산책하는 습관을 들이기를 권한다.

또한 규칙적으로 걸으면 일부 암의 발병 위험도 줄일 수 있다. 꾸준히 걷거나 운동하는 사람은 유방암과 대장암에 걸릴 위험이 적다. 그러므로 암 예방을 위해서라도 매일 30분 이상 걷는 것이 좋다.

규칙적인 걷기는 체력 회복에도 큰 효과가 있다. 일반적인 강도로 20분 정도 걸으면 체력이 회복되고, 이를 열두 시간까지 유지할 수 있다. 야외에서 걸으

많은 사람이 걷기가 달리기보다 효과가 덜할 거라고 생각한다. 그러나 인간의 장수와 관련된 연구는 걷기가 고혈압, 콜레스테롤, 당뇨병 억제에 탁월한 효과를 보일 뿐만 아니라 달리기보다 더 확실한 효능을 가지고 있다고 밝히고 있다. (로렌스 버클리, 『국립연구원 6년간의 연구』)

면 신선한 공기를 마시고 뇌에 산소를 공급할 수 있어 매우 좋다. 걷기는 혈압을 낮추고 뇌졸중 발생 위험을 줄이는 데 도움이 될 뿐 아니라 일주일에 두 시간을 걸으면 기억과 계획을 담당하는 뇌의 기능을 지키는 데도 도움이 된다. 걷기에는 활기를 되찾고 안정을 취하게 하는 효능이 있으며, 스트레스를 완화할 수 있고 호흡과 관련된 증상에도 효과가 있다. 더욱이 천식 환자에게는 호흡 장애 증상을 악화시킬 위험이 있는 달리기보다는 걷기를 추천한다.

우리는 이미 다른 저서(『당신을 치료하는 운동 1』)에서 만성통증의 치료를 포함한 우리 몸에 좋은 걷기의 효능을 다룬 적이 있다. 우리의 결론은 명백하다. 건강하고 활동적인 생활습관을 들이기 위한 대표적인 운동이 바로 걷기라는 것이다.

정신 건강에 좋은 효능

뵈스 교수는 자신의 저서에서 걷기가 신체 건강뿐만 아니라 정신 건강에도 좋다고 명확히 밝히고 있다. 켈트 격언에 "모든 걷기는 영적인 걷기다."라는 말이 있다. 뵈스 교수는 걷기가 정서 장애 및 집중력 결핍에 많은 효능이 있다고 강조했다. 이는 연구를 통해서도 증명되었다. 걷기에는 체중 감량 외에도 산소 흡수를 활성화함으로써 세포 재생을 효과적으로 촉진하는 효능이 있다. 게다가 규칙적인 걷기는 주의력과 집중력에도 긍정적인 영향을 미친다. 신진대사를 활성화할 뿐만 아니라 창작을 돕는 호르몬으로 알려진 ACTH(부신피질자극 호르몬) 분비를 촉진하기 때문이다.

걷기는 감정 및 집중력, 일반적인 행복감과도 연관이 있다. 따라서 감정을 조절하고 스트레스를 줄이는 호르몬에 영향을 주는 걷기를 우울증 치료약으로 여기는 추세다. 일부 연구 자료는 30분 걷기가 우울증 증상을 확실히 줄일 수 있다고 밝히기도 했다. 자연 또는 숲속에서 90분을 걸으면 우울증을 이겨낼 수 있다는 것이다. 여러 연구가 지방에 거주하는 사람들보다 도시인들에게 정신 건강 문제(불안 장애, 우울증 등)를 겪는 경향이 더 많이 나타남을 지적했다. 걷기는 도시인들의 스트레스를 극복할 수 있는 좋은 방법이 될 것이다.

한편 프랑신 테리앙은 저서 『당신의 뇌를 다시 만들어라』에서 신체 활동이

뇌 기능에 미치는 여러 효능을 주장했다. 운동학 학사, 일반건강학 석사 및 임상 의학 박사 취득 후 신경 리프로그래밍과 뉴로피드백(내담자에게 자신의 현재 뇌파 상태를 알려주고 목표로 하는 뇌파 상태를 정한 뒤 이에 도달할 수 있게 조절하는 방법을 익히도록 하는 치료법-옮긴이)을 전공한 저자는 빠른 속도로 40분 동안 걸으면 세로토닌 및 엔도르핀과 같은 호르몬 생성이 촉진되어 불안 장애를 극복하는 데 좋은 효과가 있다고 강조한다.

또한 건강을 위해 매일 몇 분 걷기와 같이 간단하고 쉽게 실행할 수 있는 목표를 설정해 실행하면 긍정적인 생각이 들고 성취감을 높일 수 있다. 한 연구에서는 규칙적으로 걷는 사람들이 하루 목표를 달성하는 순간에 에너지와 열정을 더 많이 느끼는 것을 관찰할 수 있었다. 이렇듯 걷기는 생리적 효능뿐만 아니라 정신적 효능까지 제공한다. 아울러 신체기관을 안정시킬 뿐만 아니라 힘을 북돋고 정서에도 긍정적인 영향을 미친다.

물론 높은 수준의 운동을 하는 사람이나 이미 매우 활동적인 사람이 운동을 멈출 확률은 낮다. 그러나 많은 비활동적인 사람에게 걷기는 건강과 관련된 장점이 많은 운동이며, 무엇보다도 길게 보았을 때 달리기보다 더 안전한 운동이다. 걷기는 강도를 조절하기 쉽기 때문에 특히 고혈압이거나 뇌졸중 및 뇌진탕 등 사고 발생 후 후유증을 앓는 등 건강에 유의해야 할 사람에게 추천한다. 과체중으로 오랫동안 운동 부족 상태로 지내온 사람이나 반복되는 진통을 동반한 만성통증을 겪어온 사람에게는 빨리 걷기가 좋다.

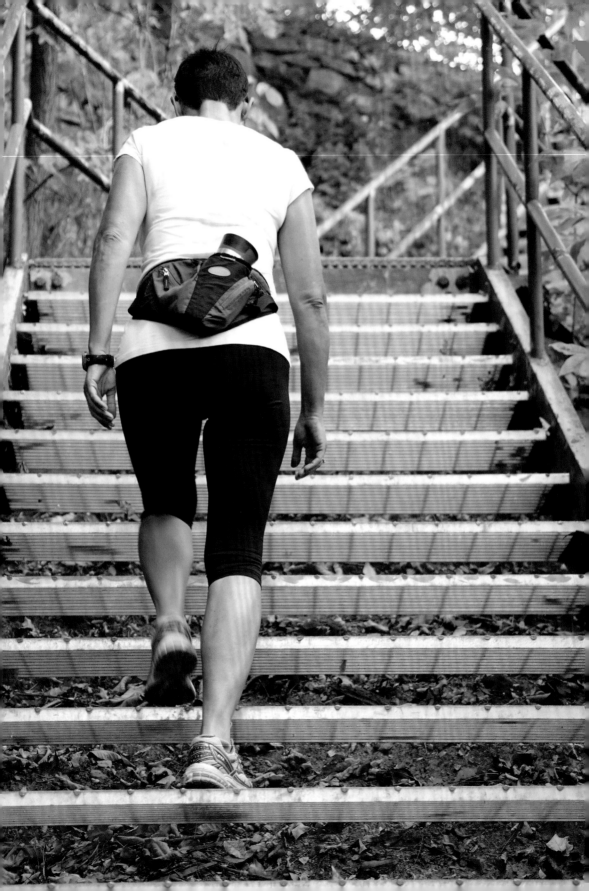

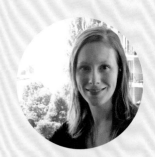

산티아고 순례길에서 만난
온전한 평화

산티아고 데 콤포스텔라 순례는 인생에서 잊을 수 없는 경험이었다. 순례는 기대 이상이었다. 가벼운 마음으로 배낭을 둘러메고 길을 떠날 당시에 내 안은 새로운 지평선을 발견하고 싶은 열망과 함께 다양한 만남, 특히 나와의 만남에 대한 기대, 느리게 살고 싶은 희망과 육체적·정신적 한계를 극복하고자 하는 생각으로 가득했다.

1,800km를 이동하면서 내디딘 모든 걸음마다 이 모든 것을 경험했다. 먹고 자기, 내 속도에 맞춰 걷기, 경치 감상하기, 순례자들과 만나기 등 모든 일을 온전히 혼자 책임지면서 스스로 선택한 단순한 삶의 방식이 우리를 삶의 중심으로 인도한다는 사실을 깨달았다. 하루하루 살기, 모든 하루를 새로운 시작으로 받아들이기, 세상을 향해 활짝 마음 열기 등을 배웠다. 그리고 교외의 경치와 중세 마을의 아름다움을 만끽할 수 있었다. 그 시간 속에서 짧은 만남이었지만 잊지 못할 진솔하고 깊은 우정을 만들기도 했다. 함께 길을 걷는 특별한 시간을 공유하며, 많은 이들과 식탁에 둘러앉아 행복한 순간을 나누고 서로를 도왔다. 한편으로는 시련을 통해 끈질기게 인내하는 나를 발견하기도 했다. 이 긍지는 시간이 지나도 잊지 않을 것이다.

한 걸음을 내디뎌 전진하면 전진할수록 순례는 우리를 변화시켰다. 현실 세계와는 또 다른 차원에서 사는 듯한 느낌을 받았는데, 일부러 의식하지 않아도 될 정도로 마음을 비우는 일에 자연스러워졌다. 그리고 같은 목표를 향해 같은 방향으로 함께 걷는 모든 순례자와 하나가 되면서 그 순간을 더 깊이 느낄 수 있었다.

거의 10년이 지난 지금, 순례의 기억은 내 의지와는 달리 점점 희미해졌다. 그러나 그때 느낀 공기는 지금도 사라지지 않았다. 여기 지금 온전한 평화가 있다. 꽉 찬 일정 속에서 정신없이 보내는 일상, 바람처럼 사라지는 일상 속에서는 온전히 현재를 살기 어렵다.

내 마음은 삶의 이상인 콤포스텔라에 항상 머물러 있다. 나는 벌써 내 아이들과 산티아고 길로 되돌아가는 상상을 한다. 순수함과 단순함 속에서 삶이 우리에게 선사하는 것들에 감사할 수 있도록, 그들의 마음속에 값을 매길 수 없는 소중한 가치를 새겨줄 수 있기를 바라면서.

**"걸으면 자유롭다. 걷기는 누구도 되지 않는 것을 의미한다.
걷는 몸은 어떤 이야기도 하지 않는다.
단지 기억할 수 없는 삶의 흐름일 뿐이다."** _ 프레데릭 그로

_ 작업 치료사 카트린 삼손 브루아르

걷기의 장점

효능	역할

정서 및 우울증 치료

걷기는 누구나 쉽게 할 수 있는 운동으로 가장 자연스러운 우울증 치료약이다. 산행과 같이 야외에서 걷기가 특히 뇌에 좋으며(산소 공급), 일반적인 행복감을 느끼는 데 꼭 필요한 엔도르핀과 세로토닌을 분비시킨다.

호르몬 촉진

강한 강도의 규칙적인 걷기는 엔도르핀(신경전달 물질), 인슐린(혈당), 세로토닌(정서), 멜라토닌(수면), 코르티솔(스트레스), 그렐린(식욕)뿐만 아니라 테스토스테론(성욕)의 작용에 확실히 영향을 미친다.

수면과 회복

걷기는 정서 호르몬에 직접적인 영향을 준다. 특히 야외 걷기는 강도 높은 활동을 하지 않아도 에너지와 체력 회복에 도움이 된다. 불면증에도 확실한 효능이 있다.

체중 조절과 당뇨병 예방

걸을수록 우리의 신체는 섭취하는 음식을 복부 지방에 저장하지 않고 에너지원으로 사용한다. 과체중과 내장지방 축적이 당 대사를 해치고 대사 증후군('X 신드롬'이라고도 하며, 제2형 당뇨병 발병 위험을 증가시키는 생리학적 신호들을 통틀어 지칭한다.-옮긴이)과 제2형 당뇨병 발병률을 높인다는 사실은 이미 잘 알려져 있다. 활동적인 생활습관은 건강한 체중과 인슐린 및 포도당(당) 조절 기능을 유지하는 데 도움을 준다. 또한 식욕조절 호르몬(그렐린)에 영향을 주어 공복감을 조절하고 간접적으로 체중을 조절하는 데 많은 도움을 준다.

효능	역할

근육량 유지

나이가 들수록 근육량이 감소하는 근육감소증을 예방할 수 있다. 근육량이 감소하면 관절의 안정성과 균형을 잃게 된다. 균형을 잡지 못해 뒤뚱거리면 넘어질 위험이 커지고 골다공증도 촉진된다. 강도 높은 걷기는 시상하부-뇌하수체에 영향을 주는데 이에 따라 테스토스테론에도 영향을 주면서 근육량을 유지하는 데 도움이 된다.

관절 유지

걸을 때는 팔다리 관절을 사용하기 때문에 관절 구조를 잘 유지할 수 있도록 돕고, 관절강직증을 예방할 수 있다.

순환계 유지

걷기는 심혈관과 심폐기관의 기능 유지를 도울 뿐만 아니라 순환계가 건강(활력)을 유지하도록 돕는다. 특히 순환한 혈액을 심장으로 보내는 순환 시스템의 기능 유지를 돕는다. 또한 부종이 생기거나 저녁 무렵 다리가 무겁게 느껴지는 증상을 줄이고, 피로감과 함께 다리를 움직이고 싶은 참을 수 없는 충동을 느끼는 것이 특징인 하지불안 증후군의 발생 원인도 줄일 수 있다.

골다공증 예방

걷기가 골다공증 예방에 좋다는 사실은 오래전부터 과학적으로 밝혀졌다. 걷기 운동을 하는 사람, 특히 꾸준히 걷는 여성의 경우 비활동적인 사람보다 넙다리뼈(대퇴골) 경부 골절을 입을 위험이 적다. 발을 바닥에 디디면서 뼈에 좋은 자극을 주고, 근육이 수축하면서 골밀도를 유지하는 데 도움을 준다. 또한 걷기는 관절 시스템에 무리를 주지 않으면서도 좋은 자극을 줄 수 있는 운동이라는 점이 큰 장점이다.

내장 보호

걸을 때 골반이 움직이면서 장 운동과 내장 마사지 효과가 있다. 또한 내장에 충격을 적게 줌으로써 골반 근육이 다칠 위험이 없고 탈출증과 탈장의 위험을 최소화한다.

나이 들어서도 건강할 수 있을까?

사람들은 신체 건강이 나빠졌다는 사실을 깨달을 때 그 책임이 자신에게 있다고 쉽게 인정하지 않는다. 대신 나이 탓을 하는 경향이 있다. 물론 몸 관리에 소홀해서 건강이 악화되었다고 인정하는 것보다는 지나간 시간을 탓하기가 훨씬 쉬울 것이다. 많은 사람이 나이가 들어 건강을 잃는다고 해서 오로지 노화가 원인이라고 탓할 수만은 없다. 대신 이제까지 살아오는 동안 몸을 제대로 돌보지 않았기 때문에 건강이 나빠지고 병을 얻기 쉬워진다는 말이 설득력 있을 것이다. 그 증거가 바로 나이가 들어도 젊어 보이고 아주 건강한 사람들이 있다는 사실이다. 왜 오늘날에는 동물 세계에는 존재하지 않는 신경 퇴행성 질환(파킨슨병, 알츠하이머 등-옮긴이)이 성행하는 걸까? 바로 현대인의 생활양식 때문이다!

사람들은 종종 인간의 몸을 자동차에 비유하기도 한다. 자동차를 좋은 상태로 유지하고 오래 타기 위해서는 잘 관리해야 한다. 몸도 마찬가지다. 몸을 함부로 사용하거나 평소에 잘 관리하지 않으면 부품이 더 빨리 낡고 여러 문제가 생기기 마련이다. 다만 몸에는 자동차와 다른 점이 있다. 몸은 살아 있는 조직으로 끊임없이 변화한다는 것이다. 다시 말해 규칙적으로 관리하지 않으면 신체 능력이 쇠퇴하는 걸 피할 수 없게 된다. 몸을 80년 동안 관리해야 한다는 사실도 잊어서는 안 된다.

그렇다. 자동차를 수리할 때는 원하는 대로 부품을 바꿀 수 있지만 우리에게 몸은 하나밖에 없다. 살아 있는 조직은 늙기 마련이다. 그렇기 때문에 조직이 더 건강할 수 있도록 노력하지 않으면 건강은 악화될 수밖에 없다. 물론 나이가 건강이 나빠지는 원인 중 하나이기 하다. 그러나 나이가 들면서 건강이 악화하는 결정적인 원인은 몸을 관리하지 않았기 때문이다. 많은 사람들이 건강 관리를 마지막까지 미루는 경향이 있다. 늦은 때란 없지만 조금이라도 일찍 시작하면 훨씬 더 많은 것을 얻을 수 있다.

많은 연구자들이 규칙적인 운동을 통해 근육량 감소를 예방할 수 있을 뿐만 아니라 체력을 기르고 뼈나 힘줄과 같은 조직이 유연해지는 데 도움이 된다는 사실을 증명했다. 따라서 나이가 들수록 체력이 더 나아질 수 없다는 생각은 맞지 않다. 일부 연구 결과에서는 나이가 듦에 따라 신체 조직의 적응 능력이 달라지지 않는다는 것을 밝혀내기도 했다. 물론 운동 처방 기준은 각 개인의 신체 조건에 따라 달라야 한다. 그러나 연구 자료는 80~90세 연구 대상자의 체력이 눈에 띄게 좋아졌다는 연구 결과를 보여주고 있다. 나이가 든 사람들도 (그리고 비록 체력이 나쁘더라도) 자신에게 맞는 훈련을 하면 체력이 확실히 향상될 가능성이 있다는 뜻이다. 튼튼하고 건강한 몸을 가질 수 있는지를 결정하는 것은 나이가 아니다. 체력을 기르고 유지하고자 하는 의지가 무엇보다 중요하다.

50~70세 사이에 비활동적인 사람은 근력을 30%까지 쉽게 잃을 수 있다. 일부 자료에 따르면 50세부터 근육량이 대략 250g 정도 줄어든다고 한다. 따라서 65세에 은퇴하는 사람의 경우 이미 근육이 약 4~5kg 정도

사라지는 셈이다. 게다가 수명은 계속 늘어나는 데 비해 은퇴 나이는 빨라진다는 점도 문제가 된다. 대부분 몸의 탄력과 근육량이 감소한다는 사실을 깨닫지 못하는데, 이는 동시에 지방량이 늘어나기 때문이다. 또한 노화와 질병으로 인해 신경 퇴행이 발생한다. 만약 이 모든 것이 자신에겐 아직 먼 일이라고 생각한다면 신체 기능의 노화가 실제로는 더 일찍 일어난다는 점을 알아야 한다. 왜냐하면 남성의 경우 30대부터 테스토스테론과 같은 남성 호르몬이 감소하고, 여성의 경우 골밀도 감소가 시작되기 때문이다.

활동적인 생활을 하기란 아주 쉽다. 걷기와 적절한 체조는 신경 근육 기능의 감소를 억제하고, 낙상의 위험을 줄일 수 있는 매우 좋은 방법이다. 낙상은 노인층의 주요 사망 원인이기도 하다. 이 책에서 우리는 특정한 목적에 따라 훈련할 수 있는 운동 프로그램과 체조를 소개한다. 그러나 이 책에서 소개하는 운동 외에도 태극권, 기공, 요가, 탁상 체조(1920년대 재활 치료를 위해 프랑스에서 고안된 체조로 1980년에 캐나다 퀘벡 지역에 대중화되었다.-옮긴이)와 같이 신경 근육 기능을 훈련할 수 있는 다양한 방법이 존재한다. 참고로 이 책에서 소개하는 낙상 예방을 위한 훈련은 유도 코치가 개발한 것이다.

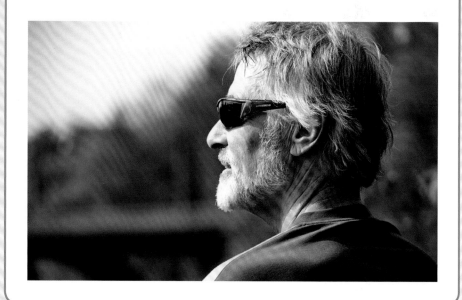

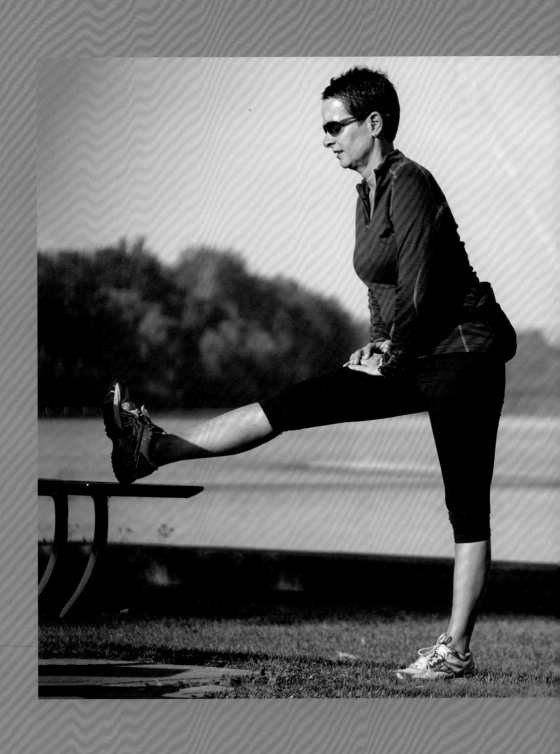

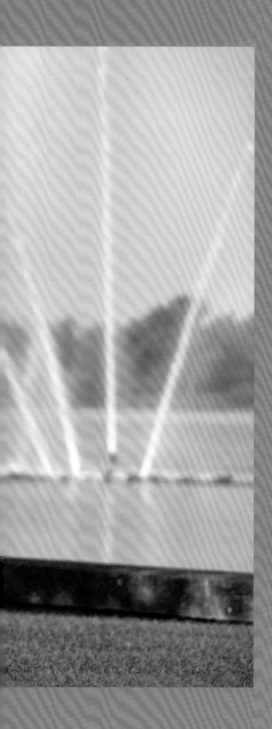

2

해부학 맛보기

"아는 것은 우리에게 혜택이 되는 모든 것을 이해하는 것이다."

_ 니체

아파르 계곡에서 진행한 인류학 연구 덕분에 300만 년 전부터 인류가 걸었다는 사실을 발견할 수 있었다. 인간의 활동 중 가장 오래된 것이 바로 걷기인 셈이다. 걷기는 인간의 진화와 긴밀하게 연관된다. 네 다리로 기는 자세에서 두 다리로 서기 위해서는 고유수용성 감각의 기초인 조정 능력, 균형 감각, 민첩성을 지녀야 한다. 두 발로 서게 되면서 다리 역할을 했던 팔이 자유로워졌고, 손을 움직일 수 있게 되었으며, 손재주가 발달했다.

직립보행으로 진화하면서 턱은 적을 물어 자신을 보호하는 기능으로부터 자유로워졌고 뇌 용량이 증가할 수 있었다. 뇌 시스템은 걷는 모든 순간에 자극을 받는다. 우리 뇌는 발이 땅에 닿는 순간을 거의 무의식적으로 끊임없이 분석한다. 전달된 정보를 받아 처리해서 몸 각 부위의 위치를 파악하고, 그다음에 일어날 동작을 결정해야 한다.

레오나르도 다빈치는 발 구조에 감탄했다. 과장이 아니라 발이 인류 진화에 큰 공헌을 했다고 해도 과언이 아니다. 발은 26개의 뼈, 16개의 관절, 107개의 인대, 자체 기원 근육(내인 근육) 20개로 이루어져 있는데, 만약 발이 오늘날의 모습으로 진화하지 않았다면 아마도 우리는 아직도 나무 위나 동굴 안에서 살고 있을지도 모른다. 그런데 걸을 때 일어나는 현상을 이해하기 위해서는 발 구조를 잘 아는 것이 중요하다. 여기에서 다리의 주요 구조를 간략히 살펴보자.

골격과 관절

걸을 때 몸무게를 지탱하는 발에는 일곱 군데에 지지점이 있다. 그리고 몸무게의 3분의 2를 발꿈치가 지탱한다. 발의 골격은 세 부분으로 구성된다(그림 2.1 참조). 뒤에서 앞으로 **발목, 발허리, 발가락**으로 나눌 수 있다. 발목은 일곱 개의 뼈로 구성되어 있는데 이를 다시 두 그룹으로 나눌 수 있다. 뒷발이 발꿈치뼈와 목말뼈로 이루어져 있다면 중간발은 입방뼈와 발배뼈, 안쪽쐐기뼈, 중간쐐기뼈, 가쪽쐐기뼈로 이루어져 있다. 마지막으로 발허리뼈 다섯 개는 입방뼈 및 쐐기뼈 세 개를 발가락뼈와 연결한다(해부학적 관점에서 뒷발, 중간발, 앞발로 구분한다. 발허리뼈와 발가락뼈가 앞발을 구성한다.-옮긴이).

그림 2.1 _ 발의 뼈와 부위

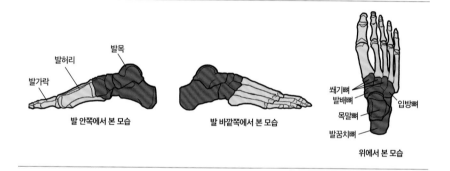

발 안쪽에서 본 모습 / 발 바깥쪽에서 본 모습 / 위에서 본 모습

발 관절은 섬유 관절을 지닌 발배뼈 부위를 제외하고는 전부 윤활 관절로 이루어졌다. 윤활 관절은 활막(덮개)을 지니고 있는데, 활막은 물리적 충격이나 과도

바른 걷기를 위한 조언

굽이 높은 신발을 신으면 자세가 나빠질 뿐 아니라 발목을 삘 위험이 있다. 딱딱하고 불안정한 자세를 유발하는 뾰족한 굽은 낙상과 각종 관절 장애의 원인이 된다.

한 움직임, 관절염이 발생할 수 있는 조건에 노출되면 염증을 일으킬 수 있다. 부분적으로 염증이 발생했을 때 관절에 '물이 찼다'고 말하는 부위가 바로 윤활 관절이다. 반면 섬유 관절은 어느 정도 움직일 수 있는 섬유성 관절로, 걸을 때 발을 안정적으로 고정하는 역할을 한다.

발목 및 발 부위는 목말뼈, 종아리뼈, 정강뼈가 만나는 발목 관절(그림 2.2 참조)부터 시작한다. 발목 양쪽으로는 두 복사뼈가 목말뼈를 집게처럼 '꽉 쥔다.' 종아리뼈에서 이어지는 가쪽복사는 발 바깥쪽에 있는 복사뼈로 크기가 작고 안쪽 복사보다 더 아래에 있다. 정강뼈에서 이어지는 안쪽복사는 발 안쪽에 있으면서 가쪽돌림과 같이 외측으로 구부리는 동작을 제한한다. 한편 안쪽으로 돌아가기 쉬운 발목의 특성 때문에 발목이 안쪽으로 꺾이면 대부분 발목 염좌가 발생한다. 발목이 바깥쪽으로 꺾이면 정강뼈가 골절될 가능성이 높다.

그림 2.2 _ 발목 부위(안쪽복사와 가쪽복사)

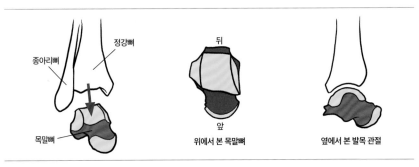

그림 2.3 _ 발목 및 발 부위 중심축

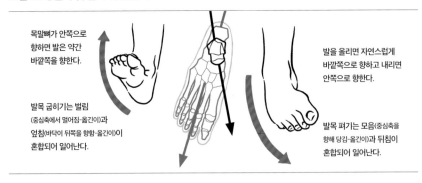

'복사뼈 집게'가 안정적일 수 있는 가장 큰 이유는 종아리뼈가 아래쪽으로 밀리면서 정강뼈에 가까이 붙어 목말뼈가 제자리를 유지할 수 있도록 돕기 때문이다. 이를 위해서는 무엇보다도 뼈가 움직여야 한다. 움직임은 다리 양쪽에 붙은 근육(종아리근, 앞정강근, 긴엄지굽힘근)이 담당한다(그림 2.3 참조).

여러분은 발끝으로 서서 균형 잡기가 왜 그렇게 어려운지 궁금할 수 있다. 이유는 바로 목말뼈 모양이 일정하지 않고 뒤 너비가 앞 너비보다 좁기 때문이다. 발목을 펴고 발끝으로 서면 목말뼈가 돌아가서 목말뼈의 '좁은' 면이 정강뼈와 종아리뼈 사이에 온다. 그러면 당연히 발목 균형에 영향을 주게 되는데 이때 다리 바깥쪽에 있는 종아리근이 종아리뼈를 아래로 밀어 목말뼈 가까이에 붙임으로써 발목이 흔들리지 않도록 한다(그림 2.4 참조). 또한 앞정강근과 긴엄지굽힘근이 복사뼈 집게를 더 강하게 조여 목말뼈를 고정한다. 그러므로 발목을 편 상태(발바닥을 편 상태)로 발끝으로 서서 효과적으로 발목의 균형을 잡기 위해서는 종아리근, 긴엄지굽힘근, 뒤정강근을 포함한 장딴지세갈래근과 같은 발목 및 발 부위의 바깥쪽 근육(측근)을 훈련해야 한다.

바른 걷기를 위한 조언

발목 염좌가 재발할 위험을 줄이기 위해서는 발목 및 발 부위의 굽히기/펴기 운동을 통해 복사뼈 집게(가쪽복사와 안쪽 복사)를 안정적으로 유지하는 것이 중요하다.

그림 2.4

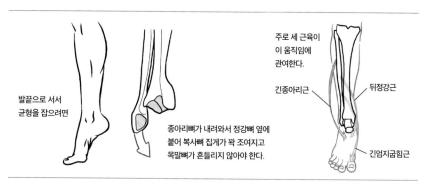

발끝으로 서서 균형을 잡으려면

종아리뼈가 내려와서 정강뼈 옆에 붙어 복사뼈 집게가 꽉 조여지고 목말뼈가 흔들리지 않아야 한다.

주로 세 근육이 이 움직임에 관여한다.

긴종아리근

뒤정강근

긴엄지굽힘근

반면 여러분이 발등을 굽혀 발을 몸 쪽으로 들어올릴 때는 목말뼈 앞부분이 발목 굽히기 움직임을 방해한다. 바로 이 때문에 발목 굽히기 동작 폭이 발목 펴기 동작 폭보다 좁은 것이다. 목말뼈의 또 다른 특징은 근육과 연결되지 않았다는 점이다. 그렇기 때문에 목말뼈가 앞으로 밀려 나와 돌출될 수 있다(그림 2.5 참조). 목말뼈 돌출 현상은 많이 달리거나 다리 뒷근육에 심한 수축이 일어나는 운동선수에게 자주 나타난다. 그러므로 목말뼈가 돌출된 사람은 '장딴지' 스트레칭을 할 때 뒷근육이 이완되는 느낌보다는 발 앞쪽이 걸리는 느낌을 더 많이 받게 된다.

그림 2.5 _ 목말뼈 돌출

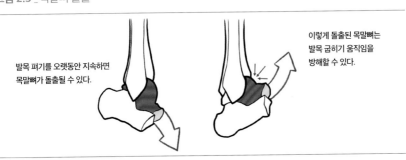

발목 펴기를 오랫동안 지속하면
목말뼈가 돌출될 수 있다.

이렇게 돌출된 목말뼈는
발목 굽히기 움직임을
방해할 수 있다.

앞에서 언급한 근육들은 두 복사뼈 뒤쪽에 파인 두 고랑을 지나서 우리가 일반적으로 '아킬레스건'이라고 부르는 힘줄로 모인다. 장딴지근과 가자미근을 연결하는 아킬레스건은 다른 힘줄보다 훨씬 두껍다. 그러나 두께가 두껍다고 작은 충격을 받지 않고 근육 수축 및 섬유 수축을 피할 수 있는 것은 아니다. 이 근육들은 종일 신체 무게를 견디고 운동역학적 자극을 끊임없이 견뎌야 한다. 아주 단순하게 하루에 몇 번이나 계단을 오르내려야 하는지 따져보라. 그 횟수에 일, 월, 햇수를 곱해보라. 그러면 장딴지세갈래근(장딴지근과 가자미근)에 가장 필요한 운동은 헬스클럽에서 인기를 끄는 근육 강화 운동이 아닌 스트레칭이라는 사실을 금방 깨닫게 될 것이다.

종아리뼈 머리는 무릎 가까이에서 무릎 관절 일부를 이루면서 주로 넙다리두갈래근(넓적다리 뒤 근육 중 하나)이 지탱한다. 따라서 무릎, 발목, 골반 사이에 매

그림 2.6

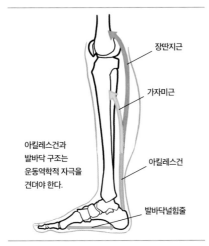

장딴지근

가자미근

아킬레스건과
발바닥 구조는
운동역학적 자극을
견뎌야 한다.

아킬레스건

발바닥널힘줄

그림 2.7 _ 넙다리두갈래근(넓적다리 뒤 근육)

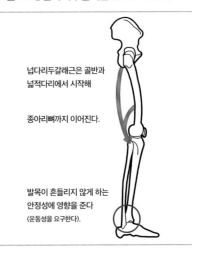

넙다리두갈래근은 골반과
넓적다리에서 시작해

종아리뼈까지 이어진다.

발목이 흔들리지 않게 하는
안정성에 영향을 준다
(운동성을 요구한다).

우 밀접한 관계가 있다고 말할 수 있다(그림 2.7 참조). 만약 발끝으로 설 때 무릎이 흔들리지 않고 안정적으로 서기 어렵다면 넙다리두갈래근이 움직임을 방해하지 않는지 확인하는 것이 중요하다. 넙다리두갈래근이 종아리뼈가 아래로 내려가지 못하게 방해하고 있다면 발목 염좌 재활 프로그램에서 발목 균형 잡기를 결코 효과적으로 개선할 수 없을뿐더러 훈련에 아무리 공을 들여도 거의 소용이 없다.

바로 아래에 있는 목말밑관절은 손으로 만지기 어렵다. 목말뼈와 발꿈치가 결합하는 부위이기 때문이다. 역학적인 관점에서 본다면 이 관절은 좌우로 흔들리고 회전한다고 말한다. 다시 말해 목말밑관절이 미끄러지듯 움직인다고 할 수 있다(이때 발이 완전히 직선으로 움직이지 않고 사선으로 움직인다). 목말밑관절이 온전히 기능해야만 발이 바닥을 딛고 균형을 잡을 수 있다. 그러므로 여러분이 매우 활동적이거나 발목 관절염에 걸릴 수 있는 환경(목이 높은 등산화를 착용하거나 오랜 시간 서 있는 자세 등)에 노출되었다면 마사지가 필요할 수 있다(특정한 방법으로 발을 움직이는 마사지를 포함한다).

그다음에는 발허리뼈와 발목발허리관절이 이어지는데 손으로 발등을 만져

바른 걷기를 위한 조언

발목을 원활하게 움직이기 위해서는 발목 움직임을 방해할 수 있는 근육을 부드럽게 풀어주는 것이 중요하다. 발을 모아 찌르기 동작(발목 펴기)을 하기 어렵다면, 특히 넙다리두갈래근과 발 앞부분 근육(정강뼈 앞부분)을 스트레칭해야 한다. 반면 발을 몸 쪽으로 당기기(발목 굽히기) 어렵다면 장딴지세갈래근(장딴지)을 스트레칭해야 한다.

그림 2.8 _ 발 마사지

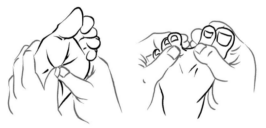

손을 이용해 발 마사지를 한 뒤 발을 움직이면 더 정확한 동작을 하는 데 도움이 된다.

또한 손가락을 이용해 발가락을 자극하면 고유수용성 감각을 훈련할 수 있다.

그림 2.9 _ 발은 두 부분으로 나뉜다

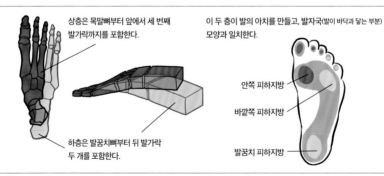

상층은 목말뼈부터 앞에서 세 번째 발가락까지를 포함한다.

이 두 층이 발의 아치를 만들고, 발자국(발이 바닥에 닿는 부분) 모양과 일치한다.

안쪽 피하지방

바깥쪽 피하지방

발꿈치 피하지방

하층은 발꿈치뼈부터 뒤 발가락 두 개를 포함한다.

보면 위치를 쉽게 확인할 수 있다. 역학적인 관점으로 보자면 쐐기뼈 사이에 맞닿은 두 번째 관절을 제외하고는 관절이 어느 정도 잘 움직일 수 있다.

마지막으로 발가락뼈사이관절이 온다. 이 관절에는 정형 및 외상에 따른 변형이나 류머티즘성 변형이 자주 일어날 수 있다. 발가락뼈사이관절은 항상 자극을 받는 관절로, 특히 구부려 앉거나 계단을 내려올 때, 발끝으로 바닥을 짚을 때 엄지발가락 관절이 자극을 많이 받는다. 우리는 발가락 운동이 필요하다는 생각은 거의 하지 않는다. 그렇지만 누구나 발가락 운동을 해야 한다. 왜냐하면 움직이지 않고 오랫동안 앉아 있는 생활습관과 구두를 신는 습관에 길들여져 발가락을 효과적으로 사용하는 방법을 잃어가고 있기 때문이다.

바른 걷기를 위한 조언

발은 움직이라고 있는 것이다. 걸으면서 발을 땅에 디디면 발이 바닥에 적응해 대략 6mm까지 늘어날 수 있다. 발 스트레칭, 고유수용성 감각 운동, 마사지를 하면서 발의 가동성을 유지하는 것이 중요하다.

그림 2.10

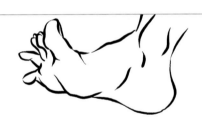

발과 발가락의 고유수용성 감각을
훈련하는 것이 중요하다.

발가락의 고유수용성 감각을 되찾거나 발달시키기 위해서는 7장에서 소개하는 건강 회복 프로그램을 활용하거나 여러분 나름대로 손가락을 이용해 발가락을 움직이면 도움이 된다. 예를 들어 손가락을 발가락 사이에 끼고 발가락을 펼쳤다 다시 오므리는 동작을 반복하면서 발가락에 압박을 주었다 풀어보라. 또는 손을 이용해 발가락을 하나씩 위아래로 올렸다 내리면서 발가락을 움직일 수도 있다. 직접 해보라. 생각보다 쉽지 않을 것이다.

발바닥 장심부

발 골격은 여러 아치로 구성된 장심부를 형성한다. 발바닥에서 상대적으로 오목한 부분이 바로 장심부다. 발의 아치 구조는 특히 긴종아리근과 앞정강근, 발바닥널힘줄이 교차하면서 지탱한다. 발바닥널힘줄(족저근막이라고도 한다. – 옮긴이)은 다섯 갈래로 나뉘어 발꿈치뼈에서 시작해 발바닥 앞쪽으로 뻗어서 발바닥 면에 있는 근육과 힘줄에 붙은 두꺼운 결합 조직이다. 발바닥널힘줄 부위는 발을 누르거나 발가락을 펼 때 수축하게 되고, 필연적으로 통증 및 염증과 같은 문제를 내포하고 있다. 이 부위에 통증과 염증이 생기면 걷기가 힘들거나 한 발로 지지하기가 어려워진다. 그러므로 치료를 위한 특정 운동을 병행하면서 기구를 활용할 필요가 있다. 또한 장심부는 경직되기 쉽기 때문에 걷기를 포함해 활동량을 늘릴 계획이라면 수분 섭취와 발바닥 마사지에 특별히 더 신경 써야 한다.

그림 2.11 _ 발바닥 장심부를 이루는 외측 종아치, 횡아치, 내측 종아치와 지지점

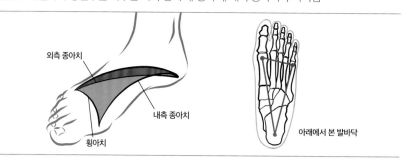

외측 종아치

내측 종아치

횡아치

아래에서 본 발바닥

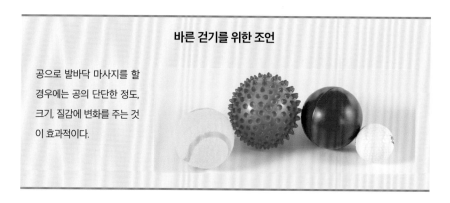

바른 걷기를 위한 조언

공으로 발바닥 마사지를 할 경우에는 공의 단단한 정도, 크기, 질감에 변화를 주는 것이 효과적이다.

근육

발을 움직이는 근육은 크게 자체기원 근육(발 내부에 있는 근육)과 바깥기원 근육(발에서 다리로 뻗은 근육)으로 나눌 수 있다. 발 내부를 빼곡히 채우는 자체기원 근육들은 발바닥 안, 발등 안, 뼈 사이 안에 뻗어 있다. 바깥기원 근육들은 장딴지 부위에서 시작해 발의 인대로 이어진다. 일반적으로 자체기원 근육이 균형을 잡고 안정된 자세를 유지하는 역할을 한다면 반대로 바깥기원 근육은 보다 역동적인 기능을 담당한다고 알려져 있다.

자체기원 근육

발을 구성하는 자체기원 근육 중 일부는 특별한 기능을 수행한다.

엄지벌림근 엄지벌림근은 발 가장자리에 있는 근육으로, 엄지발가락 끝에서 발꿈치 끝까지 만져진다(그림 2.12 참조). 이 근육은 적극적으로 움직이기가 종종 어렵지만 무지외반증이 나타났다면 훈련을 해야 한다. 왜냐하면 이 근육이 아치를 지탱하는 역할을 하기 때문이다. 엄지벌림근을 자극하는 방법으로는 손가락을 엄

그림 2.12 _ 엄지벌림근

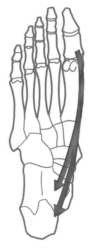

무지외반증에 걸리면
엄지벌림근을 훈련해야 한다.

발의 아치를 지탱한다.

아래에서 본 모양

지발가락 바깥쪽에 대고 누르는 강도를 높이거나 손가락을 엄지발가락과 둘째발가락 사이에 끼고 두 발가락 사이를 벌려 엄지발가락을 옆으로 기울이는 동작을 실행하면 된다. 한편 엄지벌림근은 앞발이 수평 균형을 잡기 위해 꼭 필요한 근육이기도 하다.

<u>엄지모음근</u> 엄지모음근(또는 무지내전근)은 발 안쪽 깊은 부위에 있어 손으로 만질 수 없다(그림 2.13 참조). 무지외반증은 보통 발허리뼈의 내반(안쪽으로 구부러지는 변형-옮긴이)을 동반하는데 다른 말로 하자면 발가락뼈와 발허리뼈가 바깥쪽으로 눈에 띄게 돌출하는 현상이 일어나는 것이다. 그러므로 엄지모음근은 발의 아치를 지탱하는 중요한 요소라고 말할 수 있다. 그런데 이 근육은 자유롭게 움직일 수 없어 재활 치료에 어려움을 겪는다. 이 근육의 경우에도 손가락을 이용해 발에서 경직된 부위를 부드럽게 풀어주고 엄지발가락과 둘째발가락을 동시에 운동시킬 수 있다.

<u>새끼벌림근</u> 새끼벌림근(또는 소지외전근)은 발 가장자리에 있다(그림 2.14 참조). 새끼벌림근은 엄지벌림근과 비슷하다고 할 수 있다. 손으로 끝에서 끝까지 만져 위치를 확인할 수 있고, 앞발에 무게를 분산해 수평 균형을 유지하는 역할을 하기 때문이다.

<u>짧은발가락굽힘근</u> 짧은발가락굽힘근(또는 단지굴근)은 발 중앙에 있으며 발바닥 근육 중에서 가장 겉에 위치하는 근육이다. 그러나 발바닥 살과 발바닥널힘줄(근육을 감싸는 섬유막)이 두꺼워 짧은발가락굽힘근을 손으로 만질 수는 없다. 발바닥 장심부(아치)를 지탱하는 데 가장 중요한 역할을 하는 근육이다(그림 2.15 참조).

<u>짧은발가락폄근</u> 짧은발가락폄근(또는 단지신근)은 발목 가까이 발이 시작하는 부분에서 특이하게 볼록 올라온 부위에 있는 근육이다. 그리고 발등(발 위)에 있는 단 하나의 자체기원 근육이다. 긴발가락폄근(엄지발가락을 제외하고 네 발가락과 연결된 근육)과 달리 짧은발가락폄근은 새끼발가락을 제외하고 엄지발가락을 포함한 네 발가락과 연결되어 있다(그림 2.16 참조).

그림 2.13 _ 엄지모음근

무지외반증에 걸리면 엄지모음근을 훈련해야 한다.

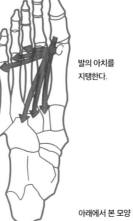

발의 아치를
지탱한다.

아래에서 본 모양

그림 2.14 _ 새끼벌림근

엄지벌림근 반대쪽에 있다.

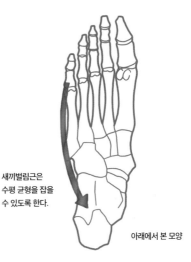

새끼벌림근은
수평 균형을 잡을
수 있도록 한다.

아래에서 본 모양

그림 2.15 _ 짧은발가락굽힘근

짧은발가락굽힘근은 엄지발가락을 제외한
짧은 발가락만 굽힐 수 있다.

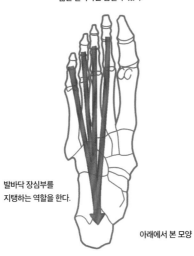

발바닥 장심부를
지탱하는 역할을 한다.

아래에서 본 모양

그림 2.16 _ 짧은발가락폄근

짧은발가락폄근은 네 발가락만 펼 수 있다.

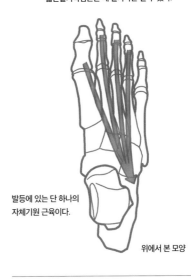

발등에 있는 단 하나의
자체기원 근육이다.

위에서 본 모양

<u>뼈사이근</u> 발바닥(발의 아래)에 있는 다른 자체기원 근육들과 마찬가지로 뼈사이근은 아치가 흔들리거나 약해지지 않도록 하면서 '혼합형 대들보'의 한 부분을 이룬다(그림 2.17 참조). 발바닥 근육이 제 기능을 못하면 뼈와 관절에 무리가 많이 가서 일찍 관절염에 걸릴 수 있다. 뼈사이근은 움직이는 역할보다는 고정하는 역할을 한다. 그러므로 의식적으로 뼈사이근을 움직이기는 어려우며 다양한 방법 (마사지, 특정 운동)으로 단련시킬 수 있다.

그림 2.17 _ 뼈사이근

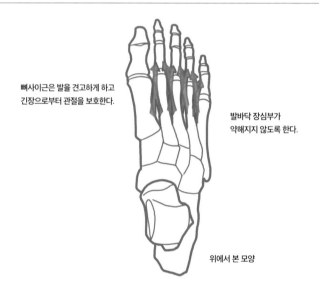

뼈사이근은 발을 견고하게 하고
긴장으로부터 관절을 보호한다.

발바닥 장심부가
약해지지 않도록 한다.

위에서 본 모양

바깥기원 근육

바깥기원 근육 중 일부 근육은 발을 단단히 딛게 하고 수직, 정면, 수평 세 방향으로 움직이게 하는 중요한 역할을 한다.

<u>앞정강근</u> 앞정강근은 발을 들어올리는 근육이라고도 부른다. 이 근육은 간접적으로 발꿈치뼈를 낮추고 웅크릴 때 발과 다리를 내리는 동작을 제어할 수 있게 한다(그림 2.18 참조).

뒤정강근 뒤정강근은 발목뼈와 발허리뼈 아래를 지나면서 전체 발바닥 배열을 유지할 수 있도록 돕는다(그림 2.19 참조).

긴종아리근 긴종아리근은 뒤정강근과 비슷한 위치에 있는데 뒤정강근보다 좀 더 바깥쪽에 있다. 이 근육은 발바닥 장심부를 반대편 사선으로 지나간다. 그리고 발바닥 중앙 아치의 수직 균형을 유지하는 데 중요한 역할을 한다(그림 2.20 참조).

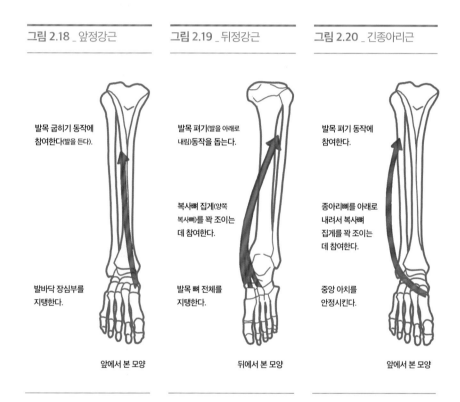

그림 2.18 _ 앞정강근

그림 2.19 _ 뒤정강근

그림 2.20 _ 긴종아리근

발목 굽히기 동작에 참여한다(발을 든다).

발목 펴기(발을 아래로 내림)동작을 돕는다.

발목 펴기 동작에 참여한다.

복사뼈 집게(양쪽 복사뼈)를 꽉 조이는 데 참여한다.

종아리뼈를 아래로 내려서 복사뼈 집게를 꽉 조이는 데 참여한다.

발바닥 장심부를 지탱한다.

발목 뼈 전체를 지탱한다.

중앙 아치를 안정시킨다.

앞에서 본 모양

뒤에서 본 모양

앞에서 본 모양

바른 걷기를 위한 조언

여러분이 발끝으로 서서 균형을 잡으려고 할 때, 세 근육이 함께 협력해 발목이 흔들리지 않도록 한다(복사뼈 집게를 안정적으로 고정한다. 그림 2.4 참조).

<u>긴엄지굽힘근</u> 종아리뼈에서 시작해 사선으로 내려오는 긴엄지굽힘근은 종아리뼈를 내려 정강뼈에 붙을 수 있도록(복사뼈 집게를 조임) 돕는다. 목말뼈를 지나는 긴엄지굽힘근의 힘줄은 목말뼈를 지탱해준다(그림 2.21 참조).

그림 2.21 _ 긴엄지굽힘근

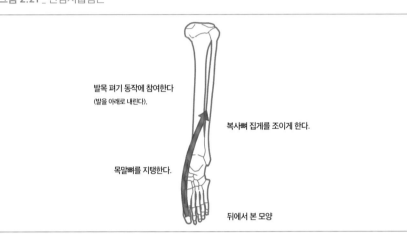

발목 펴기 동작에 참여한다
(발을 아래로 내린다).

복사뼈 집게를 조이게 한다.

목말뼈를 지탱한다.

뒤에서 본 모양

신경

발의 신경은 주로 허벅지에서 나오는 좌골신경으로 이루어져 있다. 그러므로 어떤 좌골신경에 염증이 생기거나 손상이 되면 발 통증으로 이어질 수 있다. 족하수 증후군(발과 발가락올림근의 신경이 원인인 마비 증상으로 보행에 이상이 생김)은 주로 L5-S1 척추뼈 추간판탈출증(일반적으로 디스크라고 불림–옮긴이)과 연관이 있다. 만약 발 부위에 쑤시는 듯한 또는 지속적인 통증을 느끼거나 발 통증과 함께 넓적다리, 엉덩이, 허리 부위에도 통증이 느껴진다면 진찰을 받아야 한다.

피부

발바닥 피부는 피하지방 조직으로 구성되어 있으며 탄성이 있다. 발바닥에는 신경 말단이 많이 모여 있기 때문에 작은 충격에도 취약하다. 또한 발바닥은 발에 통증과 마비를 일으킬 수 있는 신경 질환(중추신경계-뇌 및 척수-와 몸 사이에서 정보를 전달하는 신경에 영향을 주는 장애)이 발생할 수 있는 부위다.

혈관

발의 혈관은 발등동맥과 뒤정강동맥에서부터 뻗어 나와 분포한다. 한편 의사는 발을 진맥해 혈액 순환이 잘 되는지를 확인할 수 있다.

지금까지 다리의 해부학적 구조를 알아보았다. 해부학을 익혀두면 여러분이 단련하고자 하는 부위를 더 정확하게 집중해 운동할 수 있으며, 걷기 기술과 함께 발에 관련된 질환을 더 잘 이해할 수 있을 것이다.

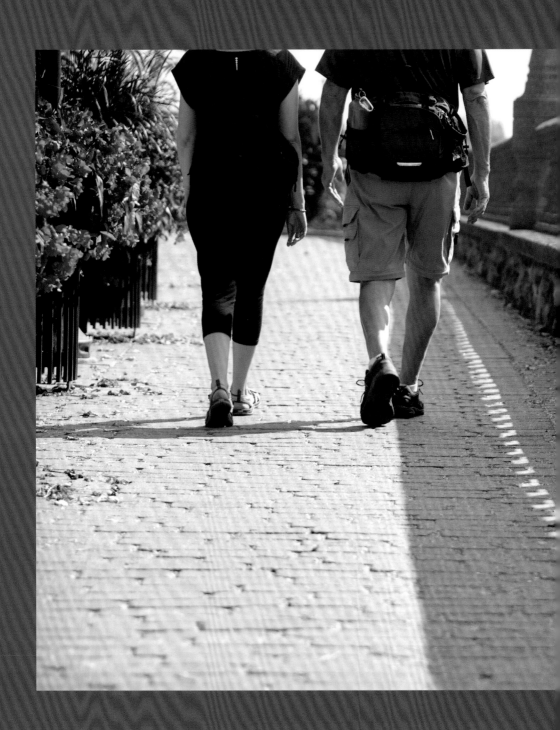

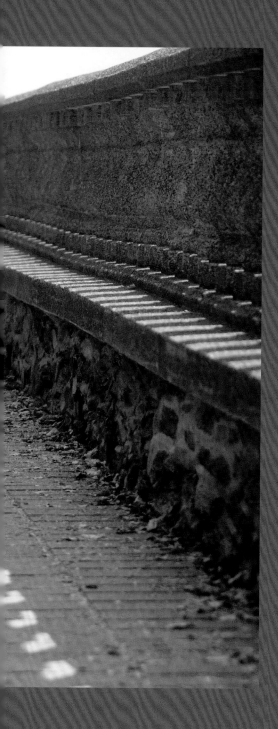

3

발, 무릎,
허리 질환

"우리를 아프게 하는 것들은 우리에게 교훈을 준다."

_ 벤저민 프랭클린

걷기는 수많은 근육과 관절을 자극하고 몸 전체가 활동적이고 건강한 상태를 유지할 수 있게 해준다. 그러나 걷기를 방해하는 여러 원인도 발생할 수 있다. 이 장에서는 발, 무릎, 허리에 발생할 수 있는 주요 질환과 치료법을 찾을 수 있는 몇 가지 실마리를 소개할 것이다.

발 질환

발이 감당해야 하는 활동량에 비해 발 건강을 유지하거나 발 기능을 향상시키려는 노력은 터무니없이 적다. 따라서 발 질환은 흔히 나타난다. 잘못된 자세로 걷거나 발에 맞지 않는 신발을 착용하면 발뿐만 아니라 무릎, 등, 목, 머리에 이르기까지 다른 부위에도 여러 증상이 동시다발적으로 나타날 수 있다. 발과 관련해서는 여러 구체적인 증상이 존재하는데, 이 장에서는 걷기를 방해할 수 있는 발 관련 질환을 집중적으로 다루고자 한다.

물집
물집은 걷기에 부적합한 장비(양말 또는 신발)를 사용했을 때 자주 나타나는 상처다. 물집을 예방하기 위해 어떤 이들은 발가락을 하나씩 집어넣는 발가락 양말을 신는다. 또 어떤 이들은 마찰을 줄이기 위해 양말을 겹쳐서 신는 것을 선호하기도 한다.

물집이 잡히면 감염의 위험을 줄이기 위해 저절로 치료되기를 기다리는 편이 낫다. 물집이 그다지 아프지 않다면 터뜨리지 않는 게 좋다. 그 대신 물집 위에 건조한 밴드를 붙여 상처를 보호함으로써 마찰을 방지한다. 물집이 터지면 자극이 적은 소독약(요오드 성분)으로 소독하고 밴드를 붙여 감염을 예방한다. 물집 상처 치료를 위해 특별히 고안된 하이드로콜로이드 밴드도 있다. 밤에는 물집이 마를 수 있게 밴드를 제거해준다. 한 주에서 두 주가 지나면 피부 속 깊은 부분이 아물고 새살이 돋을 것이다. 항균 연고를 사용하는 것이 대안이 될 수 있지만 물집을 말리고 소독하는 것을 추천한다. 낮에는 가능한 한 발에 바람이 잘 통하게 하고, 염증을 줄이고 통증을 완화하기 위해 다리를 위로 올리는 것도 좋다. 자연 요법으로는 물집을 빨리 아물게 할 목적으로 알로에를 많이 사용한다. 물집 부위를 잘 닦은 후 알로에 젤을 바르고 말린 다음 새 밴드를 붙인다.

만약 물집이 특히 크고 액체로 차 있다면 알코올로 소독한 바늘로 물집을 터뜨린 후 상처 부위를 잘 닦아낸다. 그러나 물집 위를 덮고 있는 껍질은 상처를 감염으로부터 보호하는 역할을 하므로 떼어내지 않는다. 치료를 돕기 위해 발을 식염수에 정기적으로 담그는 것을 추천한다.

걸을 때 불편함을 덜 느끼고 걷는 데 방해가 되지 않기 위해서는 걷기에 적절한 신발 안창이나 폭신한 신발을 사용하고, 필요하다면 지체하지 말고 밴드를 붙이는 게 좋다. 만약 상처 부위가 붉게 변하고 통증이 동반되면서 물집이 더 커진다면 의사의 진찰을 받아야 한다. 완전히 낫기까지는 일주일 이상 걸리므로 다시 걷기 운동을 할 수 있을 때까지 참을성 있게 기다려야 한다. 이 시기를 물집이 잡힌 원인을 파악하는 기회로 삼아 물집이 재발하지 않도록 한다.

틈과 갈라짐

발이 트고 갈라지면 통증이 심하고, 활동하는 데 불편할 수 있다. 이 증상에 가장 많이 노출된 부위는 충격을 많이 받는 발꿈치다. 치료법으로는 상처를 아물게 하고 자극을 완화해주는 연고(보습크림)를 가장 많이 사용한다. 여기에서 핵심은 피부에 수분을 공급해 조직이 빨리 아물도록 하는 것이다.

집에서 할 수 있는 치료법으로는 잠자리에 들기 전 글리세린, 레몬즙, 장미수(다마스크 장미의 꽃을 수증기 증류해 얻은 액-옮긴이)를 섞은 크림을 발에 바른 후 양말을 신어서 밤새 크림이 발에 스며들도록 하는 방법이 있다. 또한 올리브유 및

야자유를 혼합한 기름과 같이 유분 성분을 발라 건조한 피부에 수분을 공급할
수도 있다. 발 마사지 후 가끔 꿀과 물을 섞은 액체에 15~20분 동안 발을 담가
주는 것도 좋다.

무좀

무좀은 백선(피부사상균증－옮긴이)이 원인인 흔한 질병이다. 전염성 질병으로 수영
장, 목욕탕과 같이 맨발로 다니는 공공장소에서 옮을 수 있다. 발가락 사이의 갈
라진 틈 사이로 박테리아가 침투할 수 있기 때문에 무좀은 증상이 나타나자마자
치료해야 한다. 일반적으로 항진균제 연고(예를 들어 테르비나핀 연고)를 바르면 효과
적으로 치료할 수 있다. 무좀을 예방하는 좋은 방법은 공공장소(샤워장, 목욕탕 등)
에서 맨발 대신 샌들을 신는 것이다.

손발톱 진균증

역시 곰팡이가 원인인 손발톱 진균증(일반적으로 손발톱 무좀이라고 부른다.－옮긴이)은
발톱 부위에 발생해 여러 해에 걸쳐 퍼지는데 걸을 때 큰 방해가 된다. 시간이 지
나면서 발톱 때문에 걸을 때 불편함을 느낄 수 있는데, 신발 안에서 발을 펴는
동작(발의 확장)에 방해가 되어 매우 불쾌한 통증을 줄 수 있기 때문이다. 일반적
으로 발 전문의가 실시하는 국소 레이저 치료를 하거나 의사의 감독 하에 테르비
나핀 성분 약품을 사용하는 조직 치료를 한다. 손발톱 진균증 예방을 위해 공공
장소에서는 샌들을 착용하는 것이 좋다.

무지외반증

무지외반증은 첫 번째 발허리발가락관절이 수년에 걸쳐 변형되는 증상으로, 특
히 여성에게 자주 나타난다. 엄지발가락이 둘째발가락 쪽으로 기울면서 발 모양
이 변형된다.

일반적으로 발이 안쪽으로 기울면 무지외반증이 나타날 수 있는데, 이는 보
행자에게 심각한 문제가 될 수 있다. 부츠 또는 발에 맞지 않거나 굽이 높은 신발
을 신으면 발관절강직증을 촉진한다. 처방받아 착용하는 보조기구가 통증을 완
화하고 변형 속도를 늦출 수 있다 할지라도 보조기구가 발의 변형을 멈추는 데

확실한 효과가 있는지는 연구로 증명되지 않았다. 또한 발이 안쪽으로 휘는 현상을 방지하려고 신발 안에 장착한 시스템이 오히려 무지외반증의 원인이 될 수 있음을 강조하고자 한다. 실제로 인공적인 방법으로 발을 지탱하는 지지대는 보행 주기에서 발을 땅에 딛는 마지막 순간에 발이 안쪽으로 다시 자리 잡지 못하도록 방해하는데 그 결과 오히려 엄지발가락 관절이 신발과 부딪치게 된다.

장기간에 걸쳐서 보았을 때 무지외반증은 매우 불쾌한 통증을 유발할 수 있다. 그렇기 때문에 걷는 데 장애가 되거나 수술이 필요하기 전에 스트레칭과 재활 운동을 하는 것이 중요하다. 수술은 운동과 마사지로 증상을 완화할 수 없고, 통증과 발 변형이 일상에 장애가 될 때 고려할 수 있는 방법이다.

발목 염좌

발 부위에 가장 흔히 일어나는 질환이다. 염좌는 인대가 지나치게 늘어나면서 일반적으로 국소적인 염증과 발목 관절의 불안정성을 유발한다. 그리고 인대가 늘어나서 완전히 파열되면 심각한 증상이 나타난다.

캐나다 역학 연구에 따르면, 엑스레이 검사 여부는 나이가 몇 살인지(18세 이하 또는 55세 이상), 몸을 기대어 걷지 못하거나 네 팔다리로 기는 자세를 하지 못하는지, 복사뼈나 발의 뼈를 건드렸을 때 국소적인 통증이 느껴지는지에 따라 결정한다.

염좌가 발생했을 때 가장 먼저 실행하는 응급 처치는 안정 취하기(해당 부위를 움직이지 않는다.-옮긴이), 얼음찜질(10분 정도, 하루 네 번), 부분 붕대 압박, 다리를 위로 올리는 것이다. 대부분 염좌는 외측 인대(바깥쪽)에서 발생하는데, 발목이 안쪽으로 더 잘 움직여서 안쪽돌림(안쪽으로 움직임)이 일어나기 때문이다. 발목이 가쪽돌림(바깥쪽으로 움직임)을 하면 보통 가쪽복사(종아리뼈)가 골절된다.

사람들이 반복적으로 발목을 삐는 이유는 발목 염좌가 치료되고 나면 발이 다시 안정적으로 움직일 수 있게 해주는 근육들을 더 이상 훈련하지 않는다거나 완전히 치료되기도 전에 너무 일찍 일상 활동을 시작하기 때문이다. 스트레칭 운동, 고유수용성 감각 운동과 체력 향상 운동을 포함하는 완전하고 실질적인 재활 치료는 염좌의 재발 위험을 최소화하는 데 필수적이다. 『당신을 치료하는 운동 1』에서는 앞에서 언급한 종류의 운동을 상세히 다루고 있다.

염좌와 같은 외상 치료에는 운동학 분야의 테이핑 요법이 매우 흥미로운 방법이 될 수 있다. 테이핑 요법을 진행하면 관절을 안정적으로 고정하면서도 근육 움직임을 방해하지 않고 혈액 순환도 원활해질 수 있기 때문이다. 쉽게 직접 붙일 수 있는 테이핑 요법용 테이프도 있지만 자격을 갖춘 전문가의 도움을 받을 것을 권장한다.

아킬레스건염

아킬레스건염(또는 발꿈치힘줄염)은 보통 발꿈치로 이어지는 장딴지세갈래근을 무리하게 사용했을 때 나타난다. 아킬레스건염은 신체에 무리를 가할 때나 그 후에 나타날 수 있다. 특징으로는 힘줄이 한 줄로 모이는 발목 부분에서 강한 통증이 느껴진다는 것이다. 만성질병으로 발전하지 않도록 막고 힘줄 파열을 예방하기 위해 증상이 처음 느껴지자마자 조치를 하는 것이 좋다.

'아킬레스의 발꿈치'라는 표현은 트로이 전쟁 전설 속 영웅의 이름에서 왔다. 부상에 취약한 발꿈치 부위를 은유적으로 표현하기 위해 전설 속 인물의 이미지를 사용한 것이다. 아킬레스건은 특히 규칙적으로 달리거나 걷는 사람들이 많이 사용하면서 다치기 쉬운 부위다.

일반적으로 오래 걸어 피로가 쌓이고, 걷는 환경이 미세하게 변하거나(지속시간, 강도, 지면 등) 발에 적합하지 않은 신발을 신으면 아킬레스건염이 나타날 수 있다. 계획도 없이 무절제하게 하는 운동이나 뛰기 또는 갑자기 빠르게 방향을 바꾸어 뛰는 동작을 포함한 운동도 발꿈치 충격을 누적하는 데 한몫한다.

통증을 심하게 느끼는 경우에는 얼음찜질을 하며 안정을 취하고, 필요할 경우 뒤꿈치 패드를 사용하면 염증을 줄일 수 있다. 그리고 증상이 완화되기를 기다린 다음 마사지나 스트레칭을 통해 근육 긴장을 푸는 것이 좋다. 관절의 운동성과 조직의 유연성이 회복되면 근육 저항력을 강화하고 재발 예방을 돕는 고유수용성 감각 운동과 체력 운동을 한다.

족저근막염

족저근막염의 특징은 발바닥에서 느껴지는 강한 통증이다. 발밑에 있는 근육을 감싼 막에 염증이 생기면서 족저근막염이 발생할 수 있는데, 통증은 발끝보다는 발꿈치 부분에서 지속적으로 느껴진다. 족저근막염 증상은 특히 걷는 동안 충격을 완충하는 데 어려움을 겪거나 발을 올바르게 딛지 못하는 이에게 나타난다. 주로 발목폄근이나 발가락굽힘근에 누적되는 만성긴장이 원인이며, 걷기 환경이 갑자기 바뀌면서 발생할 수도 있다(아킬레스건염과 마찬가지다). 그러므로 강도 높은 활동이나 발목을 많이 펴야 하는 활동이 족저근막염의 원인이 될 수 있다.

　　마사지와 스트레칭 운동은 운동역학적인 제약을 최소화하면서 조직의 유연성을 되찾는 데 도움을 줄 수 있다. 고유수용성 감각 운동(발가락 운동 등)은 발의 재활을 돕는다. 모든 염증 질환과 마찬가지로 재발을 방지하기 위해서는 병의 원인(걷는 방법 등)을 찾아내는 것이 중요하다.

발꿈치뼈(종골)돌기

족저근막염과 밀접한 관계가 있는 발꿈치뼈돌기 증상은 발꿈치에 발생하는 퇴행성 손상으로, 발꿈치를 디딜 때마다 통증이 느껴져 걷기가 어려워진다. 족저근막염은 발꿈치 근막이 붙는 부위에 만성염증이 생겨 나타나는 질병이다. 발꿈치 아래에 움푹 파인(또는 구멍 난) 작은 패드를 착용함으로써 통증을 잠시나마 완화할수 있다. 증상(염증)이 심각한 경우에는 코르티코스테로이드(부신 피질성 호르몬) 주사나 침 치료를 받으면 빠르게 회복할 수 있다. 그러나 무엇보다도 치료에 효과적인 것은 마사지(골프공이나 테니스공으로 하는 마사지 등)와 조직의 저항력을 줄이고 재발 위험을 최소화하는 데 도움을 주는 운동이다. 동종 요법(자연치료법)에서 류머티즘 질환을 치료하기 위해 사용하는 일부 제품(헤클라 라바. 활화산인 헤클라 산에서 채취한 고운 재-옮긴이)도 도움이 될 수 있다.

모르톤 신경종

모르톤 신경종은 발허리뼈(일반적으로 세 번째와 네 번째 발가락 사이)를 지나는 신경에 발생하는 염증 질환으로 걸을 때 심한 통증을 유발한다. 새 신발이나 꽉 끼는 신발을 신었을 때 신경을 압박해 증상이 나타날 수 있다. 또한 발 조직이 두꺼워지거나 상처가 잘못 아물었을 때도 생길 수 있다.

　　발 전문의학에서는 통증을 어느 정도 완화하기 위해 발가락 사이를 벌리는 동작을 할 것을 권한다. 그리고 발에 맞지 않거나 굽이 높은 신발을 착용하지 않기를 권한다. 볼이 너무 좁은 신발은 더 강한 압박을 주고, 높은 굽은 발가락 쪽으로 무게가 쏠려 발이 자유롭게 움직이지 못하게 하고 통증을 유발한다. 그러므로 발가락 사이를 벌리고 발볼을 늘이는 운동이 치료에 도움이 된다. 적절한 치료 시기를 놓치면 수술이 필요할 수도 있다.

피로성 골절

반복된 신체 활동에서 받은 자극이 쌓이고, 발에 맞지 않는 신발을 신거나 잘못된 방법으로 걸으면 발허리뼈가 골절될 수 있다. 이 경우 발등이 눌리면서 앞발에 매우 강한 통증이 오기 때문에 걷는 데 장애가 된다. 따라서 얼음찜질을 하며 휴식을 취할 것을 권한다. 일반적으로 엑스레이 검사로 골절을 발견할 수 있고, 치료 기간은 증상의 정도에 따라 며칠에서 몇 주까지 걸릴 수 있다. 염증이 가라앉고 뼈가 붙을 때까지 기다려야 하기 때문이다.

골절을 치료하지 않으면 만성염증을 일으키면서 다른 문제도 덩달아 발생해 발을 고정해야 할 수도 있다(발 보조기 착용). 한편 테이핑 요법이 발 골절 치료에 좋은 방법이 될 수 있다. 발을 고정하면서도 발의 움직임을 방해하지 않기 때문에 증상이 악화하는 것을 막을 수 있을 뿐만 아니라 회복 기간도 줄일 수 있다. 즉 재활 치료 기간이 줄어들어 보다 일찍 일상생활로 돌아갈 수 있고 운동도 다시 할 수 있다.

발바닥 사마귀

발바닥 사마귀는 사람 유두종 바이러스(HPV) 때문에 발생하는 질환이다. 보통 수영장, 사우나, 목욕탕과 같이 습기가 많은 장소에서 감염되는데 걸을 때 심각한 장애가 될 수 있다. 일반적인 치료법으로는 살리실산 혼합 바셀린 도포, 액체질소의 부분적 분사, 레이저 치료가 있다. 앞에서도 언급했듯이 공공장소에서는 샌들을 신을 것을 강력히 권한다.

평발

발바닥 장심부를 이루는 세 아치는 몸을 지탱하는 부위인 발이 효과적으로 몸무게를 분산하고 탄성을 얻을 수 있도록 한다. 그러므로 아치는 유연하면서도 튼튼해야 한다. 보통 갓난아기와 유아의 발은 평평하다. 걸을 때 발 근육이 수축하면서 발바닥 장심부가 만들어지기 때문이다.

평발(또는 회내. 축이 안쪽으로 굽은 발-옮긴이)의 특징은 발바닥 아치가 약해져 발이 바닥에 닿을 때 바닥과 접촉하는 부분이 넓어진다는 점이다. 일반적으로 질환이 아닌 경우가 대다수지만 걷기에 장애가 될 수도 있다. 평발은 선천적인 현상이거나(뼈가 잘못 형성됨) 자세가 나쁘거나(무릎이 바깥쪽으로 굽음) 근육이 약해지면서(발이 경직됨) 나타나는 후천적인 현상일 수 있다.

비활동적이거나 걷거나 서 있을 때 발을 잘못 사용하는 과체중인 사람은 평발 때문에 발이 아플 수 있다. 나이가 들면서 신경 및 근육 조직이 약해지면 발은 '민첩성'과 '탄력'을 잃으면서 발 힘이 쉽게 약해질 수밖에 없다. 매일 꾸준히 발 운동을 해서 발의 안정성을 되찾는 것이 발의 감각을 깨우는 가장 좋은 방법이다. 발과 발가락을 움직이는 모든 운동(발가락으로 물건을 집거나 물건을 가지고 노는 운동 등)은 우리가 앞에서 이미 보았듯이 발가락굽힘근과 발가락폄근을 자극해 발바닥 장심부를 유지할 수 있게 한다.

발목 불안정성

발목은 유전적으로 약하거나 외상(염좌 등)을 입은 후 불안정해질 수 있다. 그리고 불안정한 발목 때문에 발목을 반복해서 삘 수 있고 그 외 다른 외상을 입을 수 있을 뿐만 아니라 발을 바닥에 안정적으로 지탱할 수 있는 능력에도 제약을 받는다. 관절이 불안정해지면 근육이 발목을 조정하는 데 필요 이상으로 에너지를 쏟게 된다. 게다가 관절에 제약(마찰, 압박, 불균형, 뼈에 걸림)을 줄 수 있다. 염좌 및 잘못된 자세로 인한 증상과 마찬가지로 가장 좋은 치료법은 고유수용성 감각 운동과 근력 강화 운동이다.

발목 및 발 부위 움직임 감소

주로 발에 외상(움직이지 못함)을 입거나 발이 경직(비활동적이거나 맞지 않는 신발로 인한)되면 발목 및 발의 운동성을 잃게 된다. 이때 신발을 잘 고르는 것이 중요한데 신발 바닥이 발 모양과 맞지 않거나 바닥이 심하게 낡은 신발을 신으면 발 질환이 생기고, 때때로 발 변형까지 동반할 수 있기 때문이다. 그리고 외상을 입거나 통증이 생긴 이후 혹은 수술 후 습관적으로 통증을 피하려고 자세를 취하다 보면 그대로 굳어버릴 수 있다. 또한 노인의 경우 대부분 발 간격을 좁게 하면서 뻣뻣하게 걷는 모습도 관찰할 수 있다. 발목 및 발 부위 움직임 감소를 점진적으로 해결하기 위해서는 마사지와 스트레칭은 물론이고 발에 맞는 신발을 구매하기를 권한다. 맨발로 걸으면 발의 유연성을 되찾는 데 도움이 된다. 이때 횟수와 시간을 서서히 늘려가면 더욱 효과적이다.

발을 지탱할 때 느껴지는 통증과 보호성 자세

발에서 통증이 느껴지면 걸을 때 십중팔구 통증을 피하려고 한다. 이 경우에도 그 자세가 통증 부위를 보호하려는 습관으로 자리 잡을 수 있다. 무지외반증의 경우와 같이 앞발에서 통증을 느끼는 경우에는 뒤에 오는 다리의 보폭이 좁아지는 습관이 생길 수 있다. 발꿈치뼈돌기 증상과 같이 뒷발에 통증이 있으면 앞에 딛는 다리의 보폭이 좁아진다.

보통 운동역학적 스트레스가 쌓이거나 관절 경직이나 외상에 의해 생기는 관절 통증의 경우 한쪽 발꿈치로만 딛고 뒤에 오는 다리는 거의 디디지 않으면서 절뚝거리게 된다. 보행과 관련된 특정 증상이 나타나면 걷는 방식에 관심을 가지고 적절하게 고치는 것이 중요하다.

허리와 무릎 통증

관절 통증과 연관 만성 근육 및 골격 장애를 겪는 사람들이 점차 늘어나고 있다. 그러나 이러한 현상을 단지 살면서 흔히 겪을 수 있는 일로 생각하고 '적응하며 살아야 하는' 것 정도로 치부해서는 안 된다. 몇 년 전까지만 해도 사람들은 관절 질환을 치료하는 방법으로 휴식과 움직이지 않기를 선호했다. 그러나 시간이 지나면서 의학 종사자들에 의해 관절을 움직이지 않으면 치료가 되지 않을 뿐만 아니라 증상이 더 심해진다는 사실이 밝혀졌다. 그리고 최근 의학 연구에서는 허리 및 무릎과 같이 몸을 지탱하는 관절을 활기차게 움직여야 관절을 보호할 수 있고 추가적인 관절 손상도 막을 수 있음이 증명되었다.

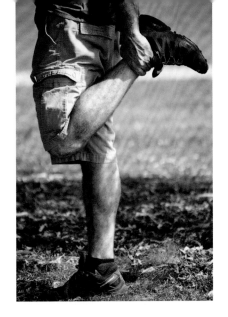

규칙적인 신체 활동, 그중에서도 특히 걷기는 대부분 근육 및 골격 장애 증상을 완화할 뿐만 아니라 개인의 건강을 유지하는 데도 중요한 역할을 한다. 걷기가 근육과 신경 기능을 유지하도록 도움으로써 관절을 보호할 수 있도록 하기 때문이다.

관절경직증은 관절 시스템에 있어 최악의 적이다. 그러나 움직이면 움직일수록 신체는 운동역학적 기능을 유지할 수 있고, 관절이 부드럽게 움직이면서 혈액 순환도 원활해져(영양 공급) 조직이 잘 움직일 수 있다. 많이 움직일수록 관절이 더 잘 움직인다는 뜻이다. 이렇듯 해법은 간단하다. 무릎과 허리 건강을 지키기 위해서 첫 번째로 해야 할 일은 끊임없이 움직이기다. 그러므로 만약 여러분이 오랫동안 앉아 있어야 하는 상황이라면 자주 휴식을 취하고 틈틈이 걸어야 한다.

몸은 움직이지 않을수록 그 기능을 잃는다. 그리고 이 사실은 관절증이나 관절염을 앓아서 움직이기 불편한 사람에게 더더욱 맞는 말이다. 움직일 때 통증이 느껴진다면 사람들은 통증을 피하기 위해 적게 움직이려고 한다. 그 결과 몸이 둔해지고 결국 일상생활을 할 수 없을 정도로 운동 능력을 잃게 된다. 이렇게 천천히 악순환이 시작되는 것이다.

물론 모든 신체 활동은 지혜롭게 적절히 해야 한다. 활동적이고 건강한 사람은 자신이 하고 싶은 모든 활동을 어려움 없이 할 수 있다. 그러나 관절 통증을 느끼는 사람들, 특히 몸을 지탱하는 관절에 통증을 느끼는 사람들은 신체의 한계를 인식하고 있기 때문에 상황이 달라진다.

걷기와는 다르게 달리기는 몸을 지탱하는 관절에 보통 몸무게의 열 배에 가까운 큰 충격을 준다. 허리나 무릎에서 통증이 느껴진다면 달리기보다는 걷기를 더 권장한다. 만약 여러분이 가볍게 조깅을 하기로 했다면 올바른 방법으로 달리는지, 달리기에 알맞은 신발을 신었는지를 꼭 확인하라. 관절에 반복적으로 충격을 주는 줄넘기나 에어로빅 등 관절에 무리가 되고 충격을 주는 모든 운동을 피해야 한다. 그렇지만 관절 통증을 느끼는 이들이 할 수 있는 활동도 많다. 다만 주의해야 할 것들을 염두에 두어야 한다. 이제 일상에서 골반과 무릎을 잘 관리하는 데 유용한 몇 가지를 소개하겠다.

유산소 운동

유산소 운동이 여러분의 심장에는 매우 좋은 운동이지만 관절에는 스트레스를 줄 수 있다. 그러므로 몸이 시간을 충분히 가지고 스트레스에 적응할 수 있도록 운동 강도와 운동 시간을 서서히 늘리는 것이 중요하다. 특히 걷기와 달리기 운동을 할 때 이를 잘 지켜야 한다. 그리고 걷거나 달리는 방법, 신발, 지면을 적절히 분석하고 선택해야 한다. 관절 관련 질환을 앓는다면 관절은 보호하면서 근육을 훈련하는 충격이 적은 운동을 선택하기를 권한다.

관절 통증을 느끼는 사람이 하기 좋은 두 가지 운동으로 유산소 운동인 걷기와 수영을 들 수 있다. 걷기는 간단하고 쉬운 활동으로 거의 언제든지 할 수 있다. 물속에서 움직이는 수영의 경우 관절에 가해지는 스트레스를 줄일 수 있다. 특히 지난 몇 년 동안 수중 체조가 꾸준히 발전했는데 최근에는 각자의 신체 조건에 맞게 훈련할 수 있는 여러 운동 방식을 제안하기도 한다.

자전거 운동은 특히 주의해서 선택해야 하는 운동이다. 사실 지구력 운동인 자전거가 몸에 충격은 적게 주지만 관절 움직임 폭이 제한되고(근육 수축을 촉진할 수 있음) 동작이 다리 부분에만 국한된다는(관절에 불편함을 줄 수 있음) 점을 고려해야 한다. 그러므로 엉덩관절과 무릎을 감싸는 근육이 연축(수축)하는 피할 수 없는 현상을 최소화하기 위해 스트레칭을 충분히 해야 한다. 넙다리네갈래근이 자주 긴장하면 무릎 앞 근육에 통증을 느끼게 된다. 반대로 허리근이 긴장하면 허리근과 이어진 등 아래쪽에서 통증이 느껴진다. 물론 어떤 운동을 할지는 개인의 선택에 달렸다. 자신만의 리듬에 맞추어 서서히 운동량을 늘려나가라. 그리고 몸이 보내는 신호를 잘 듣고 이에 따라 운동량을 조절하라.

준비 운동

준비 운동은 몸이 육체적인 수고를 감당할 수 있도록 준비시킨다. 준비 운동의 주요 목적은 움직일 근육으로 혈액을 보내고 관절을 부드럽게 하는 것이다. 때로는 걷거나 가볍게 뛰기, 또는 운동할 때 주로 움직일 부위에 집중하면서 몸 전체를 풀어주는 것으로 준비 운동을 대신 할 수 있다. 준비 운동을 하기로 마음먹었다면 집중해서 실행하라. 많은 이들이 준비 운동을 아무렇게나 빨리 끝내려고 한다. 그런데 준비 운동을 잘못하다가는 부상만 입게 될 것이다. 다치지 않기 위해 하는 준비 운동인데 오히려 다친다면 되겠는가. 준비 운동이 본 운동만큼 중요하고, 운동에 쏟는 신경만큼 준비 운동에도 신경 써야 한다는 사실을 기억하라. 준비 운동이라고 해서 대충 하거나 빨리 끝내버려도 되는 것이 아니다.

근육 강화

관절 주변에 있는 근육을 강화하면 관절에 집중되는 힘을 근육으로 분산할 수 있다. 근육 시스템이 지닌 역할 중 하나가 바로 몸 구성 요소들이 제자리에 있도록 지탱하는 것이다. 수동 시스템(뼈)을 지탱하는 능동 시스템(근육)을 강화하면 할수록 일부 관절 통증 증상을 완화할 수 있다.

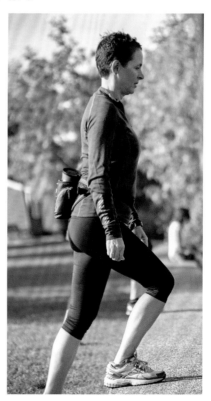

아울러 근육 훈련을 하면 낙상의 위험도 줄일 수 있다. 낙상은 골반과 무릎에 질환이 있는 사람에게 일어날 수 있는 심각한 사고다. 한편 한 연구는 80세 이상 환자 그룹이 특정한 근육 강화 훈련을 한 후 낙상이 40% 감소했다는 결과를 발표했다.

골반 근육을 강화하기 위해서는 다리 내딛기나 의자 위에 올라가기와 같이 한 다리로 몸을 지탱하는 운동에 집중하라. 이 동작은 골반을 크게 움직이게 할 뿐만 아니라 균형 잡기와 같은 부차적 요소도 함께 훈련한다.

무릎 근육을 강화하기 위해서는 한 발로 바닥을 디디고 무릎을 움직이는 동작을 선택하도록 한다. 여기서도 마찬가지로 한 다리로 지탱하는 운동에 집중하는 것이 좋다. 그리고 무릎을 많이 굽히는 것을 꺼리지 마라. 많은 이들이 쪼그려 앉기와 같이 무릎을 아래로 내리는 동작이 무릎에 좋지 않다고 잘못 알고 있다. 그러나 무릎 관절은 굽히라고 있는 것이다. 무릎을 더 깊숙이 굽히는 운동을 하면 할수록 근육 섬유가 늘어나고 무릎 관절의 기능적 움직임을 유지할 수 있다. 관건은 어떻게 움직임을 조정하고 지지점을 두느냐이다. 두 발로 바닥을 안정적으로 딛고 서서 (발가락 쪽이 아닌) 발꿈치로 몸무게를 지탱하고, 몸을 일직선으로 유지하면서 (그리고 몸이 앞으로 기울지 않도록 주의하면서) 무릎을 굽혔다 펴는 동작을 천천히 실행하면 무릎에서 느껴지는 불편함이 확연하게 줄어드는 것을 알 수 있을 것이다.

스트레칭

스트레칭은 기능적 운동성을 유지할 수 있게 돕는다. 기능적 운동 능력을 유지함으로써 관절이 받는 운동역학적인 제약을 간접적으로 줄일 수 있다. 그러나 안전하게 스트레칭을 하고 좋은 결과를 얻기 위해서는 매일 제대로 실행해야 한다. 하루 중 언제 하느냐는 중요하지 않다. 대신 스트레칭이 양치질과 마찬가지로 일과의 하나로 자리 잡도록 하는 것이 중요하다.

스트레칭은 만성근육긴장(휴식 상태에서 느끼는 긴장)을 줄이는 데 효과가 있다. 그러나 스트레칭의 근본적인 역할은 무엇보다도 관절의 기능적 움직임을 유지하는 것이다. 근육이 긴장하면 근육이 지나가는 위치에 있는 관절이 원활하게 움직이는 데 방해가 되고, 마찰과 압박에 따른 불편함이 증가한다. 그렇기 때문에 관절염이나 관절증을 앓는 사람들이 관절에서 느껴지는 불편함을 줄이기 위해서는 규칙적으로 스트레칭을 하는 것이 중요하다.

유연성을 키우고 관절이 기능적 움직임을 유지할 수 있도록 돕는 데 효능이 있는 운동은 많다. 몸에 무리를 주지 않는 고유수용성 감각 운동은 관절을 유연하게 움직이도록 돕고 회복 과정에도 좋은 효과가 있다. 고유수용성 감각 운동의 장점은 집에서 편안하게 할 수 있다는 것이다. 일주일에 두세 번 정도 운동하는 습관을 기른 후 매일 할 수 있도록 서서히 횟수를 늘리도록 한다.

이 책에서는 관절과 무릎 질환 치료를 위해 고안된 여러 운동을 소개하고 있다. 스트레칭과 고유수용성 감각 운동으로는 허리근, 넙다리곧은근(넙다리네갈래

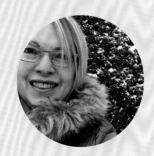

건강을 되찾기 위해 걷는다

이미 무릎을 다쳐 수술을 받은 경험이 있는 나는 건강을 되찾기 위해 걷기 시작했다. 그런데 내가 걷기를 이렇게나 좋아하는 이유는 무엇일까? 바로 걷기를 하면서 느낄 수 있는 즐거움 때문이다. 걷기는 어떤 계절이든 자유롭게 즐길 수 있다. 뿐만 아니라 장소에 구애받지 않고 장비도 거의 필요 없다.

나에게 걷기는 건강을 회복하는 과정에서 많은 도움을 주었고, 안정감과 균형을 빨리 되찾게 해주었다. 그리고 늘 즐겨왔던 스키도 다시 탈 수 있게 되었다.

내가 가장 좋아하는 시간은 일하러 가기 전 새벽 6시에 음악을 들으며 걷는 순간이다. 걸으면 몸이 풀리고 활기를 되찾을 수 있다. 나는 동네에 근력 운동과 유산소 운동에 적합한 여러 산책로를 마련해두었고, 경로를 바꾸어가며 운동 강도를 조절할 수 있다.

가을이 되면 주말마다 스틱을 꺼내 들고 산행을 떠난다. 산은 운동을 하면서 아름다운 풍경도 감상할 수 있는 최적의 걷기 장소다.

이제 걷기는 나에게 결코 없어서는 안 될 활동으로 자리 잡았다.

_ 길랜 푸아리에

근), 볼기근을 집중적으로 움직이는 한 방향 운동(한 다리를 움직이면서 운동함-옮긴이)이 유용하다. 다리를 흔들거나 한 발(한 다리)로 지탱하고 움직이는 운동도 제대로 실행한다면 매우 효과가 좋다. 골반을 안정적으로 잘 고정해 등이 흔들리지 않도록 주의하라. 이는 많은 사람들이 흔히 하는 실수다.

가벼운 맨손 체조

태극권, 기공, 요가, 탁상 체조는 체력 관리에 좋은 운동이다. 근육 강화, 유연성, 고유수용성 감각과 연관이 있기 때문이다. 체조는 관절의 움직임을 향상하면서 안정성과 근육 수축 기능을 발달시킨다. 최근 연구에서 체조가 노화로 인한 자율성 감퇴와 운동 능력 감퇴를 예방한다는 사실이 입증되었다. 그런데 어떤 이들은 일부 체조 동작을 따라 하기가 어려울 수도 있다. 그러므로 자신의 몸 상태를 잘 살피고 한계를 인식해야 한다. 체조는 체력 강화, 균형, 조정, 유연성을 두루두루 키울 수 있는 운동이므로 특히 모두에게 적합한 운동이다.

마사지와 운동 치료

스트레칭과 마찬가지로 마사지도 근육 긴장을 줄이는 데 도움을 준다. 마사지는 피부와 같이 수축성이 없는 여러 조직을 따로따로 훈련할 수 있다는 점에서 흥미롭다. 한편 피부는 몸이 전반적으로 유연하게 움직이도록 하는 역할을 한다. 운동 치료와 같은 적극적인 치료는 고유수용성 감각을 향상시키는 근육 움직이기와 근육 수축을 함께하기 때문에 효과가 매우 좋다. 다시 설명하자면 근육의 긴장을 풀어줄 뿐만 아니라 근육이 감싸는 관절을 효과적으로 보호할 수 있게 된다는 것을 뜻한다.

사람들은 아플 때만 운동 치료사의 도움을 찾는 경향이 있다. 하지만 운동 치료사는 체력과 관절 기능을 가장 좋은 상태로 유지하는 데도 큰 역할을 할 수 있다. 예를 들어 직장에서 물건을 들어올리거나 운반하는 기술을 교육하면 도움이 될뿐더러 이런 교육이 직장에서 꼭 필요할 수 있다.

과거에 입은 외상이 완전히 회복되지 않았거나 제대로 치료를 받지 않았다면 외상이 관절 건강을 악화시킬 수 있다는 사실을 잊지 마라. 비록 다쳤던 부위와 직접적인 연관이 없어 보일지라도 말이다. 사람들은 시간이 약이라는 '마법 같은 생각'을 자주 한다. 그러나 시간이 항상 모든 것을 고쳐주지는 않는다. 시간이 지날수록 잊기만 할 뿐이다. 만약 만성적인 증상이 없어지지 않는다면 치료를 미루지 말고 전문의나 숙련된 치료사에게 진료를 받아라.

온찜질과 냉찜질

극심한 고통을 느낄 때 적용할 수 있는 온찜질과 냉찜질 방법은 간단하다. 먼저 온기는 촉진작용을 한다. 그러므로 근육의 긴장을 풀고 싶거나 근육이 뻣뻣하다고 느낀다면 온찜질이 적합하다. 반면 냉기는 통증을 진정시키고 혈관을 수축시키는 작용을 한다. 따라서 근육통이나 염증에 의한 통증을 느낄 때는 냉찜질이 좋다. 일반적으로 통증이 있는 부위에 10분에서 15분 정도 찜질할 것을 권한다.

음식

음식은 무엇보다도 염증 및 관절통에 영향을 준다. 그러므로 유제품이나 글루텐과 같이 염증과 알레르기를 일으킬 수 있는 음식을 줄이는 것이 좋다. 부종과 염증, 산화작용을 예방하거나 줄이고 관절의 윤활작용을 향상하기 위해서는 물을 충분히 마시고 과일과 채소, 지방을 충분히 섭취하는 것이 중요하다.

관절 건강 유지를 돕는 영양소가 몇 가지 있다. 그중 MSM과 글루코사민에 대한 연구가 가장 널리 알려져 있다. MSM은 아황산염의 일종으로 염증을 방지하고 재생산하는 효능이 있어 특히 관절증과 연관된 통증을 완화하는 것으로 보인다. 글루코사민은 특히 연골에 효능이 있는 것으로 알려졌다. 그런데 시판되는 영양제 중 가장 중요한 영양제로는 반박의 여지없이 염증을 방지하는 효능이 있는 오메가-3를 꼽을 수 있을 것이다. 만약 여러분이 영양제를 먹기로 했다면 돈을 낭비하지 않기 위해서라도 좋은 제조사(좋은 제품)를 선택하도록 주의하라. 그리고 슈퍼마켓이나 약국에 놓인 '할인' 제품 판매대에 넘어가지 말고 전문 매장을 방문하는 수고를 하라.

적정 몸무게 유지하기

매일 여러분의 몸이 감당해야 하는 중량은 몸을 지탱하는 관절에 매우 큰 영향을 미친다. 그러므로 적정한 몸무게를 유지하고 어느 정도 체중을 감량하는 것이

관절에 가해지는 스트레스를 줄이는 데 큰 효과가 있다. 무엇보다 걸으면서 몸무게를 줄이는 방법이 최선의 해결책이다.

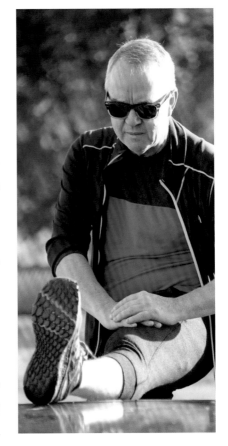

올바른 자세 유지하기

특히 평소 자주 하는 자세에 신경을 쓰면 해가 지날수록 나이가 들어 쇠약해지는 관절을 지키는 데 많은 도움이 된다. 실제로 서 있을 때, 앉아 있을 때와 일할 때 어떤 자세를 취하느냐에 따라 근육 관절 시스템이 받는 손상 정도가 달라진다.

올바른 방식으로 물건 들기

짐을 짊어진 채 옮기거나 무거운 짐을 들어올릴 때 여러분의 관절을 생각해 보라. 가능한 한 다리를 최대한 사용하면서 바른 자세를 취해야 한다. 많은 경우 사람들은 시간을 절약하기 위해 서두르려고만 한다. 그러나 이는 멀리 보았을 때 건강을 담보로 한다는 사실을 잊지 말아야 한다.

자신의 몸 돌보기

여러분은 몸이 보내는 신호를 듣고 몸이 지닌 한계를 인정할 수 있어야 한다. 만약 심한 관절 통증을 느낀다면 주치의와 상담을 하고 전문가를 추천받도록 하라. 아이러니하게도 사람들은 자동차 부품이 닳는다는 것을 잘 알고 정기적으로 자동차를 정비할 생각도 한다. 그런데 정작 더 소중한 몸에는 이와 같은 기준을 적용하지 않는다. 그렇지만 여러분의 관절을 평생 관리할 책임은 여러분 자신에게 있음을 명심하라.

증상이 나타나면 어떻게 할까?

발과 관련된 증상을 바르게 진단할 수 있는 전문가로는 먼저 발을 전문으로 다루는 족부 전문의, 발 질환 전문의(또는 발을 전문으로 치료하는 의사), 발 교정사를 들 수 있다. 그러나 전문의료 분야 중에서도 정형외과 전문의나 물리 치료사도 증상을 진단할 수 있다. 치료에는 마사지 치료, 물리 치료, 지압 치료, 정골의학(整骨醫學)과 침 요법이 어느 정도 효과가 있다. 치료를 받기 전에는 평판이 좋고 자격을 갖춘 전문가인지 항상 확인하라.

규칙적으로 걷는 사람일 경우 운동 후에 발, 무릎, 허리 또는 등에 통증을 느낀다면 발 스캔이 필요할 수 있다. **일반 의학용 발 측정기**는 발자국을 스캔할 수 있는 기구다. 발 전문의는 환자 발바닥 장심부를 분석하기 위해 이 기구를 이용한다. 이 기구는 환자의 무게를 지탱할 수 있는 두꺼운 유리, 조명, 바닥에 설치된 거울로 구성되어 있다. 무게가 쏠리는 부위는 발바닥의 다른 부분과 극명히 다른 색으로 표시되므로 몸무게가 어떻게 분산되는지 확인할 수 있다. 예를 들면 바닥 위에 선 자세로 왼발에는 55%, 오른발에는 45% 무게가 쏠리는 불균형한 결과가 나온다면 걸을 때 무릎과 등에 일부 문제가 있을 수 있다는 것을 의미한다.

전자 발 측정기는 위에서 언급한 의학용 발 측정기와 같은 원리로 작동하지만 압력을 측정하는 캡처 약 열 개와 소프트웨어를 갖추었다는 점이 다르다. 그리고 컴퓨터 화면에서 몸무게의 분산 정도가 여러 색으로 표시되는 것을 확인할 수 있다. 전문가는 측정 검사 후 환자에게 적절한 장비 구매, 치료(정골의학, 마사지 치료 또는 물리 치료 등) 또는 특별 훈련(운동학에 기반을 둔 치료 훈련 등) 등 여러 조언을 해줄 수 있다.

발바닥 도장 기구도 발바닥 형태를 볼 수 있는 기구로서 일반적으로 보행 분석을 하거나 교정 기구를 제작할 때 사용한다.

만보기는 허리띠에 고정해 사용하는 걸음 수를 측정하는 기구다. 대부분 스마트폰에는 만보기 기능이 내장되어 있다. 이제 여러분이 걷는 동기를 자극할 수 있도록 목표를 설정하기만 하면 된다. 심장 및 혈관 관련 질병을 예방하는 효과를 얻기 위해서는 일정 수준에 이르는 분량을 걸어야 하는데 대략 일주일에 네 번 정도 만 보를 걸으면 좋다.

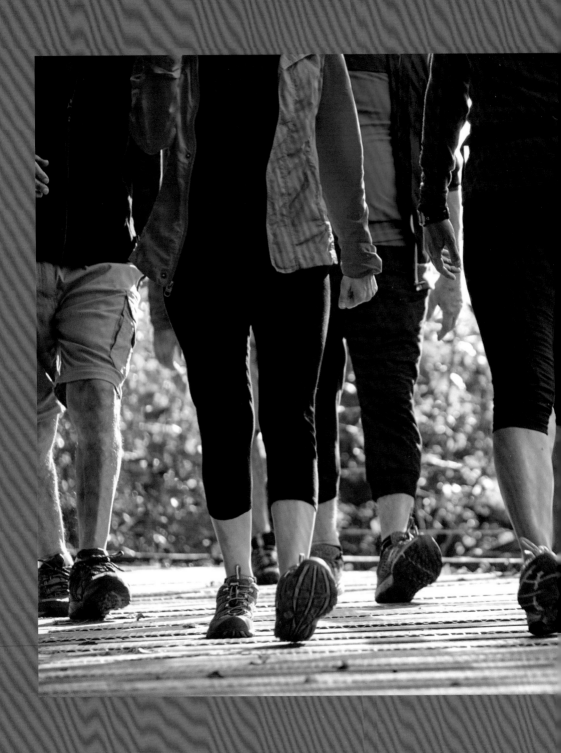

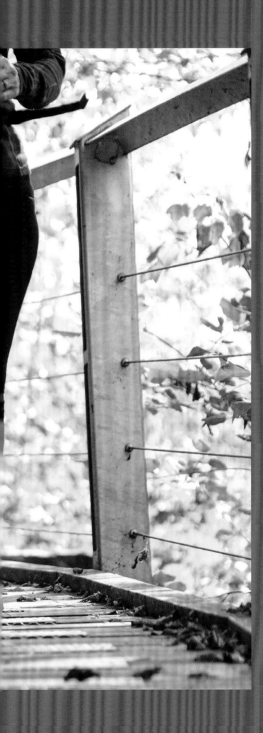

4

걸음과
보행주기

"절름발이 나라에서는 모두 자신이 똑바로 걷는다고 생각한다."

_ 독일 속담

걸음마를 배우는 과정은 복잡하고 뇌 발육이 걸음마를 좌우한다. 뇌가 움직임을 조정하고 협동시키는 역할을 하기 때문이다. 아기가 가장 먼저 숙달하는 움직임은 머리와 목인데, 그다음 팔과 몸통 운동을 한다. 그리고 마지막으로 배우는 것이 다리 운동이다. 잠자리에서 아기가 몸을 뒤집기 시작하는 약 3~4개월 시기는 움직임을 배우는 과정에 있어서 중요한 단계다. 시간이 지나면서 아기의 뇌는 계속 성숙하고 근육에 명령을 정확하게 내려보내는 능력이 점차 발달한다. 먼저 아기는 서서 버티기와 균형 잡기에 숙달해야 걸음마 단계로 갈 수 있다. 표 4.1에서는 걸음마를 습득하는 과정의 주요 단계와 함께 아기의 발달 과정 중 각 단계에 이르는 시기를 정리했다.

단계	아기 나이
머리 움직임을 조정함	4개월 또는 5개월
앉은 자세	6~8개월
네 발로 기기	9~11개월
첫걸음마: 걷기	12개월(약 50% 비율)

표 4.1 걸음마 습득 과정의 주요 단계

우리 삶의 끝에서 맞이하는 노년기에는 노화와 함께 어느 정도 겪게 되는 혈관 및 신경성 장애 때문에 걷기가 더 힘겨워진다. 그 결과로 나이가 듦에 따라 균형을 잡는 데 어려움을 겪을 수 있다. 신기하게도 나이가 들면 어렸을 때 그랬듯이 가구를 붙잡거나 보행 보조기를 사용하는 등 걷기에 도움이 필요한 시기로 다시 돌아온다. 보통 50세 이상이 되면 낙상 사고 방지를 위해 계단 난간을 잡고 이동할 것을 권한다. 왜냐하면 어느 누구나 급작스럽게 균형을 잃을 수 있기 때문이다. 이렇게 우리는 생의 양 끝, 즉 유년기와 노년기에서 서서 걷는 데 어려움을 겪을 수 있다는 사실을 확인했다.

보행과 걸음을 분석할 수 있는 여러 방식이 있다. 우리는 다음 페이지에서 가장 잘 걷는 방법을 소개하기 위한 종합적인 견해를 제시하려고 한다.

한 **걸음**은 한 다리의 발꿈치가 바닥에 닿는 동작부터 다른 쪽 다리 발꿈치가 바닥에 닿는 동작 사이에 이루어지는 움직임을 말한다.

보행주기는 두 걸음을 포함한다. 즉 한 다리의 발꿈치가 바닥에 닿는 동작에서 시작해 같은 발꿈치가 다시 땅에 닿는 동작 사이에 일어나는 움직임들을 말한다.

걸음

수많은 관절과 뼈가 발을 구성한다. 그리고 바로 이러한 특성 덕분에 발은 역학적으로 복잡한 구조와 특별한 적응 능력을 갖출 수 있게 되었다. 서 있을 때와 운동을 할 때 발이 바닥과의 접촉을 조종하는 데 필요한 두 요소가 바로 발의 운동역학적인 복잡성과 특수한 적응 능력이다.

발이 선 자세를 유지하는 역할을 하는 동안에는 유연성과 고정 능력이 두드러진다. 이는 발이 평평하지 않은 표면에 따라 모양을 변형함으로써 바닥의 모양에 적응할 수 있는 동시에 바닥에 발을 디딘 후 흔들리지 않고 안정적으로 서 있을 수 있음을 뜻한다.

그런데 발이 역동적인 역할을 할 때 보이는 다른 특징이 두 가지 있다. 바로 수용과 추진이다. 다시 말하자면 발이 바닥을 디딜 때 완충을 하는 동시에 발이 바닥을 딛는 순간, 속도를 높이는 순간 또는 추진하는 순간에 집약된 에너지를 분산할 수 있음을 뜻한다.

비록 개인에 따라 차이는 있지만 질환을 앓지 않는 한 모든 사람의 일반 보행주기는 거의 비슷하다. 그리고 보행에서 나타나는 개인적 차이는 주로 자세 문제, 약한 근육이나 약한 인대, 구조적 문제 또는 조직 손상(외상)과 연관이 있다.

걸음은 크게 수용기, 발 전개기, 추진기 세 단계로 나눌 수 있다.

수용기

수용기는 발꿈치에서 시작되며, 발목에서 무릎 그리고 골반까지 하지(다리) 전체에 몸무게를 점차 보내는 완충작용이 함께 일어난다. 몸무게를 분산함으로써 한쪽 다리에 무게가 무리하게 쏠리지 않게 하는 효과가 있다. 발이 바닥에 닿을 때 엉덩관절은 약 30도 굽히고, 무릎은 완전히 펴며, 발목은 중립자세(관절이 0도인 자세-옮긴이)를 유지한다.

발 전개기

발 전개기는 몸을 앞으로 내밀면서 진행되며 수용점(바닥에 발이 닿은 점-옮긴이)에서 발가락 끝까지 운동이 전개된다. 이 동작은 몸의 무게중심을 이동하면서 원활하고 조화롭게 진행되어야 한다. 그리고 수용기와 가속기를 연결하는 역할을 한다. 우리는 이 단계를 발꿈치 누르기, 발바닥 닿기, 발바닥 중간, 이렇게 세 부분으로 나눌 수 있다. 발바닥 중간 단계는 무게중심이 직접 발에 실리는 순간이다. 발바닥이 바닥에 닿는 순간부터 엉덩관절이 펴지기 시작하면서 무릎은 약 15도 정도 굽히고, 발목은 15도 발바닥 굽힘(발목을 펌) 동작에서 10도 발등 굽힘(발목을 굽힘) 동작으로 바뀐다.

추진기

이 단계는 발꿈치를 들어올리면서 시작한다. 그리고 발가락으로 밀면서 발을 들어올리고 다리를 흔드는 동작이 특징이다. 이 단계가 진행되는 동안 몸은 일직선으로 세워 앞으로 이동하고 두 번째 걸음을 내디디며 추진기가 마무리된다. 그런데 발가락 끝을 바닥에 대기만 해서는 몸을 전진할 수 없다. 발가락 전체 길이를 사용해 미는 것이 중요하다. 발가락 전체로 밀면 더 안정적으로 움직이고 동작도 더 잘 제어할 수 있다. 발가락으로 밀어서 앞으로 나갈 때 엉덩관절은 10도 편 상태에서 중립자세로 바뀌고, 무릎은 60도 굽혔다가 거의 완전히 펴고, 발목은 중립자세를 유지한다.

앞의 세 단계가 일어나는 동안 다섯 개 관절이 영향을 받는다. 바로 천장관절, 엉덩관절, 무릎관절, 발목관절, 발가락관절이다. 여기에서 골반(천장관절을 포함)이 중요한 역할을 한다. 왜냐하면 골반에서 동작이 시작될 뿐만 아니라 걸음의 방향이 정해지기 때문이다. 그러므로 걸을 때 골반이 잘 움직이게 하는 것이 핵심이다.

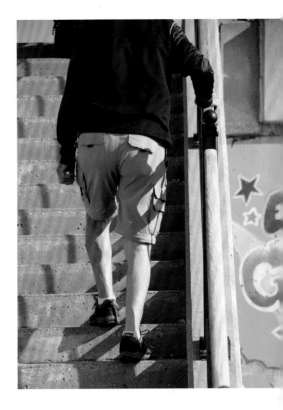

뇌는 이 모든 걷기 동작을 섬세하게 조정해야 한다. 그러므로 운동의 일환으로 집중적으로 걷는 모든 사람은 각 동작을 의식적으로 실행하면서 자신의 움직임을 점검하고, 시각화하는 등 보행주기에 주의를 기울여야 한다. 자세한 동작을 꼼꼼히 점검하면 작은 실수들을 발견하면서 올바르게 고칠 수 있다. 예를 들면 오늘날 광적으로 빨라진 생활 리듬 때문에 많은 사람이 보행주기를 축소해버렸다. 이들은 발끝으로 바닥을 짚고, 너무 빨리 걸음을 떼는 경향을 보인다. 그러나 발 전개와 발꿈치를 바닥에 대는 동작은 걷기에 있어 가장 중요한 요소다. 원활한 동작과 함께 항상 발을 바닥에 대고 있다는 특징이 바로 걷기와 달리기가 구별되는 점이다.

보행주기

두 걸음으로 구성되는 보행주기는 한 발의 첫 번째 수용기와 두 번째 수용기 사이에서 일어나는 동작으로 나눌 수 있다. 개인과 상황에 따라 차이가 있고, 결코 완벽하게 연속적이거나 대칭적이지는 않지만 다음과 같이 동작을 나누어 볼 수 있다.

첫 번째 걸음

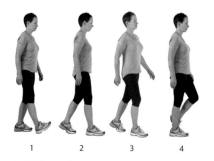

1   2   3   4

두 번째 걸음

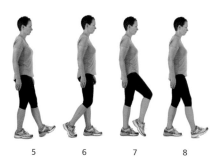

5   6   7   8

첫 번째 걸음

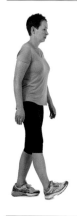

1 발꿈치 닿기

- 몸통을 (곧게) 세움
- 골반이 앞으로 돌아감
- 엉덩관절을 돌리지 않고 30도
  굽힘
- 무릎을 완전히 폄
- 발목 중립자세
- 발가락 중립자세

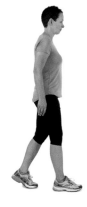

2 발바닥 닿기

- 몸통을 (곧게) 세움
- 골반이 앞으로 5도 돌아감, 측면
  회전이 시작됨
- 약간의 측면 회전과 함께
  엉덩관절을 30도 굽힘
- 무릎을 15도 굽힘
- 발목은 발의 회내와 함께
  바닥 쪽으로 15도 굽힘
- 발가락 중립자세

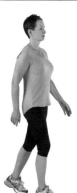

3 발과 몸 중간 자세

- 몸통을 (곧게) 세움
- 골반을 돌리지 않고 중립자세
- 엉덩관절을 안쪽으로 약간 돌린
  상태에서 폄
- 무릎을 완전히 펴기 시작
- 발목을 발등 쪽으로 10도 굽히고
  뒤침 동작을 시작
- 발가락 중립자세

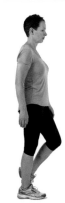

4 발꿈치 떼기

- 몸통을 (곧게) 세움
- 골반이 바깥쪽으로 돌아가기
  시작하면서 5도 뒤로 돌아감
- 엉덩관절을 10도 폄
- 무릎을 완전히 폄
- 발목을 뒤치면서 발등 쪽으로
  굽히기 시작
- 지절간관절 중립자세, 발가락은
  30도 폄

두 번째 걸음

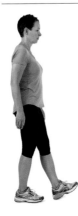

5 발가락 들기

- 몸통을 (곧게) 세움
- 골반이 5도 뒤로 돌아가고 가측 돌리기는 아래로 내려오는 중
- 엉덩관절을 펴고 약간 안쪽으로 돌아감
- 무릎을 35도 굽힘
- 발목을 발바닥 쪽으로 20도 굽힘
- 지절간관절 중립자세, 발가락을 60도 폄

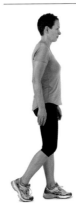

6 초기 다리 흔들기

- 몸통을 (곧게) 세움
- 골반을 뒤로 돌림
- 엉덩관절을 20도 굽히고 바깥쪽으로 돌림
- 무릎을 60도 굽힘
- 발목은 중립자세 취하기 시작
- 발가락 중립자세

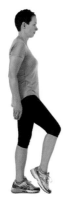

7 중기 다리 흔들기

- 몸통을 (곧게) 세움
- 골반 중립자세
- 엉덩관절을 굽히고 바깥쪽으로 돌림
- 무릎을 30도 굽히며 올림
- 발목 중립자세
- 발가락 중립자세

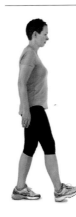

8 말기 다리 흔들기

- 몸통을 (곧게) 세움
- 골반을 5도 앞쪽으로 돌림
- 엉덩관절을 바깥쪽에서 안쪽으로 돌리면서 30도 굽힘
- 무릎을 폄
- 발목 중립자세
- 발가락 중립자세

바른 걷기를 위한 조언

각 걸음을 디딜 때마다 발로 바닥을 밀면서 앞으로 나가라. 발꿈치로 바닥을 디디고 바닥을 밀어내면서 발 구르기(발꿈치에서 발가락 끝까지 발을 굴림-옮긴이)를 하면 이전 걸음에서 저장한 운동 에너지를 그대로 유지할 수 있다. 이러한 순환 운동 덕분에 걸을 때 에너지를 절약할 수 있다.

발로 바닥을 디딜 때 발가락을 든 상태를 그대로 유지하라. 그러면 발꿈치의 완충기를 최적화할 수 있으며 발 구르기를 더 효과적으로 할 수 있다.

걷기 강도를 높이기 위해서는 보폭을 작게 하거나 더 빠르게 걷는다. 우리가 생각하는 것과는 다르게 큰 보폭으로 걸으면 오히려 속도가 늦어지고 바닥에서 오는 충격은 더 커진다. 충격을 받으면 일부

발 질환 증상이 나타날 수 있으니 주의하라. 작은 보폭으로 걸으면 더 원활하게 걸을 수 있고 발 구르기가 더 쉽다. 또한 무게중심을 발 위에 유지할 수 있게 해준다.

유연하게 걷고, 발소리가 나지 않게 걷도록 노력해보라. 이렇게 하면 충격을 줄이고 더 원활히 걸을 수 있다.

여러분의 볼기근을 이용하라. 속력을 높이기 위해서는 걸음마다 몸을 늘이거나 앞으로 밀려고 하는 것처럼 발꿈치가 바닥에 닿을 때마다 엉덩이 근육을 수축시키면 속력을 높일 수 있다.

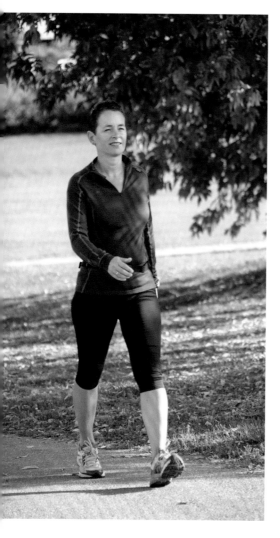

팔 흔들기

달릴 때는 팔을 90도 정도 굽히지만 걸을 때는 0도에서 20도 사이로 굽히고 천천히 움직이는 것이 좋다. 속력을 내면서 걸을 때는 팔을 약간 더 굽힐 수도 있지만 절대로 90도 이상은 굽히지 않는다. 그리고 팔 흔들기 동작은 다리 동작과 맞추어 움직여야(협동해야) 한다. 오른쪽 다리를 들 때는 왼쪽 팔, 왼쪽 다리를 들 때는 오른쪽 팔을 든다.

몸통 운동

몸통에서는 배 근육 중에서도 특히 빗근(사근)이 움직인다. 한 다리에서 다른 다리로 무게가 이동할 때 빗근이 엇갈리면서 동시에 활기차게 움직여야 한다. 다시 말하자면 오른쪽 배속빗근이 왼쪽 배바깥빗근과 함께 움직여야 하며, 왼쪽 배속빗근은 오른쪽 배바깥빗근과 함께 움직여야 한다. 이들 근육의 팔을 구부리고 시계추처럼 흔들어라. 팔을 흔드는 폭이 좁으면 좁을수록 더 빠르고 원활하게 움직일 수 있다. 빠르게 걸으면 등 근육이 자극되고, 따라서 팔과 어깨를 뒤로 젖히고 움직일 수 있다. 팔 동작이 잘 맞으면 회전력이 생겨 반대편 팔을 더 잘 밀 수 있고, 따라서 회전 운동을 유지할 수 있다. 이 효과를 최대화하기 위해 거울을 보면서 팔 동작과 어깨 위치를 확인하면서 연습하라. 팔에 힘을 빼고 양쪽 어깨를 내린 상태가 잘 유지되고 있는지 확인하라.

수영하듯이 공기를 뒤로 미는 모습을 머릿속에 그려보라. 더 빠르고 민첩하게 움직이기 위해서 손으로 수영 동작을 흉내 낼 수 있다. 어깨를 아래로 내리고 뒤로 젖힌 자세를 유지하면서 팔을 안쪽으로 돌리면서 흔든다. 공기를 뒤로 미는 것처럼 손은 살짝 편다.

연속적인 운동은 팔과 다리의 협동 운동을 안정적으로 끊임없이 이어서 할 수 있도록 해준다.

자세

걷는 환경, 특히 지면에 따라 자세를 바꿔주어야 더 편하게 걸을 수 있다. 예를 들어 울퉁불퉁한 바닥에서는 적어도 반경 5m 정도까지 지면을 분석할 수 있도록 다리를 구부리고 몸통을 가볍게 앞으로 숙이면서도 척추는 늘여주는 자세로 걸어야 한다.

골반에는 힘을 뺀다. 달리기에 가까운 속도에 이르렀다고 느낄 때 골반을 많이 움직이기 시작하라. 속도가 빨라질수록 원활하게 걷기 위해서는 골반이 유연해야 하고 잘 움직여야 한다. 대부분 사람의 경우 골반이 잘 움직여지지 않는다. 그렇기 때문에 매일 다리 스트레칭을 할 것을 강력하게 권한다. 골반 운동의 고유수용성 감각 운동을 하면 골반 움직임을 더 잘 제어하는 데 도움이 된다.

손에 물건을 쥐고 걷거나 허리에 소지품(휴대전화, 물병, 지갑 등)을 차고 걷는다면 무게를 사선으로 분산시켜라. 예를 들어 만약 오른손에 휴대전화를 들고 있다면 물병은 허리띠 왼쪽에 달아서 골반이 잘 움직이도록 도움을 준다. 같은 원리로 허리띠 오른쪽 앞에 무게가 실렸다면 허리 왼쪽 뒤에 같은 무게를 실어 균형을 잡도록 한다.

자세에 관한 이야기를 하면서 척추를 곧게 펴는 것을 이야기하지 않을 수 없다. 우리 몸은 복부 근육, 등 근육, 골반 근육의 도움을 받아 척추를 세울 수 있다. 세 근육이 협동해 척추를 세우고 견고하게 하는 것이다. 또한 몸통을 곧게 세우면 호흡도 잘할 수 있다. 소화기(복부)와 호흡기(흉곽)가 일할 수 있는 충분한 공간을 확보할 수 있기 때문이다. 등을 펴고 걷기 위해서는 걸을 때 줄을 이용해 여러분의 몸을 위로 당긴다고 상상하기만 하면 된다. 여러 다양한 지면의 특성에 따라 알맞게 걸음(속도, 앞과 옆 폭)을 조절하기 위해서는 상체와 하체 사이의 균형을 유지하도록 하라.

오르막길을 걸을 때 오르막길을 걸을 때는 물속에서 걷는 것처럼 팔과 손을 자연스럽게 펴고 움직임을 조절하며 걷는 것이 좋다. 이때 팔과 다리를 함께 움직이면 몸을 앞으로 더 잘 밀어 올릴 수 있다. 스틱을 사용하는 경우에는 스틱을 가볍게 밖으로 돌리면서 몸을 앞으로 민다. 스틱으로 땅을 짚을 때 팔은 구부리지 않고 편다. 몸통은 곧게 편 상태를 유지하면서 골반을 이용해 몸을 앞으로 숙인다. 다리는 굽힌 상태를 유지하고 땅이 울퉁불퉁한 정도에 따라 알맞은 각도로 구부린다. 보폭은 좁아야 하며 발 사이 거리는 골반 너비보다 약간 더 넓어야 한다.

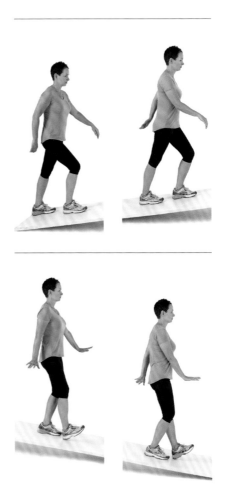

내리막길을 걸을 때 내리막길을 걸을 때는 속력에 제동을 걸게 된다. 따라서 팔을 위에서 아래로 뻗으면서 몸통은 곧게 편 상태를 유지하고 몸이 앞으로

기울지 않도록 한다. 만약 스틱을 사용한다면 스틱을 앞으로 뻗어서 제동을 건다. 몸통을 곧게 세운 상태를 유지하고 속도를 내기보다는 줄여야 하는 상황을 머릿속으로 그려라. 추진력이 필요한 오르막길과는 달리 내리막길에서는 움직임을 제어해야 한다. 충격을 완충하기 위해 보폭을 더 크게 해서 걷고, 발 사이 거리는 좁혀야 한다.

바른 걷기를 위한 조언

만약 여러분이 다리 수술을 받았거나 다리에 상처를 입었다면 걸음걸이가 원활한지 특히 주의해서 살펴야 한다. 걷기 능력에 손상을 입은 사람들은 조심스럽게 걸으려고 하고 움직임을 제한하는 경향이 있다. 이들은 무의식적으로 골반이 뒤로 움직이지 못하게 하려고 골반을 앞으로 고정하거나 걸을 때 다리를 앞쪽으로 직접 뻗기보다는 바깥쪽으로 밀면서 무릎을 움직이지 않는다. 다시 말하자면 마치 '나무 의족'을 하고 걷는 것처럼 보이기도 한다. 이들은 큰 보폭으로 원활히 걷기보다는 좁은 보폭으로 걷는 경향을 보이기도 한다. 이런 경우에는 스트레칭이 필수적이며, 다리를 뒤에서 앞으로 뻗으면서 더 자유롭게 다리를 움직이는 법을 훈련해야 한다.

만약 여러분이 요통을 앓고 있다면 걷는 방식에 특히 유의하라. 긴장을 느끼거나 등에서 통증이 느껴지는 사람은 몸을 뻣뻣하게 세우는 경향이 있고, 걸을 때도 몸을 앞으로 숙인 채 자연스럽게 발(발꿈치-발가락)을 굴리면서 걷는 대신 발바닥으로 바닥을 짚으면서 걷는다. 이렇게 이들은 바닥을 이용해 몸을 밀면서 앞으로 나가지 않기 때문에 다리를 들어올릴 때 필요 이상으로 에너지를 소모하게 된다. 걷기 재활 운동을 하는 사람도 좁은 보폭으로 걷고, 무릎을 굽히면서 무릎을 제대로 움직이지 못하는 경향이 있다. 이 경우에는 앞으로 발을 뻗어 발꿈치로 바닥을 짚은 후 발가락으로 밀어 앞으로 나가는 방법을 다시 배워야 한다.

바른 걷기를 위한 조언

걸을 때는 몸을 바르게 세우고 정면을 보라. 척추와 머리를 곧게 세운 상태를 유지하면 더 빨리 걸을 수 있고 올바른 자세도 쉽게 잡을 수 있다. 또한 가슴이 펴져 숨도 더 잘 쉴 수 있다.

중력을 이용해서 걸어라. 걷기란 마치 다리를 땅으로 떨어뜨리면서 앞으로 내밀고 다시 올리는 동작을 연속해서 하는 움직임과도 같다. 몸통을 곧게 세울 때는 몸을 뒤로 젖히면서 움직임에 저항해선 안 된다. 그 대신 몸을 앞으로 가볍게 숙이면 걸음을 쉽게 내디딜 수 있다. 주의하라. 움직임은 등(척추)이 아닌 엉덩관절(골반)에서 시작되어야 한다. 척추는 곧게 세우되 앞으로 살짝 숙인다.

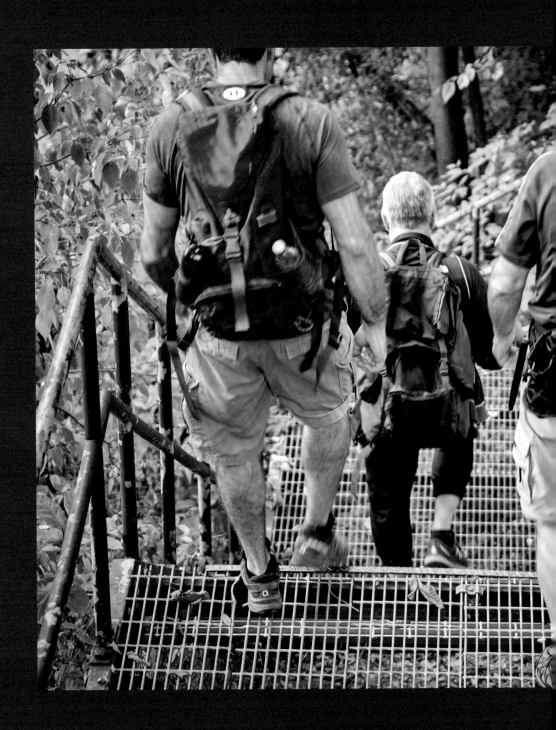

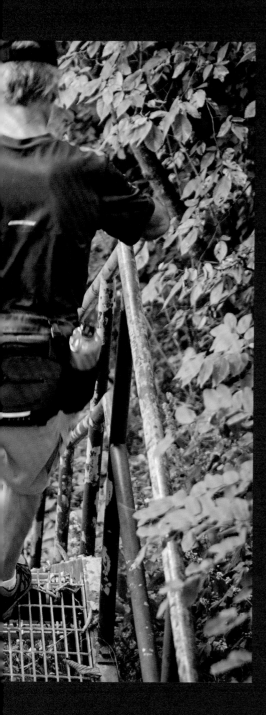

5

다양한 걷기

걷기가 지닌 가장 큰 장점 중 하나는 바로 다른 스포츠 활동보다 준비가 적게 필요하다는 점이다. 실제로 걷거나 뭉친 다리를 풀고 싶다면 지금 당장 실천에 옮길 수 있다. 걷기가 이처럼 실행하기 쉬운 활동이기는 하지만 적어도 여러분이 탐험을 떠날 장소 정도는 선택해야 한다. 실내나 실외, 겨울이나 여름, 좋은 날씨나 궂은 날씨 할 것 없이 걸으려는 땅의 종류에 따라 걷기 종류가 결정된다. 걷기의 강도는 신체 조건과 얻고자 하는 효과에 따라 달라질 것이다. 예를 들어 걷기 속도는 심장박동과 호흡량에 비례해 점차 늘려야 할 것이고, 이는 걷는 지면의 종류에 따라서도 달라질 것이다. 다시 말하자면 걷기에는 여러 종류가 있고, 종류에 따라 각기 다른 특징을 지닌다는 뜻이다. 이제 가장 일반적인 걷기 종류에 따라서 고려해야 할 주요 사항을 다루고자 한다.

도시에서 걷기

도시에서는 일반적으로 딱딱한 지면(아스팔트, 포장, 보도블록) 위를 걷게 되고, 이 지면의 특성에 따라 도시에서 걷기의 특징이 결정된다. 사실 도시 환경은 위험하지만 건물을 이용하면 운동 강도를 높일 수 있다는 장점도 있다. 도심에서 마시는 공기는 자연 속에서 마시는 공기보다 좋지 않아 걷기에 불편을 줄 수 있다. 그러나 도시에서 걷기는 도시인들에게 자신이 사는 환경 속에서 건강을 유지할 수 있게 해준다. 예를 들어 직장인은 걸어서 출근하거나 휴식시간을 이용해 걸을 수 있다. 역시 하루를 마무리하며 뭉친 다리를 풀고 싶거나 점심시간에 운동하고 싶은 이에게 걷기는 이상적인 활동이다. 걷기를 막 시작했거나 시간이 없는 사람은 잠깐이나마 걸을 수 있다. 예를 들어 점심시간에 걷는다면 15분 동안 걷지만, 저녁 퇴근시간에 집에 돌아와서 걷는다면 저녁 식사 후 30분 동안 걸을 수 있다. 또는 이 두 시간을 모두 활용해도 좋다. 의욕이 넘치거나 걷기 경력이 많은 이들은 빨리 걷거나 가파른 오르막길 걷기 등 다양한 어려운 동작을 결합해 45분에서 60분 동안 걸을 수 있다. 무엇보다도 중요한 것은 운동 효과가 쌓일 수 있도록 꾸준히 규칙적으로 실행하는 것이다.

걷기 운동의 강도는 속도, 선택 운동, 지면의 종류를 달리하면서 조절할 수 있다. 산책 경로를 바꾸면서 단순한 걷기 활동에 여러 운동을 추가할 수도 있다. 도시에서는 계단·건물 벽·공원 벤치, 교외에서는 산책로 가드레일과 경사를 이용할 수 있다. 보통 사람들은 매일 같은 산책로만 이용하기 마련이다. 그러므로 다양한 산책로를 걸어보고 난이도에 따라 정리를 하면 도움이 될 것이다.

준비 운동 또는 몸에 활력을 주는 단계는 걷기 장소에 도착해 서서히 속도를 높이며 근력 운동을 하는 단계라고 말할 수 있다. 그리고 마무리 운동과 스트레칭은 걷기를 마무리하면서, 휴식시간 또는 직장이나 집에 돌아간 후 등등 여러 번에 나누어 할 수 있다. 도시에서 걸을 때는 수분을 충분히 섭취하는 것이 중요하다. 물이 부족하지 않도록 항상 물병을 지닐 것을 권한다.

도시에서는 계절에 상관없이 언제든 걸을 수 있지만 때때로 추위 때문에 걷기가 어려울 수 있다. 그렇기 때문에 겨울철 미끄러짐을 방지하기 위해 아이젠을 착용하는 등 필요한 장비를 잘 챙겨야 한다. 자연 속에서 걸을 때보다 충격을 덜 흡수하는 지면에서 걷기 때문에 발목부터 무릎, 관절, 몸통까지 충격을 완충해야 한다.

일부 사람들이 자주 하는 실수 중 하나는 시선을 발에 고정하는 것이다. 약 3m 앞을 보거나 수평선을 정면으로 바라보는 것이 좋다. 게다가 차와 행인이 지나가기 때문에 특히 조심해야 한다. 그러므로 휴대전화와 음악 기기를 사용하거나 한눈을 파는 등 부주의하지 않도록 한다. 항상 조심하고 앞을 주시하라.

바른 자세

걸을 때 팔은 팔꿈치를 가볍게 구부리고 다리와 교차하면서 흔들어야 한다(왼팔-

오른다리, 오른팔-왼다리). 상체의 움직임은 팔꿈치를 펴면서 마무리할 수 있다. 팔을 몸 쪽으로 끌어올 때 팔이 (뒤쪽으로) 펴지고 팔과 어깨가 안쪽으로 돌아가면서 팔꿈치를 편다. 쉽게 말해 팔이 몸 쪽으로 돌아올 때 몸 뒤로 약간 밀리고 손바닥은 안쪽으로 돌린다. 마치 수영 동작처럼 바람을 미는 동작을 하는 것이다. 이 기술은 몸통을 활기차게 회전해서 상체와 하체의 동작을 연결할 뿐만 아니라 원활하게 걸을 수 있게 해준다.

이제 다리로 가보자. 다리 운동에서는 지지점을 발꿈치에 두기보다는 발 중간으로 빠르게 옮기는 데 집중해야 한다. 그런데 지지점의 위치는 걷는 지면에 따라 달라질 수 있다. 예를 들어 오르막길에서는 발 중간에서 시작해 발 앞쪽으로 옮기는 반면 내리막길에서는 지지점이 발꿈치로 이동한다. 울퉁불퉁한 길에서는 두 지지점 사이에서 적절한 지점을 찾아야 한다.

엉덩관절과 무릎을 살펴보자. 우리는 충격 완화를 돕기 위해 엉덩관절과 무릎을 살짝 구부린 상태를 유지하면서 땅을 밀며 전진하는 힘을 계속 전달한다. 또한 동작을 의식적으로 제어하는 동시에 원활하게 움직이면서 유지되어야 한다. 즉 움직임이 원동력을 스스로 만들어내야 한다는 뜻이다. 다시 말하자면 각 걸음이 에너지를 저장해 다음 걸음에 전달하기를 연속해서 실행하면서 충격을 줄이고 에너지 소모도 줄일 수 있다.

골반과 복부는 다치기 쉽고 간혹 통증을 느낄 수 있는 부위다. 효과적으로 배 근육을 사용하고, 특히 배의 빗근을 사용하면 발과 다리를 동시에 번갈아서 잘 움직일 수 있다. 잘 움직여야 하는 엉덩관절과 마찬가지로 복부 근육도 탄력이 있어야 하고, 운동 에너지를 위에서 아래로 전달하는 동시에 몸통을 안정적으로 지탱해야 한다.

오솔길 걷기

오솔길을 걷는다고 할 때 보통 가파른 산길보다는 숲속의 완만한 산책로를 떠올린다. 일반적으로 정비된 오솔길은 돌가루로 덮여 있거나 길 중간마다 돌이 박혀 있다. 부드러우면서도 울퉁불퉁한 지면은 도시의 길보다는 덜 균일하지만 충격을 더 잘 흡수한다. 그러나 오솔길에서 걷기 위해서는, 특히 발로 바닥을 밀 때는 힘을 적절히 조절하면서 안정적으로 주는 것이 필요하다. 한편 울퉁불퉁한 지면은 고유수용성 감각을 발달시킬 수 있다.

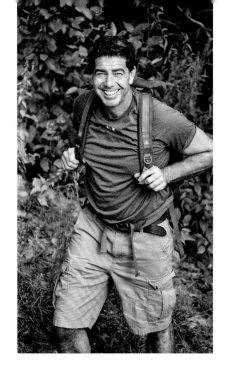

오솔길에서 걷는 사람은 일반적으로 자연을 사랑하는 사람이다. 자연 환경은 도시보다 덜 소란스럽고 덜 위험하며, 더 많은 활력을 준다(산소 공급). 도시에서 걸을 때는 날카로운 눈으로 앞을 잘 살펴야 하지만 오솔길을 걸을 때는 주변 경관을 감상할 수 있고, 등(척추)을 펴고 곧게 세우는 자세를 더 잘 취할 수 있다. 그러나 정비가 덜 된 야생적인 오솔길에는 돌, 그루터기, 나뭇가지, 나무 기둥 등이 바닥에 즐비할 수 있으니 각별히 조심해야 한다. 그러므로 종종 멀리 바라보면서도 주변을 끊임없이 살피기를 권한다.

일반적으로 오솔길에서는 도시보다 느린 속도로 더 먼 거리를 걷는다. 그러므로 준비를 잘해야 한다. 걷기에 적합한 신발을 신고, 필요할 경우 아이젠을 준비하는 등 장비를 잘 챙기는 것이 중요하다. 아이젠은 신기 편하면서도 잘 고정할 수 있어야 한다. 또한 복장은 기후 조건에 적합해야 하며 숨쉬기와 움직이기에 편해야 한다.

요사이 산행용 스틱을 이용해 노르딕 워킹을 하는 사람들을 자주 보게 된다. 스틱은 사용했을 때 '도시에서 걷기'에서 설명한 움직임을 잘 실행할 수 있는 것을 선택해야 한다. 스틱을 잡고 걸을 때 나타나는 가장 큰 차이는 팔을 좀 더 굽힌다는 점이다. 스틱은 몸을 안정적으로 지탱할 수 있게 해주고, 다리를 펴는 동작을 시작할 때 지지점을 만들어주면서 몸을 앞으로 미는 데 도움을 준다. 스틱의 추진 효과를 극대화하기 위해서는 손과 스틱 사이에 스틱 끈을 잡고 손잡이를 잡으면 다리를 펼 때 더 세게 밀 수 있다. 또한 스틱은 내리막길을 내려올 때 속도를 늦추게 해주고 충격을 완충할 때 균형을 더 잘 유지하게 해준다.

오솔길의 특징은 예상하기 어렵다는 것이다. 그러므로 사전 준비와 장비가 중요하다. 산행 배낭에 물병, 자외선 차단제, 모기 차단제, 선글라스, 응급처치용 약품 등을 넣어 갈 것을 권한다. 늦은 오후나 저녁에 걷는다면 헤드라이트가 매우 유용할 것이다. 또한 곤란한 상황이 닥칠 경우를 대비해 휴대전화뿐만 아니라 호루라기를 소지할 것을 권한다. 요즘에는 여러 종류의 가방과 복대를 찾아볼 수 있으니 자신에게 필요한 것을 선택해야 한다.

초보자는 30분에서 45분을 넘지 않는 선에서 걸어야 하며, 약간 어려운 수준의 오솔길을 선택하는 것이 좋다. 약간 어려운 수준이란 돌가루로 덮였거나 자갈이 고르게 박힌 평평한 길을 말한다(급한 경사는 피하라). 걷기에 단련된 사람은 좀 더 많이(60분에서 90분) 걷거나 근력 운동(체조, 경사길)을 추가할 수 있다. 오솔길 걷기에 익숙해진 이후에는 좀 더 울퉁불퉁한 지면을 걷거나 더 급하게 경사진 오르막길과 내리막길이 많은 오솔길을 다닐 수 있다.

준비 운동 또는 몸에 활력을 주는 단계는 지형을 익히고 스틱을 익숙하게 다루면서 천천히 걷는 것으로 대신할 수 있다. 물론 근력 운동과 체조는 주변 환경에 따라 달라질 수 있다. 스트레칭과 마무리 운동은 돌아오는 길에서 하거나 자동차를 세워둔 장소 또는 집으로 돌아온 후에 할 수 있다.

바른 자세

오솔길 걷기 기술의 특징은 충격을 완충할 수 있는 지면의 특성과 관련이 있다. 다리 동작과 관련해서는 '도시에서 걷기'에서 제안한 방법과 비슷하다. 크게 다른 점이 있다면 오솔길에서는 지지점을 예상할 수 없다는 점이다. 그러므로 만약 오솔길을 규칙적으로 걷는다면 '건강 회복' 프로그램에서 소개하는 발 운동(7장 참조)을 주의해서 볼 필요가 있으며, 매일 또는 주간 훈련의 일부로 실행해야 할 것이다. 또한 앞에서 언급했듯이 지면 기울기의 변화가 커서 지지점을 예상해 디딜 수 없는 만큼 오솔길을 걸을 때는 무게중심이 앞으로 쏠리지 않도록 지지점에 특히 유의해야 한다. 그렇지 않으면 내리막길을 내려올 때 무릎 관절에 무리가 가서 염증이 발생할 수 있다.

오솔길을 걸을 때는 도시에서 걷기보다 팔을 더 강하게 흔들 수 있다. 그러나 팔을 다리와 교차하면서 동시에 움직여야 한다. 다시 한 번 강조하자면 팔을 흔드는 동작은 손바닥을 뒤로 밀고 팔을 펴면서 마무리한다. 만약 노르딕 스틱을 이용한다면 앞의 팔 동작을 하면서 스틱 끈을 쉽게 끌어 잡을 수 있다. 아울러 보다 안전한 걷기를 위해 혼자보다는 둘, 혹은 무리를 지어 걷기를 권한다.

산행

산행은 특히 전문가를 위한 코스다. 지면이 훨씬 더 울퉁불퉁하고 큰 보폭으로 걸어야 하기 때문이다. 산속 환경은 때때로 오솔길보다 더 야생적이기 때문에 걷기에 불안할 수 있지만 동시에 큰 만족감을 준다. 신발은 산행에 적합한 신발 바닥이어야 하고, 예상이 어렵고 위험한 산길(미끄러운 바위, 진흙 등)의 특성을 고려해야 한다. 배낭은 물과 음식을 충분히 넣을 수 있을 뿐만 아니라 최소한의 응급처치 장비도 들어갈 정도로 커야 한다. 두 시간 이상 걸리는 산행을 할 때는 갈아입을 옷(스웨터, 양말 등)을 준비해야 한다. 여기에 발목을 잘 고정해주는 등산화를 신을 것을 강력히 추천한다. 충격을 받았을 때 발목을 보호할 수 있기 때문이다. 먼 산길을 떠날 때는 공기가 잘 통하는 모자와 함께 항상 수분을 섭취할 수 있도록 물을 충분히 가져간다.

준비 운동 또는 몸에 활력을 주는 단계는 서서히 지형을 익히고 스틱을 손에 익히면서 천천히 산을 오르는 것으로 대신할 수 있다. 높이 올라갈수록 호흡에 영향을 주는 고도에 유의하면서 고도 변화에 적응해야 한다. 고도가 높은 곳에서 활동하면 혈관과 심장에 두 배로 무리가 간다. 고도가 올라갈수록 산소량이 감소할 뿐만 아니라 가파른 길을 오르면서 근육에는 더 힘을 주어야 하므로 피로가 가중되고 호흡 곤란이 심해진다. 따라서 순간적으로 걷기 자세가 흐트러질 수 있다. 적절한 시기에 휴식을 취하고 체력이 고갈되기 직전에 느껴지는 증상에 유의해야 한다.

산행을 할 때는 근력 운동과 체조 내용을 미리 계획해야 하며, 주변 환경의 조건에 따라 내용을 바꿀 수 있어야 한다. 마무리 운동은 산에서 내려온 후에 한다. 이때 부족한 산소를 채우기 위해 숨 고르기를 하는 것이 필요하다.

산에서 걸을 때는 오솔길을 걸을 때와는 다르게 스틱을 사용한다. 산에 오를

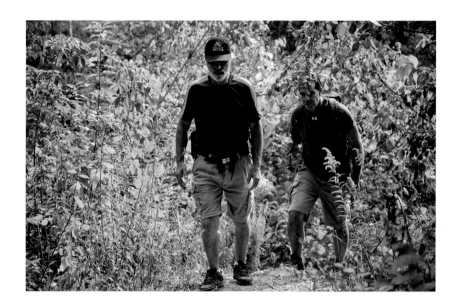

때는 수평으로 미는 동시에 수직으로 몸을 밀어 앞으로 나가기 때문이다. 산에서 내려올 때는 스틱이 충격을 완화하는 역할을 한다.

바른 자세

산에서는 길게 이어지는 오르막길과 내리막길에 특히 주의해야 한다. 우리가 산행에서 걷기용 스틱 사용을 적극 추천하는 이유이기도 하다.

오르막길에서는 스틱을 바닥에 잘 딛고 밀 수 있도록 길이를 5cm 정도 줄이는 것이 좋다. 이렇게 하면 팔 운동을 더 강하게 할 수 있다. 또한 쉬지 않고 움직이는 다리를 덜 사용하면서 체력 고갈도 최소화할 수 있다. 걸음은 거의 항상 엉덩관절에서부터 시작하는데 허벅지를 먼저 들고 무릎을 굽히면서 발을 올린다. 발을 땅에 딛고 안정적으로 자리를 잡은 후에는 이동하고자 하는 방향의 반대편으로 발을 밀면서 오른다. 위로 올라가기 위해서는 바닥 뒤쪽으로 가볍게 발을 밀면서 동작을 바로 연결해 무릎과 엉덩관절을 펴도록 주의한다. 미끄러짐을 방지하기 위해서 서두르지 말고 발이 흔들리지 않게 먼저 땅에 잘 디딘 후 발을 내디뎌야 한다.

내리막길에서는 스틱 길이를 5cm 늘여서 더 빨리 지지점을 찾고 충격을 완화하는 것이 좋다. 오르막길에서와는 달리 발꿈치를 먼저 디딘 후에 무릎과 엉덩

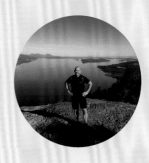

산은 극한의 즐거움을 선사한다

내가 산행을 시작하기로 결심하기까지에는 몇 년이 걸렸다. 나는 강도 높은 운동을 즐기는 편이었고, 산행이 체력적으로 나의 한계를 뛰어넘고자 하는 '익스트림' 욕구를 만족시킬 수 있으리라 생각하지 않았다. 자연 속에서 어느 정도 정신적인 보상을 받을 수 있겠지만 체력적인 면에서는 이렇게나 많은 혜택이 있을 거라고는 결코 생각하지 못했다. 이제 나는 일주일에 두 번에서 네 번까지 산에 오른다. 헬스클럽에서 그동안 해온 유산소 운동을 말 그대로 산행이 대신하고 있다. 게다가 '다리' 운동에 할애하는 시간도 크게 줄어들었다. 이제는 실제로 헬스클럽에서 30분 넘게 운동을 하지 않아도 되니까 정말로 완벽하다.

　　정신적 혜택에 관해서 말한다면 나는 산을 오르는 동안 일상 속의 작은 근심뿐만 아니라 마음속 큰 걱정까지도 점차 사라짐을 느낀다. 놀랄 만한 평안과 자유를 느낀다. 이 평안과 자유 덕분에 온전히 활력을 되찾을 수 있고, 일부러 찾지 않아도 해결책을 발견할 수 있다.

　　또한 산행은 나에게 여행을 통해 새로운 나라를 발견하고 다른 문화를 배울 수 있는 기회를 선사하기도 했다. 나는 특별히 여행 안내자와 만나는 시간, 우리를 환대해주고 재워준 지역 주민과 만나는 시간을 즐겼다. 코르시카 섬의 산길인 GR 20 횡단은 내가 경험한 여행 중 가장 멋진 여행으로 기억된다. 천국과 같은 풍경과 따뜻한 사람들이 내 기억 속에 오랫동안 자리하고 있다. 산행을 시작할 긍정적인 이유는 정말 많다고 생각한다. 이제 첫발을 내딛기만 하면 된다.

_ 대니 마르텔

관절에 힘을 주어 바닥 충격을 완화하고 지형에 따라 걸음을 달리해야 한다. 내려올 때도 마찬가지로 서두르지 말고 한 발을 바닥에 잘 짚은 후에 그다음 발을 내디딘다. 엉덩관절, 무릎, 발목을 적절히 사용하면서 충격을 흡수하는 것을 목표로 삼는다.

실내에서 걷기

기후 조건이 좋지 않거나 체력 조건이나 나이 때문에 실외 공기를 즐길 수 없을 때 대안이 되는 좋은 방법이 있다. 실내에서는 계절에 상관없이 언제든 걸을 수 있다는 장점이 있다. 일반적으로 실내 온도와 환경을 조절할 수 있어 신체 활동을 더 쾌적하고 안전하게 즐길 수 있다.

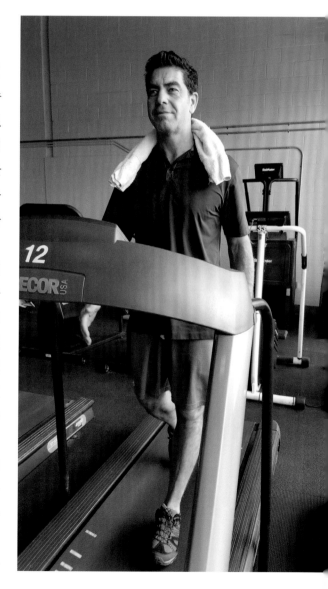

달리기 훈련에나 적합한 실내 러닝 트랙은 자연의 오솔길 지면보다 충격을 덜 흡수한다는 점에서 도시에서 걷기와 가깝다. 그래도 아스팔트나 시멘트보다는 충격을 덜 줄 것으로 여겨진다. 그렇다고 사고를 결코 완벽하게 예방할 수는 없으므로 걷는 이나 뛰는 이에 주의해야 한다.

러닝머신이나 일립티컬(발은 페달에 올리고 손잡이는 앞뒤로 움직이는 운동기구-옮긴이)을 사용하기로 했다면 좋은 성능의 기구인지, 안전 멈춤 버튼이 있는지를 확인하고 사용하기 전에 사용법을 잘 익혀라. 재활 치료실에서 운동한다면 전문가에게 문의하고, 만약 기구를 구매하기 원한다면 관련 분야 전문가에게 조언을 구하라. 재활 치료를 받는 노인 또는 단순히 시간이 부족하거나 이동이 어려운 사람의 경우 집에 운동기구를 마련해두면 매우 유용할 수 있다. 그리고 9장에서 소개하는 실내 운동 프로그램과 같이 특별한 운동을 접목해 집 안에서 걸을 수도 있다. 만약 집 밖으로 나가고 싶다면 실용성에 쾌적함을 더할 수 있다. 예를 들어 공공장소(박물관, 상가 등)에서 걸으면서 계단과 같이 주변에 있는 요소들을 이용할 수도 있다.

바른 자세

공공장소에서 걷는다면 도시에서 걸을 때와 같은 요령으로 하면 된다. 다만 러닝머신에서 걸으려면 사용법을 익히는 데 시간이 걸린다. 보통 우리는 발아래로 바닥이 지나가는 것을 보는 데 익숙해서 러닝머신 위에서 걷기 위해서는 적응이 필요하다. 그러므로 러닝머신의 속도를 올리기 전에 먼저 기구를 잘 다룰 줄 알아야 하고, 발소리를 내지 않으면서 유연하게 걷도록 노력해야 한다. 러닝머신을 이용하면 실내에서 안전하게 걸을 수 있고 속도를 다양하게 조절할 수 있다는 장점이 있지만 다른 기술을 훈련하는 데는 더디다(발꿈치 딛기, 발 굴리기, 원활하게 움직이기 등). 그러므로 러닝머신은 걷기 재활 운동을 하는 사람이나 외부로 나가지 않고 걷기 기술을 향상시키려는 사람에게 알맞은 방법이다.

다양한 걷기의 기술

아프가니스탄 걷기는 1980년대 초 유럽에서 에두아르 G. 스티글러가 걷기 강도를 강화하고 운동하는 이의 체력 조건에 맞추어 걸을 수 있도록 개발한 걷기다. 아프가니스탄 걷기는 걸음과 호흡을 조합한 여러 연속 동작을 중심으로 이루어졌는데, 동작은 지형과 희망하는 육체적 강도에 맞춘다. 예를 들어 평평한 땅에서 실행하는 연속 동작에서는 세 걸음을 걷는 동안 숨을 길게 들이쉰 후 네 번째 걸음에서 숨을 멈춘다(폐가 가득 참). 그리고 세 걸음을 걷는 동안 숨을 길게 내쉰 후 여덟 번째 걸음에서 숨을 멈춘다(폐를 비움). 걷는 동안 이 주기를 반복할 수 있고 변형할 수도 있다.

1990년대 말 핀란드의 한 단체에 의해 대중화된 **노르딕 워킹**은 섬유 유리와 탄소 섬유를 혼합한 재료로 된 튼튼하고 가벼운 단섬유로 만들어진 전용 스틱을 사용한다. 스틱에는 끈 대신 손 토시가 달려 있는데, 손 토시 덕분에 스틱 손잡이를 잡지 않고도 팔을 뒤로 젖히면서 몸을 밀 수 있다. 보통 방식으로 걸을 때는 다리가 전진하는 역할을 한다. 그리고 일반 스틱을 사용하면 균형을 유지하는 데는 도움이 되지만 몸을 전진하는 데는 그다지 도움이 되지 않는다. 바로 여기에 노르딕 워킹만의 원리가 숨어 있다. 스틱의 도움을 받아 팔을 뒤로 뻗어 밀면서 몸을 전진하는 것이다. 그러므로 노르딕 워킹 보행 보폭은 일반 걷기보다 훨씬 크며, 같은 걸음을 걸으면서 더 빨리 앞으로 나갈 수 있다.

특정 상황에서 걷기

기후 조건을 비롯해 인생에서 만나는 여러 상황이 걷기를 어렵게 만드는 장애물처럼 느껴질 수 있다. 그러나 오히려 이러한 장애물을 안주하거나 TV 앞에 앉아 있고 싶다는 내면의 목소리를 물리칠 기회로 바꾸어야 한다. 자, 여기 세 가지 기회가 있다. 그리고 각 상황에 맞는 몇 가지 조언도 덧붙였다.

겨울에 걷기

겨울에 걸을 때 꼭 고려해야 할 중요한 요소로 지면, 기온, 장비를 꼽을 수 있다.

고르지 않은 지면은 어려움이 될 수도, 장점이 될 수도 있다. 울퉁불퉁한 지면이 고유수용성 감각과 균형 감각을 단련하기 때문이다. 중요한 것은 만약 어려움에 도전하는 것을 즐긴다면 여러 위험이 닥칠 수 있는 모든 상황에서 자신의 능력에 맞는 활동을 하고 한계를 인지하는 것이다. 걸을 때 스틱을 사용하든 사용하지 않든 상관없이 걷기 기술은 오솔길 걷기에서 설명한 방법을 적용한다.

기온에 관해 설명하자면, 추우면 추울수록 호흡에 영향을 준다. 들이마시는 공기의 양이 많이 줄어들면서 산소 공급이 덜 되고 더 빨리 피로를 느낄 수 있다. 그렇기 때문에 체력 소모를 조절해야 하며, 평소보다 더 자주 휴식을 취해야 한

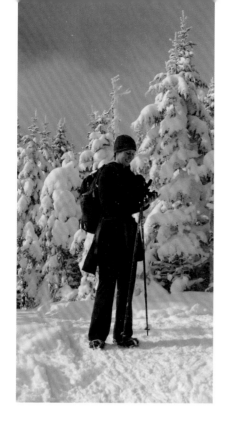

다. 복장은 체온을 유지하면서도 통풍이 잘 되는 소재의 옷을 입어야 한다. 그러므로 얇은 옷을 여러 겹 겹쳐 입을 것을 권한다. 다시 말해 따뜻한 소재의 옷(양털 소재 또는 그 외 체온을 유지할 수 있는 자연 소재의 옷)을 먼저 입고 그 위에 습기는 내보내고 온기는 간직하는 바람이 잘 통하는 옷을 입는다. 일반적으로 마지막에는 바람막이와 같은 방수 재질의 옷을 덧입는다.

등산화는 따뜻하고 잘 맞으면서도 편안하게 발을 올릴 수 있고 장애물을 피해 쉽게 발을 옮길 수 있도록 가벼워야 한다. 가능하다면 필요할 때 설피(깊은 눈에서 빠지지 않고 걷는 데 도움을 주는 설상 보행용 보조 장비-옮긴이)를 장착할 수 있는 모델이어야 한다. 설피를 착용하고 걸을 때는 평소보다 보폭을 더 크게 하고 다리를 많이 들어올려 걷도록 주의한다. 모든 장비가 그렇듯이 설피를 구입할 때도 전문가의 조언을 구한다. 왜냐하면 지면의 종류, 사용자의 특성, 사용 목적에 따라 설피의 재질, 모양, 무게, 두께가 달라지기 때문이다.

마지막으로 걷는 이들의 숨은 적인 얼음을 빼놓을 수 없다. 얼음은 염좌부터 시작해 피하일혈(큰 점 모양의 출혈-옮긴이), 골절까지 크고 작은 외상을 입힐 수 있기 때문이다. 그러므로 얼음길 산행용 아이젠을 준비할 것을 추천하는 데는 다 이유가 있다.

반려동물과 함께 걷기

반려견과 함께 공공장소에서 걷는다면 반려견의 움직임을 조정할 수 있도록 목줄을 착용하고 줄을 잘 쥐고 있어야 함을 명심하는 것이 중요하다. 주변에 사람이 없을 때는 반려견이 자유롭게 다닐 수 있도록 길이를 조절할 수 있는 목줄을 사용하기를 권한다.

여러분의 반려견도 운동해야 할 필요가 있음을 잊지 마라. 걷기를 시작하는 첫 몇 분 동안에는 여러분의 속도에 맞추어 걸으며 체온을 높인 후 반려견의 속도에 맞추면서 걷기 강도를 올린다. 여러분의 체력과 반려견의 체력 사이에서 중간 지점을 찾기가 어려울 수도 있다. 그러므로 반려견과 함께 걸을 때는 속도에 반복적으로 변화를 주면서 걸어야 한다. 여러분이 반려견보다 더 자주 숨이 가쁠 수 있다는 사실을 기억하라. 그리고 여러분과 반려견의 달리기 경주가 아님을 잊지 마라.

아기와 함께 걷기

이제 막 아기가 태어났다고 해서 밖에 나갈 수 없다거나 건강을 유지하는 방법이 없는 것은 아니다. 지난 몇 해 동안 아기용품이 엄청나게 발전했기 때문에 매장에서 다양한 종류의 아기띠(또는 아기 캐리어)와 유모차를 찾아볼 수 있다. 공공장소에도 아기 돌보기에 필요한 공간이 점점 더 늘어나고 있다. 9장에서는 아이를 출산한 어머니들을 위해 유모차를 끌면서 실행할 수 있는 걷기 프로그램을 특별히 마련했다.

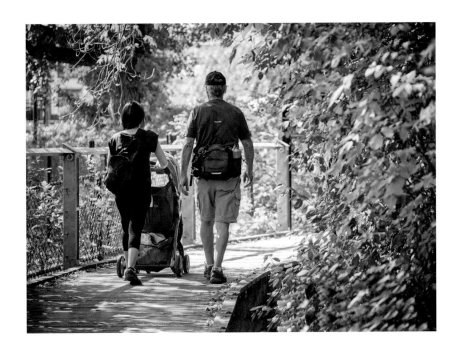

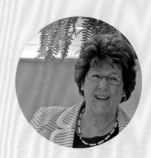

당연히 걸어야 한다

나는 하루 두 번씩 걷는다. 내가 키우는 소형견의 건강을 위해 산책하러 나가기 때문이다. 만약 반려견이 없었다면 아마 덜 걸었을지도 모른다. 진짜로 지금보다 훨씬 적게 걸었을 것 같다.

모든 운동이 그렇듯 걷기에도 채찍이 필요하다. 걷기에는 장비가 필요 없고 특별한 계획도 필요 없으므로 언제든지 나갈 수 있다고 생각하는데, 많은 경우 생각만 하다가 걸으러 나갈 시간을 놓치고 만다. 그리고 결국에는 나중에, 내일 걷자며 미룬다. 이것이 바로 내가 규칙적으로 걷기 위해서는 확고함과 끈기가 필요하다고 생각하는 이유다.

그렇다면 매일 걷기 운동이 나에게 가져다주는 육체적 혜택은 무엇일까? 나는 겨울에도 항상 햇살을 듬뿍 누린다. 공해 없는 동네를 걸으며 집 안에서 마시는 제대로 환기되지 않은 미지근한 공기 대신 활력을 주는 신선한 공기를 마신다. 또한 걷기는 나를 사색과 명상 속으로 안내하며 머리를 가볍게 해준다. 걷는 시간은 일상의 걱정을 해결할 수 있는 특별한 순간이다. 긴장을 풀고 편안한 마음과 활력을 얻고 집으로 돌아와 일상의 업무를 실행한다. 그리고 무엇보다도 이렇거나 많은 장점이 있는 운동을 내일로 미루자는 유혹을 뿌리칠 수 있었기 때문에 나는 만족감과 자랑스러움을 느끼며 집으로 돌아온다.

반려견과 함께 산책하면서 길에서 만나는 사람들과도 더 쉽게 소통할 수 있게 되었다. 사람들은 우리집 강아지를 보면 웃으면서 그들의 반려견 이야기를 꺼내거나 건물에서 반려견을 키우지 못하게 한다며 안타까운 마음을 이야기한다.

이렇게 기분을 여유롭게 풀어주고 만족감을 주는 걷기는 나에게 있어 너무나도 당연한 일상으로 자리 잡았다.

_ 브리지트 부아뱅

햇빛을 받으면 어떤 점이 좋을까?

우리가 평소 충분히 이야기하지 않는 중요한 영양소가 있다. 바로 햇빛이다. 일반적으로 태양빛을 이용한 치료를 이야기할 때 일광 요법이라는 단어를 쓴다. 요가 애호가들은 일광욕에 관한 지식을 '아타파 스나나'라고 부른다. 인간에게는 면역 시스템이나 뼈 건강과 연관된 여러 기능에 필요한 비타민D를 생산하기 위해 햇빛이 필요하다. 대체로 햇빛이 부족한 북부 유럽 거주민들은 필수 비타민 결핍을 겪기도 한다. 여기에서는 태양광선을 지혜롭게, 필요한 만큼 쬐었을 때 얻게 되는 이점들을 소개한다.

햇빛은 나쁜 박테리아를 죽인다. 햇빛을 쐬면 상처를 소독하고 치료하는 데 효과가 있다는 사실은 오래전부터 알려졌다. 그리고 여러 피부 질환(습진 등)과 피부 곰팡이 감염 치료에도 효과가 있다.

햇빛을 쬐면 콜레스테롤 수치에도 영향을 줄 수 있다고 한다. 햇빛은 혈액 속 콜레스테롤을 스테로이드 및 성 호르몬으로 변형하는 데도 일정한 역할을 하는 것으로 여겨진다. 햇빛이 부족하면 동화(同化)와 재생 호르몬에 악영향을 줄 수 있을 것으로 알려지기도 했다.

햇빛을 받으면 동맥 혈압을 낮추는 데 도움을 준다. 따라서 고혈압이 있는 사람들이라면 햇빛을 받는 것만으로도 동맥 혈압에 주목할 만한 효과를 얻을 수 있을 것이다. 햇빛은 피부에 스며들어 혈액과 혈관을 청소하는 데 도움을 주는 것으로 보인다. 한 연구는 동맥경화증을 앓는 사람들이 햇빛을 쬔 후 건강이 좋아졌음을 밝혀낸 바 있다.

또한 햇빛은 혈액의 산소 농도를 높이기도 한다. 햇빛이 조직에 산소를 공급하는 능력에 영향을 미치는 정도는 운동과 비슷한 수준일 것으로 추측된다. 그러므로 태양광선은 지구력, 체력, 근육 발달에 어느 정도 영향을 주는 것으로 보인다. 따라서 야외 운동은 더 나은 효과를 기대할 수 있을 것이다.

태양광선은 면역 시스템에도 효과가 있다. 백혈구의 한 형태인 림프구는 감염에 대항하는 신체의 방어 활동에 주요 역할을 한다. 이 림프구는 햇빛을 쬐었을 때 증가하는 것으로 나타났다.

태양광선은 우울증을 예방할 수 있다. 햇빛 부족으로 '계절성 우울증(SAD)'이라는 증상을 겪을 수 있는데 계절성 우울증은 겨울에 더 자주 나타나며, 완전한 인공조명을 사용하는 건물에서 오랜 시간 일하는 이들에게 자주 나타난다. 그런데 문제는 현대인이 갈수록 햇빛을 적게 쬘 뿐만 아니라 자외선 차단제를 사용해 햇빛의 효능을 방해한다는 것이다. 게다가 일부 자외선 차단제에 함유된 성분 중 우리 몸에 해로운 물질로는 옥시벤존(환경 호르몬, 피부암과 관련), 레티닐팔미테이트(발암 물질로 여겨짐), 옥틸메톡시신나메이트(피부 산화와 노화의 원인), 벤조페논-2(갑상샘 문제와 연관)를 들 수 있다.

그렇다면 피부를 태우지 않고 화학 제품을 사용하지 않으면서 지혜롭게 일광욕의 효능을 누리기 위한 방법을 알아보자.

첫째, 물을 많이 마신다. 수분이 부족하면 피부는 더 잘 탄다. 그러므로 신선하고 깨끗한(정수된) 물을 충분히 마시도록 한다.

둘째, 몇 시간 동안 햇빛 아래에서 피부를 그을리기보다는 천천히 피부를 햇빛에 노출하는 것이 좋다. 피부에는 볕을 견디는 방어막이 있지만 몇 주에 걸쳐 천천히 노출해야 한다. 평소 햇빛을 자주 쬐지 않았거나 민감성 피부라면 서서히 햇빛에 노출한다. 특히 아침 햇살이 더 좋다.

셋째, 술은 적게 마시도록 한다. 태양광선 중 자외선이 지닌 해독 기능으로 인해 몸속 독소를 배출해 피부 표면에서 작용이 일어나게 할 수도 있다. 술을 마시면 간에 독성이 쌓이기 때문에 만약 햇빛을 많이 쬐기로 했다면 술은 거의 마시지 않는 것이 좋다.

마지막으로 산화를 방지하는 음식을 충분히 섭취한다. 피부가 햇빛에 타는 현상은 피부 세포의 산화 때문에 발생한다. 그렇다면 우리 몸을 산화방지제로 가득 채움으로써 피부가 그을리는 현상을 조절할 수 있다. 산화를 방지하는 음식을 늘리는 가장 간단한 방법은 복분자, 산딸기, 브로콜리, 피망 등 색이 진한 과일과 채소를 충분히 섭취하는 것이다.

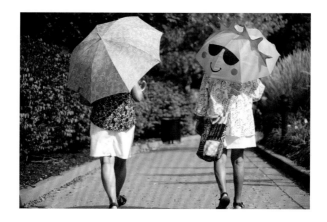

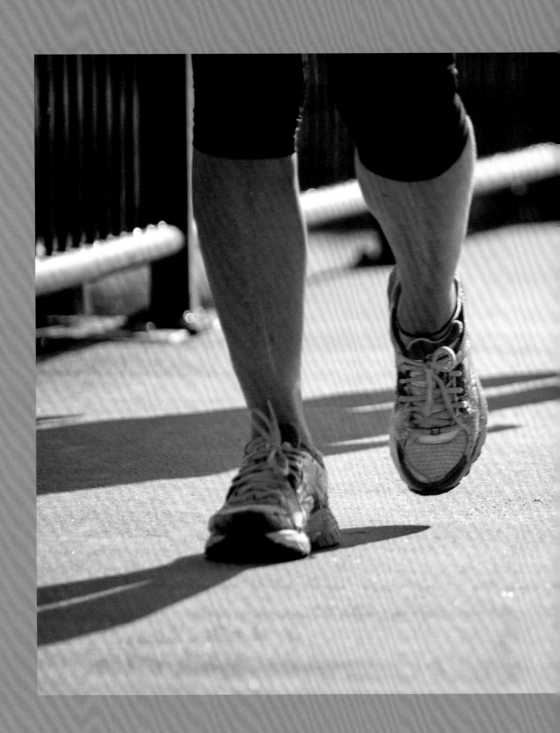

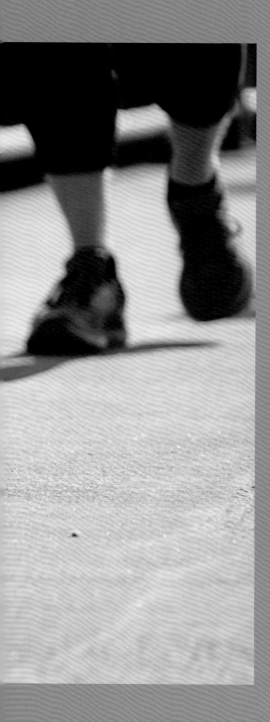

6

장비와 준비

"지혜가 당신에게 구두를 선물할 때까지 샌들을 신고 걸어라."

_ 이븐 시나

걷기에는 별다른 장비가 필요하지 않다고는 하지만 여러분이 실행하려는 걷기의 특성에 알맞은 신발을 선택하는 것은 필수다. 그리고 품질과 편안함을 먼저 고려하면서 안전하면서도 편안한 산행을 위한 장비를 점차 갖추어 나갈 수 있다. 이 장에서는 가장 많이 이용하는 장비를 다루고자 한다.

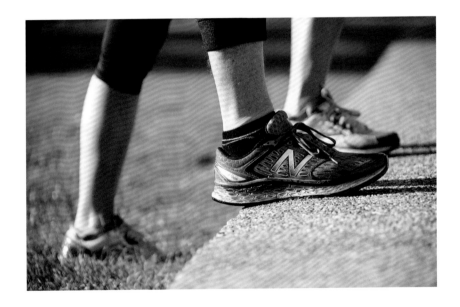

신발

걷고자 하는 지면의 종류에 따라 선택의 폭이 달라진다.

도시에서 걸을 때

도로용 러닝화를 고른다. 이 신발은 가볍고 편안하다. 흔히 신발 등이라고 부르는 신발의 윗부분은 땀을 최대한 내보내기 위해 촘촘한 구멍이 뚫린 천으로 만들고, 신발 바닥은 아스팔트 또는 콘크리트 위에서 몇 백 킬로미터를 뛰더라도 견딜 수 있도록 특별히 고안되었다. 신발 바닥은 바닥의 충격을 완충한다. 특히 여러분이 피로에 절어 몸을 움직이기조차 힘든 순간에도 관절을 보호한다.

너무 얇거나 단순한 모델을 고르지 마라. 신발이 너무 일찍 닳을 뿐만 아니라 발 보호 효과가 거의 없거나 아예 없다. 발바닥의 장심부를 지탱하는 부분이 허술해서 일찍 피로를 느끼는 원인이 될 수 있다. 이러한 조건에서 운동을 계속하면 염증이 발생하기 쉽고 외상을 입을 수 있다. 그리고 신발 모양이 단순한 것도 충격을 적게 흡수해 관절에 스트레스를 더한다. 바닥이 너무 얇은 신발을 신으면 장딴지에 무리가 가서 장딴지 또는 아킬레스건이 자주 다치게 된다. 겨울에는 방수 소재로 된 야외용 러닝화를 선택하도록 한다.

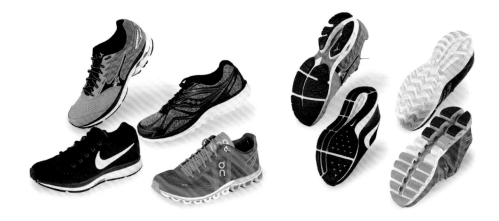

오솔길에서 걸을 때

산악달리기용 러닝화(트레일 러닝)를 선택하도록 한다. 산악달리기용 신발은 도로용 러닝화보다 튼튼하고 내구력이 있으면서도 매우 가볍고 편안하다. 신발 바닥이 더 단단해 울퉁불퉁한 지면에서 안정적으로 발을 디딜 수 있어 발목 염좌가 발생할 위험을 줄인다. 발밑 보호대를 갖추어 뾰족한 바위 또는 여러 다양한 지면 위에서 느끼는 압박감과 불편을 줄일 수 있는 모델도 나와 있다. 이런 종류의 신발들은 진흙탕, 바위, 나무뿌리, 흙길 또는 눈길을 걸을 때 발이 땅에 더 잘 접착할 수 있도록 아이젠도 갖추었다. 여름에는 바람이 잘 통하는 모델, 겨울에는 방수 소재 모델을 선택할 수 있다. 다만 산악달리기용 러닝화를 아스팔트나 콘크리트 길 위에서 신으면 눈이 덮이지 않은 이상 신발 바닥이 빨리 닳는다.

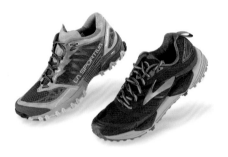
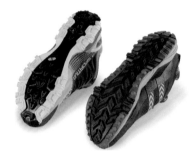

산행할 때

산행을 계획하거나 울퉁불퉁한 오솔길을 몇 시간 또는 그 이상 걸을 계획이라면 등산화를 선택하라. 특히 무거운 가방을 메고 걷는다면 등산화가 필수적이다. 등산화는 앞에서 설명한 산악달리기용 러닝화보다 튼튼하고 발을 더 잘 보호한다. 또한 발목을 감싸고 있어 발목 염좌가 일어날 위험이 거의 없다.

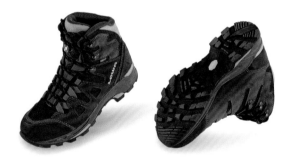

실내에서 걸을 때

충격을 어느 정도 완충할 수 있는 잘 휘고 발에 편안한 운동화를 고른다.

아이젠

겨울에는 얼음이 언 길을 자주 걷게 된다. 길 위에서 미끄러지거나 넘어지지 않

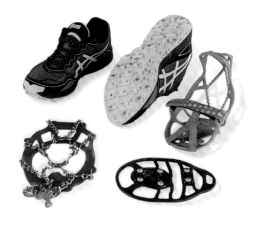

기 위해서는 빙판용 아이젠을 준비하면 좋다. 상황에 따라 사용할 수 있는 다양한 제품이 나와 있다. 크기가 작은 아이젠은 도시에서 눈이 치워진 보도블록 위를 걸을 때 가장 좋다. 이런 종류는 가볍고 착용했을 때 발바닥이 불편하지 않다. 아이젠을 신고 있다는 사실을 잊을 정도다.

크기가 더 큰 아이젠도 있다. 큰 아이젠은 스키 스쿠터를 타고 이동하거나 설피를 신고 다닐 수 있을 정도로 눈이 쌓인 지면 위에서 걷는 용도로 고안된 장비다. 이 종류는 훨씬 더 무겁고 거대하기 때문에 눈길 위에서는 쉽게 발을 끌 수 있다는 장점이 있지만 눈이 치워진 길에서 신기에는 거추장스럽다. 한편 신발에 붙였다 뗄 수 있거나 신발 위에 덧신을 수 있는 여러 다른 종류도 있다. 신발 바닥에 직접 돌려 끼울 수 있는 작은 아이젠도 나와 있다. 이 모델은 매번 붙였다 뗄 필요 없이 늘 신발에 붙여놓을 수 있어 편리하다.

설피

눈이 많은 지역에서는 다양한 종류의 설피를 매장에서 찾아볼 수 있다. 울퉁불퉁한 눈길 위에서도 신을 수 있는 나무로 만든 설피는 물론이고, 바비시 (북아메리카 인디언의 전통 가죽끈-옮긴이) 로 된 설피도 있다. 지난 몇 년 동안에는 아주 가볍고, 다루기 쉬우며 더 기발하고 완벽해진 장착 시스템을 갖춘 설피가 출시되었다. 그중에는 산악용으로, 오솔길 코스나 설피달리기용으로 개발된 제품도 있다. 선택이 다양한 만큼 북유럽 스포츠 전문가에게 조언을 구하면 유용할 것이다.

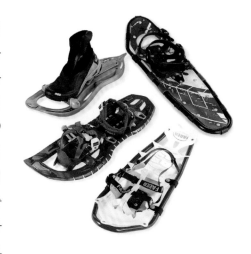

복장

복장과 관련해서 기억해야 할 중요한 규칙은 온도와 활동에 알맞게 입어야 한다는 것이다. 옷의 품질은 그리 중요하지 않다. 다만 입었을 때 너무 덥거나 너무 추우면 안 된다.

여름에는 습기를 잘 내보낼 수 있는 얇고 가벼운 천을 골라야 한다. 휴식할 때 체온을 더 빨리 식힐 수 있기 때문이다. 옅은 색을 고르고, 야구 모자와 같이 챙이 있는 모자를 써서 햇빛으로부터 머리와 얼굴을 보호하라. 겨울에는 습기를 잘 내보내고 빨리 마르는 속옷을 입어야 한다. 강도 높게 걷는다면 얇은 외투를 입고 보통 강도로 걷는다면 좀 더 따뜻한 외투를 입는다. 신체의 끝부분(손, 발, 머리)에서 체온을 빠르게 빼앗기기 때문에 이 부위를 꼼꼼히 감싸야 한다는 사실을 잊어선 안 된다. 또한 목과 입도 보호하도록 한다. 얇은 천으로 입을 감싸면 폐를 보호하는 효과가 있다. 또한 여성은 엉덩이, 남성은 생식기 부위에 바람막이 소재를 덧댄 속옷도 있다.

만약 도시에서 걷는다면 빛을 반사하는(또는 깜빡이가 달린) 옷이나 액세서리를 갖추어 멀리서도 운전자들이 여러분을 잘 볼 수 있도록 한다. 결코 안전에 소홀해서는 안 된다.

덧붙여 말하자면 움직임을 방해하지 않는 편안한 옷이 좋다. 신축성이 좋은 소재와 몸에 맞는 크기를 고른다. 만약 지난 몇 달간 몸무게에 변화가 있었다면 새 옷을 마련해야 할지도 모른다. 알맞은 옷을 고르기 위해서는 달리기 및 크로스컨트리 스키 등 지구력 운동 전문 매장, 정보와 조언을 얻을 수 있는 매장을 방문하는 게 좋다.

스포츠 브라

좋은 스포츠 브라는 손에 잘 맞는 장갑을 낀 듯 몸에 잘 맞는 것이다. 호흡을 방해하지 않으면서도 가슴둘레에 알맞아야 한다. 그리고 가슴이 위아래로 움직이지 않게 고정할 수 있고, 착용했을 때 불편함이 느껴지지 않고 아프지 않아야 한다. 마찰로 인해 피부에 자극이 생겨서도 안 된다. 몸에 알맞은 브라를 착용하면 자세를 바르게 잡는 데 도움이 된다.

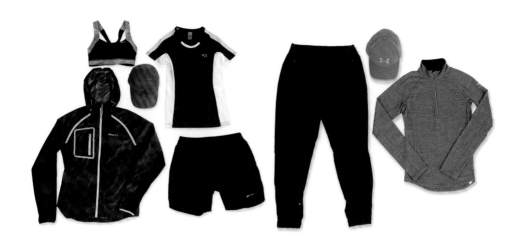

양말

많은 경우 좋은 양말을 고르는 것이 중요하다는 사실을 간과한다. 양말을 잘못
고르면 불편함을 느낄 뿐만 아니라 마치 고문을 당하듯 발이 아플 수도 있다. 질
이 좋은 스포츠 양말의 경우 착용 시 양말이 움직이지 않아 마찰을 줄여서 물집
이 생기는 원인을 제거한다. 겨울에는 메리노 양털을 40~70% 포함한 양말을 선
택하는 것이 좋다. 메리노 양털로 만든 자연 섬유는 젖었을 때 발을 따뜻하게 보
호하는 특성이 있어서 발 보온에 좋다. 또한 완전 방수가 되는 양말도 있는데 눈
이 녹는 시기나 진흙길을 걸을 때 주로 신는다.

각반

가볍고 편하다는 이유로 겨울에도 러닝화를 신고 걷기로 했다면 각반 착용으로
한결 편안하게 걸을 수 있다. 각반이 눈이 신발에 들어오는 것을 막아주어 발이
젖지 않는다. 여름에 오솔길을 걸을 때도 각반은 챙겨둘 만한 장비다. 돌, 잔가지,
침엽수 잎이 신발 속으로 들어오지 못하게 막아서 걸을 때 불편함을 방지할 수
있기 때문이다.

배낭

가지각색의 모양을 하고, 어떤 활동을 하든 그 활동에 적합하게 만들어진 배낭

이 많다. 산행할 때는 가장 가볍고, 가능한 한 자신의 몸에 잘 맞으면서도 필요한 물품을 모두 담을 수 있는 배낭을 선택하는 것이 중요하다. 도시에서 걷는 사람에게도 배낭은 장점이 많은 도구다. 걸어서 출근하는 직장인이라면 배낭을 메고 걸으므로 어깨끈이 달린 가방이나 손가방을 들 필요가 없다. 그리고 배낭에 도시락, 세면도구, 서류를 비롯해 그 외 많은 것을 담을 수 있다. 걷는 동안 장을 보려면 빈 배낭을 메고 나갔다가 장을 본 물건을 배낭에 담아서 집으로 돌아올 수도 있다. 아이와 함께 걷는 이들을 위해서는 아기 캐리어를 갖춘 다양한 모양의 배낭도 나와 있다.

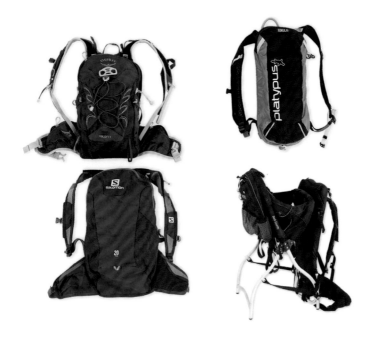

물병 허리가방

운동하는 동안 땀이 많이 나고 특히 기온이 높거나 바람이 많이 불 때는 수분이 많이 증발하므로 물을 많이 마시는 것이 중요하다. 그러므로 항상 물을 소지하는 것이 지혜로운 습관이다. 물병 허리가방을 착용하면 물병을 빠르게 잡을 수 있고 두 손을 자유롭게 움직일 수 있기 때문에 우선적으로 마련해야 할 장비다.

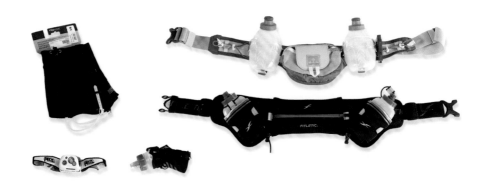

보행 스틱

보행 스틱을 사용하면 안정적으로 걸을 수 있다. 스틱은 울퉁불퉁한 길을 걸을 때 특히 유용하다. 두 발에 두 스틱을 더하면 지지점 네 개를 사용해 걸을 수 있어 앞으로 나가기가 쉽고 넘어질 위험도 적어지기 때문이다. 산지대에서도 스틱은 큰 도움을 준다. 오르막길을 오를 때 스틱을 잡은 팔로 밀면서 쉽게 앞으로 나갈 수 있기 때문이다. 선 자세에서 스틱으로 땅을 짚었을 때 팔이 90도가 되도록 스틱 길이를 잘 조절해야 한다(겨울에는 팔 자세의 각도가 10도 안팎으로 달라질 수 있다). 오르막길이 멀다면 스틱의 길이를 5cm 줄이면 조금 더 앞에서 짚고 밀 수 있다.

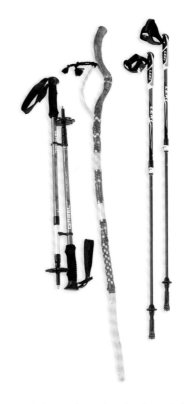

그런데 단순히 스틱 기둥을 돌려서 길이를 고정할 수 있는 제품은 덜 튼튼하므로 잠금 고리 시스템을 갖춘 모델을 선택하는 것이 좋다.

또한 스틱은 내리막길을 걸을 때도 충격을 일부 흡수할 수 있다. 스틱을 앞으로 보내면서 다리 근육과 관절이 쉴 수 있게 해야 한다. 만약 내리막길이 멀다면 스틱 길이를 5cm 정도 늘이면 된다.

도시에서도 보행 스틱을 사용해 걸을 수 있다. 이를 가리켜 '노르딕 워킹'이라고 한다. 도심 속 길에서 걸을 때 스틱이 꼭 필요하지는 않지만 스틱을 사용하면 하체와 상체를 동시에 움직이기 때문에 운동 강도를 높일 수 있다. 그리고 겨울에는 넘어질 위험도 줄일 수 있다.

꼭 필요한 물품

앞에서 소개한 장비 외에도 자외선 차단제, 모기 차단제, 응급처치용 약품, 간식(에너지가 부족할 때), 휴대전화(예상하지 못한 상황이 닥쳤을 때), 갈아입을 옷, 헤드라이트를 준비하는 것이 좋다. 필요한 물품을 담은 '가지고 나갈 준비가 된' 작은 가방을 미리 준비해두는 것이 이상적이다. 이렇게 가방을 챙겨두면 필요한 물건을 두고 나가는 일이 없고, 나갈 때마다 준비하느라 시간을 보내지 않아도 된다.

테이핑 요법용 테이프

우리는 앞에서 테이핑 요법을 간단히 다루었다. 테이핑 요법용 테이프는 피부의 두께, 무게, 탄성을 모방한 재질로 만들어졌다. 방수 재질에 공기가 잘 통하므로 테이프를 붙이고 5일까지 생활해도 피부에 자극을 주지 않는다. 테이핑 요법은 (심각하고 만성적인) 통증, 부종, 종창(신체 일부분이 염증이나 종양 등으로 인해 곪거나 부어오름-옮긴이), 염증을 완화하고 치료하는 데 효과가 있다. 또한 골절과 근육 외상을 입은 후 또는 수술 후에 받는 재활 치료에도 매우 효과가 있으며 자세 교정(일상생활 자세와 운동 자세 교정)에 매우 좋은 방법이 될 수 있다.

테이핑 요법은 세 가지 작용을 한다. 첫 번째는 피부 표면에서 혈액과 림프 순환을 활발하게 하는 소순환 작용이다. 두 번째는 구조적 작용으로 다시 말해 움직임으로써 통증을 유발할 수 있는 부위를 한 점에 고정해 움직임의 폭을 제한

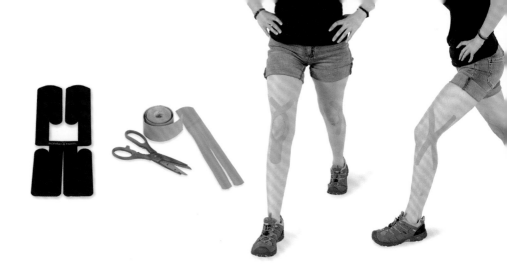

한다. 세 번째 작용으로는 신경-감각 역할이 있는데 테이핑 요법으로 통각수용기의 표면에 있는 억제 섬유를 자극하는 것이다. 쉽게 설명하자면 몸이 통증을 적게 느끼도록 하고 통증을 느끼는 정도를 조절할 수 있도록 돕는다. 테이핑 요법을 올바르게 적용하기 위해서는 필요한 교육을 이수한 전문가에게 테이핑을 받는 것이 이상적이다. 그러나 쉽고 빠르게 붙일 수 있는 모양대로 잘라놓은 테이프도 나와 있으므로 산행 중 필요할 때 큰 도움이 될 수 있다.

보행 보조기

만약 여러 상황(부상, 나이) 때문에 걸을 수 없다면 보행 보조기를 사용해야 할지도 모른다. 일시적이든 지속적으로 사용하든 실제로 유용하다. 사실 운동성과 이동 능력을 유지하기 위해서는 계속해서 움직여야 한다. 바로 보행 보조기가 필요한 이유다. 그렇지만 보조기에 완전히 의존하게 되지 않도록 주의해야 한다.

지지대를 이용해 걷기

고령자이거나 장애가 있거나 다친 후 또는 수술을 받은 후에 재활 치료를 받는 이들은 계속해서 걷고 활동을 하기 위해서 보행 보조기 사용이 필수적일 수 있다. 이런 경우 혼자서는 외출을 자제해야 한다. 그리고 보행 보조기를 구입하거나 자신의 체격에 맞게 조절하기 위해서는 반드시 전문가의 조언을 구해야 한다.

또한 걷는 동안에 문제가 생기지 않도록 이동 경로를 꼼꼼히 점검해야 한다. 쉽게 걸을 수 있는 지면을 선호하되 경사, 울퉁불퉁한 표면, 계단, 미끄럽거나 발 접착력이 좋지 않은 지면은 피해야 한다. 걷는 도중에 쉴 수 있는 장소를 미리 알아두고 쉽고 빠르게 출발 장소로 돌아올 수 있도록 걷는 거리를 제한한다. 평형을 잘 유지할 수 있는 기초(지지점)를 잘 잡아서 균형 있게 안정적으로 걸을 수 있으려면 보폭은 더 좁게 하고 발 사이는 더 넓게 벌리면서 걸어야 한다.

지팡이

아픈 다리의 반대쪽 손으로 지팡이를 짚어야 한다. 왜냐하면 지팡이를 사용하는 목적은 몸무게를 지탱하기 위한 것이 아니라 안정적으로 걷기 위한 것이기 때문이다. 또한 안정적으로 균형을 잡고 걸을 수 있도록 지팡이를 아픈 다리와 함께 앞으로 디뎌야 한다. 이때 몸무게가 지팡이에 쏠리지 않도록 주의한다. 지팡이는 보행자의 넙다리뼈 머리 높이(골반)에서 곡선을 그리며 움직인다. 다음 사진은 평지에서 지팡이를 짚고 걷는 방법을 보여준다.

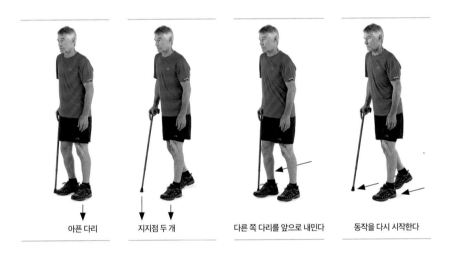

| 아픈 다리 | 지지점 두 개 | 다른 쪽 다리를 앞으로 내민다 | 동작을 다시 시작한다 |

지팡이를 짚고 계단을 오를 때는 '건강한' 다리를 먼저 올린다. 만약 계단 손잡이가 있다면 다리를 올리는 동시에 손잡이에 손을 댄다. 그다음 계단에 올린 다리와 지팡이로 바닥을 밀면서 '아픈' 다리를 같은 계단에 올린다. 만약 계단

손잡이가 있다면 손잡이에서 먼 쪽에 있는 손으로 지팡이를 잡고 다른 한 손은 손잡이를 잡아서 동시에 두 지지점을 활용하도록 한다. 다음 사진은 지팡이를 이용해 계단을 오르는 방법을 보여준다.

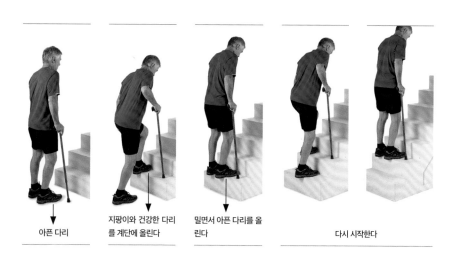

아픈 다리

지팡이와 건강한 다리를 계단에 올린다

밀면서 아픈 다리를 올린다

다시 시작한다

계단에서 내려올 때는 단순히 앞에서 설명한 과정과 반대로 하면 된다. 먼저 지팡이를 내린 후 '아픈' 다리를 내리고, 다리와 지팡이로 짚은 계단에 '건강한' 다리를 내리면서 동작을 마무리한다. 다음 사진은 지팡이를 이용해 계단에서 내려오는 방법을 보여준다.

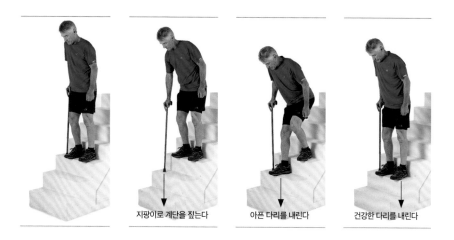

지팡이로 계단을 짚는다

아픈 다리를 내린다

건강한 다리를 내린다

보행기

보행기는 실내나 평평하고 매끈한 바닥에서 사용하는 것이 좋다. 두 손으로 보행기를 잡고 몸을 가볍게 앞으로 내밀면서 보행기 바퀴가 굴러가는 힘을 빌려서 앞으로 나간다. 보행기를 사용할 때도 작은 보폭으로 걸어야 하며, 두 팔목이 안쪽을 향하고 평행을 이루게 한다.

기타 고려해야 할 요소

만약 여러분이 규칙적으로 걷기를 결심하고 먼 거리를 걸을 계획을 한다면 활동을 잘 준비하기 위해 다음에서 언급하는 요소들을 염두에 두어야 한다.

발 감각 깨우기

너무 많은 경우 우리는 발을 소홀히 한다. 그러나 모든 신체 활동의 기반이면서 끊임없이 자극을 받는 부위가 바로 발이다. 발은 일종의 감각 감지기로 몸이 이동할 방향과 다리가 디딜 위치를 정한다. 발은 안정적으로 서고 바른 자세를 잡는 데 매우 중요한 역할을 한다. 물론 안정적으로 걸을 때도 발은 엄청나게 중요하다. 바로 여기에 우리가 강력히 발 마사지와 발 스트레칭을 하고, 발 근육을 자극하는 시간을 충분히 갖기를 권하는 이유가 있다. 발은 지면의 특성에 적응하는 능력을 지니고 있다. 이 능력 덕분에 두 발을 바닥에 단단히 딛고 원활하게 움

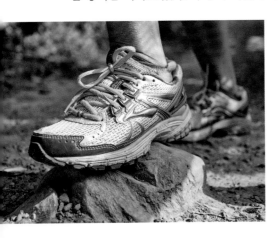

직일 수 있다. 발의 적응력을 잘 유지하면 걷기를 비롯해 그 외 걷기와 관련 있는 요소(걷기 성과, 통증, 넘어짐 등)에 직접 영향을 줄 수 있다. 본격적으로 걷기 전에 발꿈치와 발가락을 바닥에 굴리면서 걷기와 쉬기를 교대로 하는 간단한 연습을 하면 골막염과 족저근막염과 같은 만성 근육 및 골격 장애를 예방할 수 있다. 만약 신체 활동

이 거의 없는 일을 하거나 평소 바닥이 딱딱한 신발을 신는다면 공을 이용한 마사지가 매우 효과적일 수 있다. 여러분의 발이 가장 필요로 하는 것(활동, 휴식, 유연성, 안정성 등)이 무엇인지 고민하는 시간을 갖고 자신에게 맞는 일상 프로그램을 만들어보라.

수분 섭취

생명을 유지하기 위해서는 물이 꼭 필요하다. 체내 수분량이 2% 줄어들면 신체의 기능은 20%까지 떨어질 수 있다. 5%까지 줄어들면 탈수 증상(더위먹음 등)이 확연히 나타나며, 때때로 위험한 상태에까지 이를 수 있다. 적당한 수분 섭취는 특히 여름에 발생할 수 있는 증상을 예방해 생명을 지킬 수 있을 뿐만 아니라 더 나은 운동 성과도 기대할 수 있다. 물은 체내에서 냉

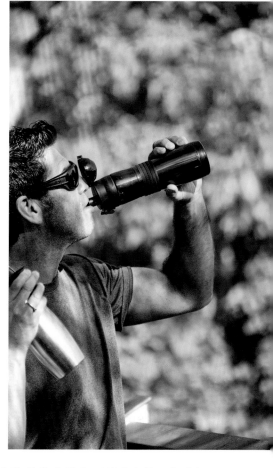

각기와 같은 작용을 한다. 운동 중에 충분한 양의 수분을 섭취하지 않으면 체온이 매우 높아져 위험한 상태에 빠질 수 있다. 또한 물은 혈액계가 효과적으로 기능할 수 있게 돕는다. 반면 탈수가 되면 혈액의 점도가 높아져 혈액을 순환시켜야 하는 심장에 무리를 준다.

물은 활동 전후에 마시는 것이 중요한데, 강도가 높은 운동을 하거나 운동을 오래 할 때 특히 더 중요하다. 물을 마시는 가장 좋은 방법은 조금씩 계속 적은 양을 마셔 몸이 붓지 않게 하는 것이다. 목이 마를 때까지 기다리지 마라. 만약 계산하기를 좋아한다면 운동 후 몸무게를 확인해 빠진 몸무게 1kg당 두 잔으로 계산하면 체내에 부족한 물의 양을 알아낼 수 있다. 더 간단한 방법은 소변 색을 확인하는 것이다. 색이 진할수록 체내에 물이 부족하다는 신호다.

음식

운동 전에 먹는 음식은 소화하기가 편해야 한다. 무엇보다도 활동 중에 일어나는 소화 활동이 신진대사를 방해해서는 안 된다. 그러므로 운동 전 과식이나 기름진 음식 섭취는 피해야 한다. 가장 좋은 식사는 지방이 적고 단백질은 적절히 포함하면서 탄수화물(당)이 어느 정도 풍부한 식사다. 또한 섬유질은 적고, 자신의 몸에 잘 맞아 흡수가 잘 되는 자연 그대로의 음식이 좋다.

식사하는 동안에는 물을 너무 많이 마시지 않도록 한다. 액체가 위액을 희석해 소화를 방해할 수 있기 때문이다. 물론 당을 저장하려면 물이 있어야 한다. 그러나 식사 중에는 수분을 함유한 음식을 먹고, 물은 식사 후에 충분히 마시는 것이 좋다. 쌀은 수분을 함유한 소화 잘 되는 음식 중 하나다.

시간에 쫓기는 사람들은 주로 아침에 일찍 일어나 출근 전 아침 식사를 하기 전에 운동한다. 공복에 운동하는 것 자체는 위험하지 않다. 그러나 몸이 어느 정도 적응해야 가능하다. 활동 전에는 물을 마시는데 특히 몇 시간 동안 공복 상태인 경우에는 물을 꼭 마셔야 한다. 어떤 이들은 물을 마시지 않아도 운동할 수 있다. 그러나 강도 높은 활동 전이라면 어떤 형태든 에너지원을 섭취할 것을 권한다. 예를 들면 전해질이나 단순 당질을 물과 섞어 자신만의 에너지 드링크를 준비할 수 있다.

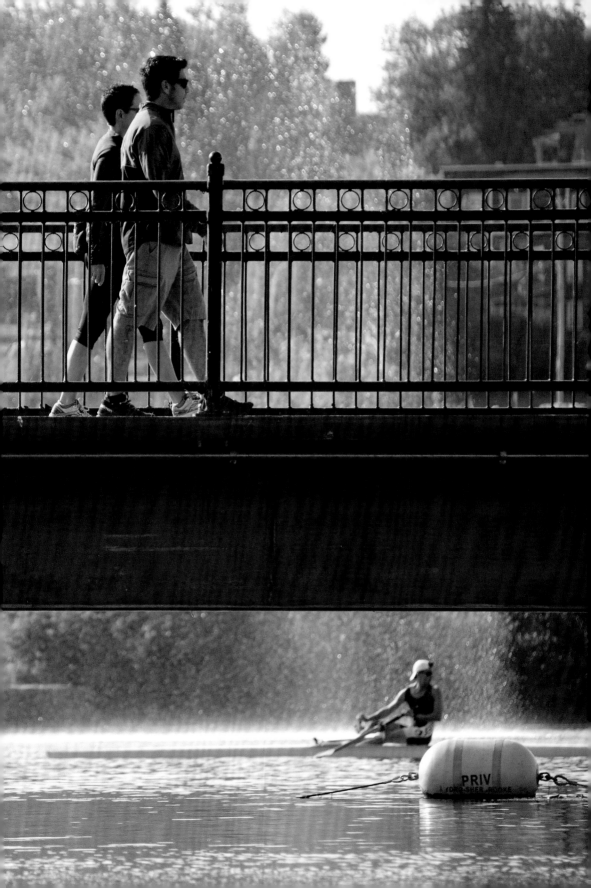

활동적인 사람도 스트레칭이 필요할까?

스트레칭은 다리가 운동역학적인 기능을 잘 수행하고, 원활하게 움직이도록 돕는 중요한 운동이다. 다리의 원활한 움직임을 유지하거나 되찾기 위해서는 매일 또는 주 1회 스트레칭을 하는 것이 유용하며, 필요하다고도 할 수 있다. 특히 주요 다리 근육(볼기근, 넙다리근, 넙다리네갈래근, 요근, 장딴지근)을 스트레칭한다. 걷기에는 골반 움직임이 핵심이다. 그리고 염좌, 근육 경련, 근육 이상과 같은 외상을 입지 않기 위한 가장 좋은 전략이 바로 스트레칭이다. 스트레칭을 잘 수행하고 지혜롭게 이용하면 관절을 감싸는 근육 긴장을 풀어주고 관절 기능을 잘 발휘하고 유지하는 데 도움이 된다.

사람들은 운동을 시작하기 전 또는 운동을 끝낸 후 가운데 언제 스트레칭을 해야 하는지 궁금해 한다. 일반적으로 모든 스포츠 활동은 몸풀기로 시작하기를 권장한다. 몸풀기의 주요 목적은 체온을 올리고(조직 유연성 높이기) 심장박동과 혈액 순환을 활발하게 하고(혈액, 영양소, 산소 공급 향상하기) 신경계가 명령을 잘 보내게 준비(효과와 성능)하는 것이다.

일반적으로 우리는 스트레칭이 그 자체로 준비 운동이라고 착각한다. 그러나 손발을 길게 뻗는 운동(또는 일반적으로 말하는 스트레칭)은 기능적인 관절 움직임을 향상시키거나 유지하기 위한 도구일 뿐이다. 말하자면 원활하게 움직이도록 하고 움직임에 제약이 없도록 하기 위해 스트레칭이 필요하다는 뜻이다. 관절 가동범위(ROM)는 여러분이 지닌 '유연성'과 연관된 현 범위를 말한다. 그러므로 ROM은 일정한 관절에 붙은 조직이 늘어날 수 있는 정도를 나타내는 것이다. 엄밀히 말하자면 스트레칭은 손발을 길게 뻗는 기지개 운동을 통해 실제로 조직을 늘일 수 있는 한계를 넘어서도록 돕는 운동이다. 그러므로 우리는 운동 전에 유연성 운동을 하는 것이 아니라 유연성(질)을 향상시키고자 스트레칭(도구)한다는 사실을 이해하는 것이 중요하다.

그러니까 스트레칭은 그 자체로 준비 운동이 아니라 단순히 수축성을 발달시키는 근력 운동처럼 조직을 늘일 수 있게 돕는 운동의 한 종류일 뿐이라는 것이다. 덧붙여서 ROM은 장기간 자극을 주고(스트레칭하고) 꾸준히 자주 반복하면 점차 향상시킬 수 있는 특성이 있다는 점도 강조해야겠다.

'수동적' 스트레칭(주로 파트너나 기구 등 외부 요소를 사용해 스스로 힘을 들여서 하지 않음-옮긴이)은 근육을 천천히 최대로 늘이고 현재 한계를 벗어나 ROM을 높이는 데 도움이 되는 운동이다. 수동적 스트레칭을 하면 몸을 잘 돌보면서 몸이 운동역학적 관점에서 잘 작동하는지 확인할 수 있다. 그러나 유연성을 많이 요구하는 운동을 한다거나 더 원활하게 몸을 움직이기 위해 도움이 필요한 경우가 아닌 이상 운동 전에 수동적 스트레칭을 할 필요는 없다. 대신 실내 운동을 끝내고 마무리 운동을 하거나 일상을 마무리(잠자리에 들기 전 등)할 때는 매우 유용하다.

여러분은 무엇보다도 운동하기 전에 상쾌하고 가벼운 몸을 느끼기를 원할 것이다. 그러므로 준비 운동을 할 때는 '능동적' 스트레칭 운동을 많이 포함해야 한다. 근육에 힘을 주기 전에 근육의 긴장을 풀면 오히려 반사 운동과 운동 성과에 나쁜 영향을 준다는 연구 결과가 있다. 사실 적합한 운동을 제때 하는 것이 무엇보다 중요하다. 능동적 스트레칭의 목적은 ROM을 높이는 데 있지 않다. 대신 전체 관절과 특정한 관절을 잘 움직일 수 있도록 하고 몸에 명령이 잘 전달되도록 해야 한다. 그러므로 유산소 운동과 함께하는 준비 운동이 몸풀기 프로그램의 중심이 되어야 한다. 8장에서 준비 운동 프로그램 예시를 찾아보라.

준비 운동을 할 때는 충분한 시간을 가지고 실행한다. 대부분의 사람이 준비 운동을 할 때 동작에 집중하지 않는다. 그리고 많은 경우 운동을 시작하기 전 몸을 잘 준비하는 데 집중하기보다는 빨리 끝내는 데 여념이 없다. 운동할 때 신경 운동(고유수용성)이 중요함을 항상 기억하라. 준비 운동을 하찮은 것으로 치부해서는 안 된다. 준비 운동을 바르게 실행하기 위해서 필요하다면 망설이지 말고 운동학 전문가와 같은 운동 전문가의 조언을 구하는 것도 좋다.

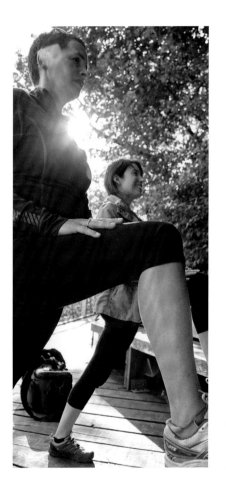

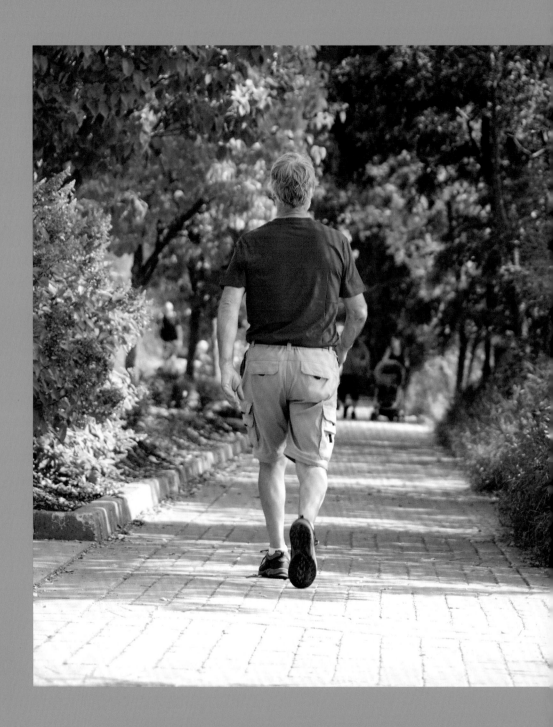

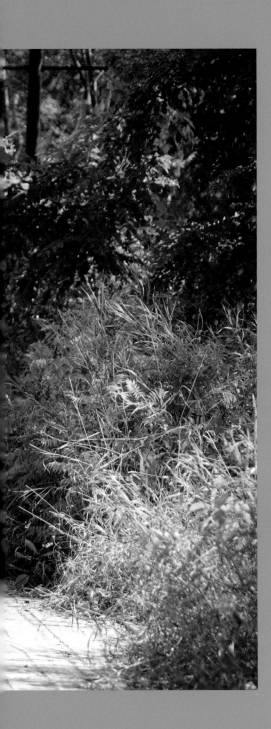

7

건강 회복하기

"당신은 마음대로 넘어질 수 있다. 그러나 명령해야 일어날 수 있다."

_ 러시아 속담

수술 후 혹은 사고를 당하거나 오랫동안 활동을 하지 않았던 사람은 단순히 서고 걷는 것도 큰 도전으로 느낄 수 있다. 평소에 그렇게 활동적이지 않은 사람도 마찬가지다. 때때로 어떤 이들은 말 그대로 걷는 법을 다시 배워야 할지도 모른다. 길고 힘든 회복 과정을 견디기 위해서는 의지만큼 끈기도 필요하다. 아울러 걷기 재활 프로그램에서 고려해야 할 여러 요소가 존재한다.

이 장에서는 집에서 할 수 있는 12개의 간단한 운동을 포함한 건강 회복 프로그램을 만나게 될 것이다. 여기에 소개하는 운동들은 여러분이 일부 어려움(바르게 서기, 한 다리로 균형 잡기, 안정적으로 서기, 골반과 무릎을 안정적으로 지탱하기)을 극복하고 건강을 회복할 수 있도록 도울 것이다. 운동의 강도가 점차 높아지는 순서대로 소개하기는 하지만 필요에 따라 일부 운동을 선택해 자신만의 일상 프로그램을 만들 수 있다.

골반과 무릎을 움직이기 어려울 때

오랫동안 활동하지 않았거나 통증을 피하기 위해 습관처럼 취하는 나쁜 자세가 굳어버리면(보호 습성) 다리 근육이 연축되어 다리를 유연하고 원활하게 움직이지 못한다. 그래서 이와 같은 문제를 지닌 사람은 완벽하게 걷지 못할 뿐만 아니라 '일부러' 하지 않는데도 무의식적으로 잘못 걷게 된다. 특정 스트레칭 운동은 관절이 원활하게 움직이게 하면서 근육이 연축(또는 수축)되는 현상을 줄인다. 한편 고유수용성 감각 운동은 직립자세를 하면서 걷는 동안에 몸의 위치를 조정할 수

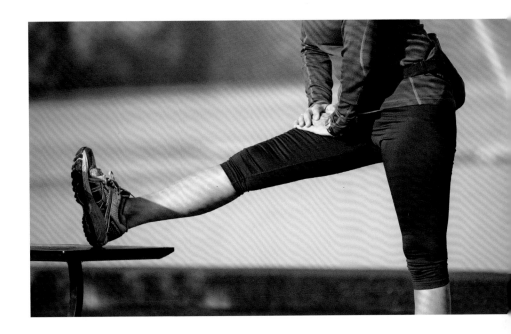

있도록 돕는다.(『당신을 치료하는 운동 1』) 비활동성, 관절강직증, 잘못된 자세는 자세에 관여하는 근육의 기능을 저하시켜 근육을 바르게 사용하기 어렵게 만드는 요인이다. 만약 특별히 나쁜 여러분의 자세가 움직이는 데 방해가 된다고 생각한다면 『당신을 치료하는 운동 2』와 같이 자세를 주요하게 다루는 책을 참고하라.

바르게 서기 어려울 때

많은 사람이 척추를 곧게 세우고 선 자세를 유지하는 데 어려움을 겪는다. 몸을 바르게 지탱하지 못하는 이유는 대부분 근육의 힘이 부족해서라기보다는 고유수용성 감각이 부족하기 때문이다. 비활동성, 관절강직증, 잘못된 자세 습관 때문에 자세에 관여하는 근육에 기능 저하가 생긴다. 특히 척추 깊숙한 근육의 기능이 저하되어 이 근육을 바르게 사용하기 어려워진다. 몸 뒤 근육을 자극하면 바르게 서고 걷는 데 특히 좋다. 바로 이 때문에 다음에 소개하는 운동들이 몸 늘이기 자세를 포함하고 있다.

한 다리로 균형 잡기 어려울 때

볼기근, 모음근, 엉덩관절 가쪽돌림근과 같은 골반 근육은 한쪽 다리로 균형을 잡는 데 중요한 역할을 한다. 원활하게 걷기 위해서는 한 다리로 균형을 잡을 수 있어야 하며 직·간접적인 방식으로 골반 근육을 훈련해야 한다. 이 장에서 소개하는 운동 중 일부는 한 다리를 움직이는 동안 다른 쪽 다리로 균형을 잡고 서 있거나(직접 훈련) 한 다리로 균형을 잡고 선 자세로 다른 쪽 다리 관절을 움직이는 동작(간접 훈련)을 지시한다.

안정적으로 서기 어려울 때

나이가 들면 당연히 감각이 둔해진다. 그러나 발이 지지점을 점점 느끼지 못하는 이유는 나이에만 있지 않다. 신발의 경우 딱딱한 깔창을 사용하거나 잘못 착용했을 때 발에 관절강직증이 생길 수 있고, 지지점을 느끼는 감각이 둔해질 수 있다. 그러면 우리는 두 발로 서기 위해 필요한 정보를 제대로 전달받을 수 없을 뿐만 아니라 발을 원활하게 움직일 수 없어 안정적으로 서고 걷는 데 어려움을 겪는다. 이러한 문제를 해결하기 위해 발의 운동성과 감각을 되살리는 운동을 소개할 것이다. 그리고 발이 지닌 운동성과 감각이라는 중요한 특성을 최대한 살리기 위해서는 맨발로 운동할 것을 권한다.

처방의 기준(반복 횟수, 자세 유지 시간)은 각자의 신체 조건에 따라 다르므로 여러분의 능력에 따라 프로그램을 조정해 실행하기를 권한다. 무엇보다도 지시문을 주의 깊게 읽고 몸이 지닌 한계를 인지하면서 올바르게 실행해야 한다. 어떤 경우에도 운동의 질을 떨어뜨려선 안 된다. 여러분이 따라야 하는 이 규칙은 간단하고 논리적이다. 만약 지금 하는 동작을 올바르게 실행하는 데 어려움을 느낀다면 즉시 동작을 멈추어라.

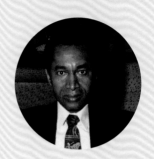

걷기는 기적이다

세상에 이제 막 나온 어린아이가 아주 이른 나이에 딛는 첫걸음마처럼 걷기는 나에게 큰 도전으로 다가왔다. 뇌졸중을 앓은 후 몸의 자율성에 작용하는 신경 활동이 제약을 받게 되어 걷는 법을 다시 배워야만 했기 때문이다.

당시 상황은 심각했다. 뇌졸중으로 뇌신경이 손상되면 때때로 심각한 장애를 갖게 되고, 흡인성 폐렴에 걸리면 심지어 죽음에 이를 수도 있었기 때문이다.

나의 경우 걷기는 뇌 가소성과 연관이 있었다. 나는 재활 치료에서 똑같은 움직임을 반복하는 훈련을 받았고, 치료 내용 중 걷기는 큰 비중을 차지했다. 재활 치료가 진행된 7년이라는 세월은 인고의 시간이었고 힘든 경험이었지만 많은 것을 얻을 수 있었던 시기이기도 하다. 나의 승리는 신경계가 신경 연결 시스템을 스스로 고치고 재생할 수 있는 능력을 보여준 예였다.

오른쪽이 반신불수가 되고 만성적 부전마비(기관의 기능이 상실되지는 않고 약화한 상태의 마비-옮긴이)를 앓고 있던 나를 보았던 사람들은 지금의 나를 다시 태어난 사람처럼 여기기도 한다. 나를 관찰하는 사람들이 나에게 장애가 있다는 사실을 더 이상 느끼지 못할 정도로 뇌졸중으로 쓰러진 이후 내 신체 조건은 많은 부분 향상되었다. 이 변화는 대부분 걷기와 운동학 전문가의 도움 덕분이다. 나는 물리 치료와 운동학이 신경성 질병에 걸린 환자들이 치료를 받을 때 우선시해야 하는 치료법이라고 확신한다.

이 경험은 나를 더 잘 알게 되는 기회가 되었다. "너 자신을 알라."라고 설파한 소크라테스를 기억한다. 죽음의 곁까지 갔던 나는 아주 작은 계기만으로도 죽음에 이를 수 있다는 사실을 깨달았다. 그러나 결코 포기해서는 안 된다는 사실도 함께 느낄 수 있었다. 우리는 견뎌야 하며, 한 번에 한 걸음씩 앞으로 나가야 한다.

_ 프랑수아 에메

01 누운 자세에서 몸 늘이기

목적 긴장을 풀고 몸을 늘이면서 몸 뒤 근육을 자극한다.

동작 • 누운 자세에서 다리를 펴고 팔은 몸 아래로 향
한다. 어깨를 뒤로 젖혀 바닥을 확실히 누른다.

• 턱을 당기고 발끝을 든다. 이때 머리끝과 발꿈
치를 양쪽으로 늘인다.

• 배는 들이민 상태를 유지한다. 그리고 어깨와
발꿈치로 바닥을 누르면서 몸을 곧게 늘인 상태
를 유지한다. 이때 등 아래가 굽거나 골반을 들
지 않도록 한다.

참고 누워서 하는 자세에 익숙해지면 벽에 기대어 서서
실행할 수 있다.

02 누운 자세에서 무릎 완전히 펴기

목적 무릎을 완전히 펴는 기능을 되찾고 유지하게 한다.

동작 • 누워서 다리를 펴고 팔은 몸 옆 아래로 향한 자
세에서 몸 늘이기 동작을 한다. 그다음 한 다리
씩 번갈아 무릎을 바닥 가까이에 붙인다.

• 항상 몸을 곧게 편 상태를 잘 유지하고, 등 아래
가 움푹 들어가지 않게 한다.

• 무릎을 바닥에 붙이며 펴기 동작을 하면서 동시
에 발목을 펴는 동작을 추가할 수 있다. 무릎 펴
기를 하는 다리의 반대편 다리는 발바닥을 바닥
에 대고 무릎을 몸 쪽으로 당기는 동작을 추가
할 수 있다.

참고 누워서 하는 자세에 익숙해지면 벽에 기대어 서서
실행할 수 있다.

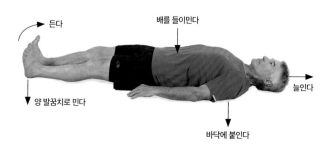

든다
배를 들이민다
양 발꿈치로 민다
늘인다
바닥에 붙인다

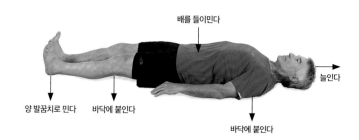

배를 들이민다
늘인다
양 발꿈치로 민다
바닥에 붙인다
바닥에 붙인다

03 누운 자세에서 팔다리 돌리기

목적 힘을 뺀 상태에서 엉덩관절돌림근을 자극하고 협동 작업을 훈련한다.

동작 • 누운 자세에서 다리를 펴고 팔은 몸 아래로 향한다. 몸 늘이기 동작을 한다.

  • 먼저 두 다리를 바깥쪽으로 돌리는 동시에 양 손바닥은 위로 향하도록 돌린다. 이때 바닥을 밀면서 최대한 멀리 돌린다.

  • 그다음 두 다리를 안쪽으로 돌리는 동시에 양 손바닥도 바닥으로 오도록 돌린다.

  • 바닥을 누른 상태를 유지하면서 할 수 있는 만큼 많이 돌린다. 동작을 반복할 때마다 자세를 멈추고 몇 초 동안 유지한다.

  • 다리를 돌리는 관절은 무릎이나 발목이 아닌 엉덩관절이다. 무릎과 발목은 들린 상태를 유지하고 있어야 한다.

참고 동작에 익숙해진 후에는 팔다리를 같은 방향으로 돌리는 동작으로 바꾸어 연속 동작에 변화를 줄 수 있다. 한쪽은 바깥쪽으로 돌리면서(다리는 바깥쪽으로 돌리고 손바닥은 위로 돌리기) 다른 쪽은 안쪽으로 돌린(다리는 안쪽으로 돌리고 손바닥은 아래로 돌리기) 후 방향을 바꾸어 동작을 반복한다.

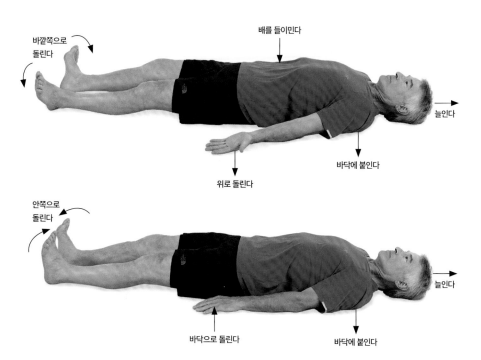

바깥쪽으로 돌린다

배를 들이민다

늘인다

바닥에 붙인다

위로 돌린다

안쪽으로 돌린다

늘인다

바닥으로 돌린다

바닥에 붙인다

04 누운 자세에서 무릎 번갈아 굽히기

목적 몸을 늘이는 동시에 엉덩관절과 무릎 굽히기 훈련을 한다.

동작 • 누운 자세에서 다리를 펴고 팔은 몸 아래로 향한다. 몸 늘이기 동작을 한다.

 • 무릎을 굽히고 발은 든 상태를 유지하면서 천천히 할 수 있는 만큼 허리까지 당긴다.

 • 무릎을 굽힌 상태를 몇 초 동안 유지한다. 다리를 천천히 바닥에 내린 후 다리를 바꾸어 실행한다.

 • 운동을 실행하는 동안 삼각 지지점(어깨, 바닥에 있는 다리의 발꿈치)을 잃지 않도록 주의한다. 그리고 다리를 바꾸기 전에 다리를 바닥에 대어 네 지지점을 만든 후 동작을 다시 시작한다.

참고 등 아래와 골반을 움직여 효과를 상쇄하지 않도록 한다.

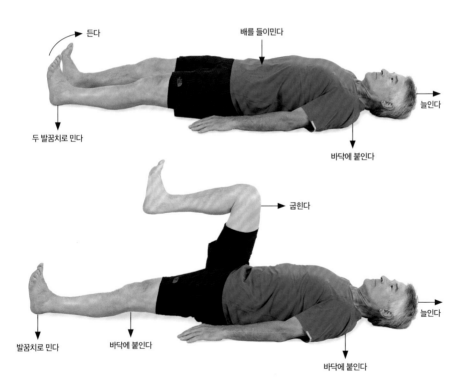

05 누운 자세에서 무릎 굽히고 번갈아 돌리기

목적 몸을 늘이면서 엉덩관절을 안정적으로 움직인다.

동작 • 누운 자세에서 다리를 펴고 팔은 몸 아래로 향한다. 몸 늘이기 동작을 한다.

　　 • 한쪽 무릎을 허리까지 천천히 당긴 후 안쪽으로 돌렸다가 바깥쪽으로 돌린다. 다리를 바닥에 내린 후 다른 쪽 다리로 연속 동작을 실행한다.

　　 • 운동을 실행하는 동안 삼각 지지점(어깨, 바닥에 있는 다리의 발꿈치)을 잃지 않도록 주의한다. 그리고 다리를 바 꾸기 전에 다리를 바닥에 놓고 네 지지점을 만든 후 동작을 다시 시작한다.

　　 • 효과를 상쇄하지 않도록 자세에 주의하며, 특히 골반의 위치에 주의한다.

참고 누워서 하는 동작에 익숙해지면 벽 앞에 서서 손으로 벽을 짚거나 짚지 않고 실행할 수 있다.

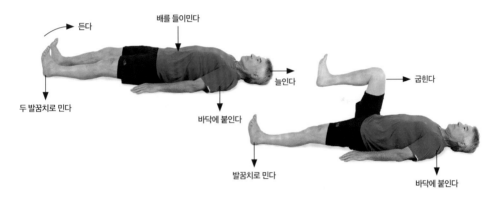

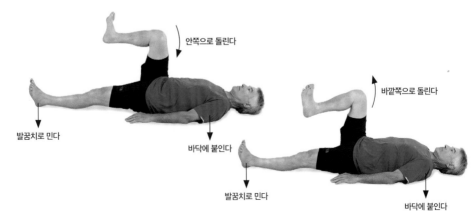

06 공을 이용한 발바닥 마사지

목적 사물을 이용해 발바닥 조직을 움직이고 자극한다.

동작 • 의자에 앉아 발바닥 아래에 단단한 공을 놓는다. 발바닥으로 공을 굴리면서 마사지한다. 이때 발바닥에 공이
닿는 부위와 발이 느끼는 압박 정도를 달리하면서 마사지한다.

  • 발바닥 아치를 집중해서 마사지하거나 발꿈치에서 엄지발가락까지 또는 발 가장자리까지 공을 굴리면서 발
  전체를 꼼꼼히 마사지한다.

참고 공의 재질과 단단한 정도, 크기에 다양한 변화를 주는 것이 좋다. 작고 단단한 공으로는 더 정확하게 깊숙한 곳
까지 마사지할 수 있다. 신축성이 있거나 말랑말랑한 큰 공으로는 발의 능숙함과 섬세함을 훈련할 수 있다.

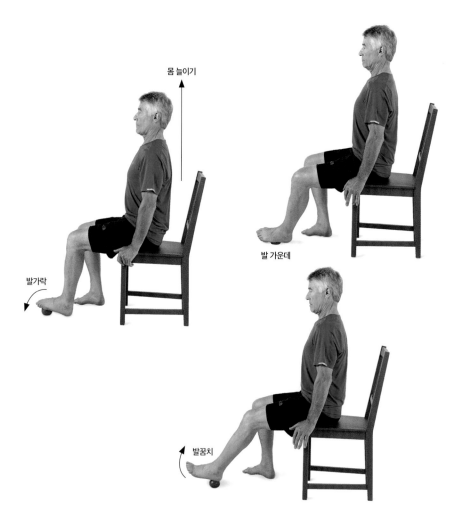

몸 늘이기

발 가운데

발가락

발꿈치

07 앉은 자세에서 발 움직이기

목적 바닥 위에서 발을 움직이면서 발바닥 조직을 단련
하고 자극한다.

동작 • 의자에 앉은 자세에서 발꿈치로 바닥을 누른다.
발꿈치부터 시작해 발 전체를 돌아가면서 발 지
지점을 바꿔가며 누른다.

　　 • 발의 움직임을 조정하는 데 집중하면서 천천히
정확하게 동작을 실행한다.

참고 처음에는 발을 바라보면서 동작을 하고 익숙해지
면 발을 보지 않고 동작을 실행한다.

08 발가락굽힘근 자극하기

목적 발바닥 아치를 지탱하고 발을 안정시키는 근육을
자극한다.

동작 • 의자에 앉는다. 의자 앞에 수건을 펼치고 그 위
에 책과 같은 무거운 물건을 올린다.

　　 • 먼저 할 수 있는 만큼 발가락을 들고 발가락 사
이를 벌린다. 발가락으로 수건을 집어서 서서히
몸 쪽으로 끌어온다.

　　 • 발꿈치나 무릎을 사용하기보다는 가능한 한 발
가락을 굽히면서 끌어오도록 노력한다.

참고 수건의 두께와 재질, 물건의 종류를 다양하게 한다.

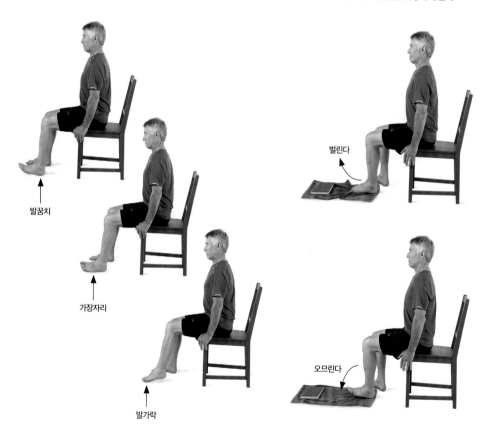

발꿈치

가장자리

발가락

벌린다

오므린다

09 의자를 잡고 서서 발의 고유수용성 감각 운동하기

목적 의자를 잡고 선 자세에서 발바닥 아치를 지탱하면서 발바닥이 몸무게를 지탱할 때 안정되게 만들어주는 근육을
자극한다.

동작 • 선 자세에서 발은 골반 너비로 벌리고 손으로 앞을 잡는다.

   • 발끝으로 몸을 가능한 한 높이 올렸다가 발꿈치로 내려오면서 발끝을 가능한 만큼 든다. 발을 바닥에 대고 안
     (중간 가장자리)과 바깥(옆 가장자리)으로 굴린다.

   • 각 자세를 1초 동안 유지한다. 무릎을 굽히거나 골반을 움직여서 효과를 상쇄하지 않도록 한다. 시간을 충분
     히 가지고 동작을 천천히 실행한다.

   • 동작을 제어하면서 반복한다. 발꿈치 아래, 발 가장자리, 중앙, 각 발가락 끝 아래에서 느껴지는 압박점을 느
     끼는 데 집중한다.

   • 두 발을 번갈아 가면서 엇갈리게 움직이는 동작을 실행할 수 있다(왼발 발꿈치를 올리는 동안 오른쪽 발은 발가락을
     올리는 등).

참고 동작에 익숙해지면 의자를 잡지 않고 두 팔을 몸 아래로 내리고 서서 같은 동작을 시도해본다.

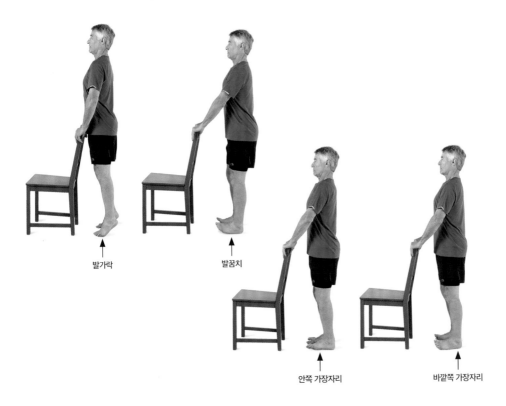

발가락   발꿈치

안쪽 가장자리   바깥쪽 가장자리

10 고유수용성 감각 걷기

목적 걸을 때 필요한 발의 고유수용성 감각과 균형 감각, 조정 능력, 고유수용성 감각을 더 많이 훈련한다.

동작 • 서서 양팔을 몸 가까이에 두고 아래로 향하게 한다. 지지점을 발꿈치, 발가락, 발 가장자리로 바꾸어 가면서
  작은 보폭으로 걷는다.
  • 동작 내내 몸 늘이기 자세를 유지하고 팔은 다리 움직임에 맞추어 가볍게 움직인다.

참고 발바닥의 지지점을 느끼기 위해 눈을 감고 동작을 실행한다.

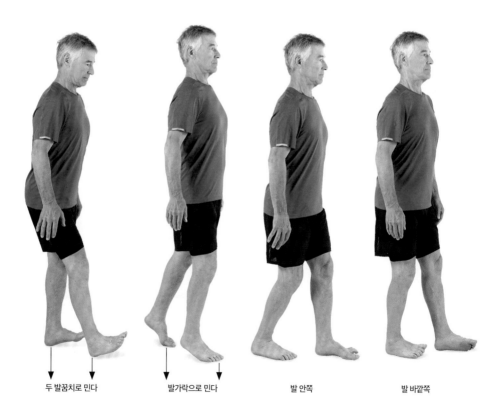

두 발꿈치로 민다 발가락으로 민다 발 안쪽 발 바깥쪽

11

수건을 이용해 다리 앞, 뒤, 옆으로 움직이기

목적 한 다리로 지탱하고 서는 능력을 키우면서 고유수용성 감각을 단련한다.

동작 • 선 자세에서 골반을 뒤로 돌리고(배를 들이밀고 엉덩이를 꽉 조이며) 접은 수건 위에 발을 딛는다.

　　• 발을 앞, 옆, 뒤로 움직인다. 이때 각 동작 후에 발은 몸 가운데로 돌아온다. 골반을 움직여서 효과를 상쇄하지
　　않도록 한다.

　　• 이번에는 발로 앞에서 뒤로 동그라미를 그린 후 가운데로 돌아온다.

　　• 발로 뒤에서 앞으로 동그라미를 그린 후 가운데로 돌아온다.

참고 한쪽 다리를 다른 쪽 다리 앞에서 뒤로 사선 방향으로 움직이는 동작을 추가하거나 책과 같이 더 무거운 물건을
이용할 수 있다.

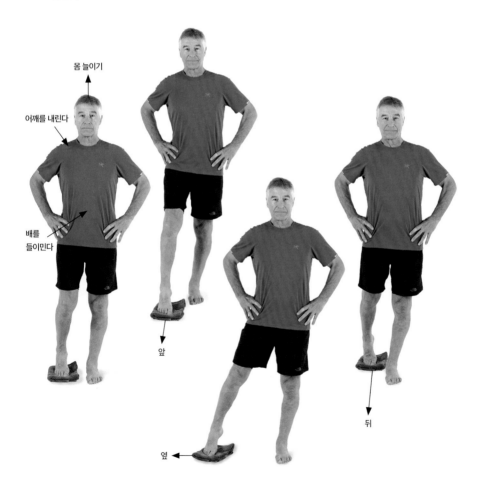

몸 늘이기

어깨를 내린다

배를
들이민다

앞

옆

뒤

12 한쪽 다리로 균형 잡고 무릎 들어올리기(발목 굽히고 펴기와 함께 실행)

목적 한 다리로 균형을 잡고 서기를 훈련한다. 동시에 엉덩관절을 움직이고 발목 감각을 자극한다.

동작 • 선 자세에서 두 팔은 몸 아래로 향한다.

• 한 다리를 천천히 들어올린다. 이때 발은 무릎 아래에 두고 지탱하는 다리로는 몸의 중심축을 유지하면서 발꿈치로 바닥을 민다(몸을 쭉 편다).

• 균형을 잃지 않으면서 가능한 한 높이 무릎을 올린다. 무릎을 올린 상태에서 발목 굽히고 펴기를 한 후 발을 내린다. 발목 굽히고 펴기는 선택 동작이므로 실행하지 않아도 좋다.

• 한 다리로 서서 균형을 유지하기가 힘들다면 무릎을 올린 자세에서 잠시 버틴 후 발을 천천히 바닥에 내린다.

• 동작을 실행하는 동안 허리를 움직여 효과를 상쇄하지 않도록 한다.

참고 무릎을 올리는 동안 느린 제자리걸음을 하듯 두 팔을 번갈아 움직이는 동작을 추가하거나 5번 운동에서처럼 엉덩관절을 좌우로 돌리는 동작을 추가할 수 있다.

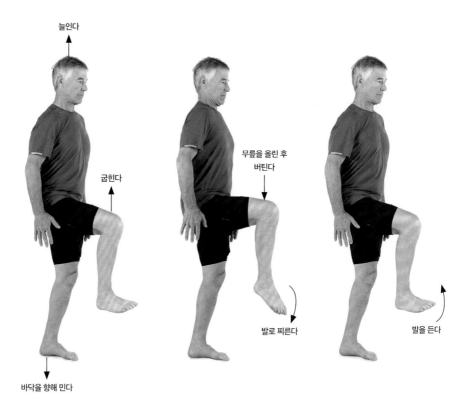

늘인다

굽힌다

바닥을 향해 민다

무릎을 올린 후 버틴다

발로 찌른다

발을 든다

어떻게 하면 근육 경련을 피할 수 있을까?

쥐가 나는 현상 또는 근육 경련은 의지와 상관없이 간헐적으로 일어나는 근육 수축 현상으로 모든 근육에서 언제든지 일어날 수 있다. 심지어 잠을 자는 동안에도 근육 경련을 겪을 수 있다. 일종의 신체 반응인 이 메커니즘은 다음과 같은 여러 원인에 의해 발생한다.

수분 부족 일시적으로 탈수가 되었거나 전해질(나트륨, 칼륨, 마그네슘, 칼슘)의 체내 비율이 낮을 때 근육 경련이 일어날 수 있다. 수분 부족의 조짐은 어지러움, 두통, 짙은 색 소변, 변비로 나타난다. 최악의 경우를 피할 수 있는 가장 좋은 방법은 평소 물병을 가까운 곳에 두고 수시로 물 마시는 습관을 들이는 것이다. 만약 걸으러 나간다면 걷기 전, 걷는 동안, 걸은 후에 마실 음료를 충분히 준비하라. 걷기 강도를 높일 예정이라면 전해질이 첨가된 음료를 준비하는 게 좋다. 다만 커피나 술과 같이 이뇨작용이 있거나 탈수 위험이 있는 음료는 주의해야 한다.

무기질 부족 무기질 부족을 예방하기 위해서는 평소 식습관을 통해 영양분을 충분히 섭취해야 한다. 과일, 특히 바나나, 호두, 색이 있는(특히 짙은 녹색) 채소들은 대부분 근육 건강 유지를 돕는 무기질을 풍부하게 함유하고 있다.

높은 기온 더운 환경에서 근무하거나 운동을 하는 경우 우리 몸은 체액을 다량으로 배출하게 되고 그로 인해 근육 경련에 더욱 취약해질 수 있다. 예방법은 아주 간단한데, 더울수록 더 많은 수분을 섭취하는 것이다. 오랫동안 더위에 노출되는 상황이 예상된다면 주기적으로 신체 온도를 낮추기 위해 시원한 장소에서 때때로 휴식을 취하는 게 좋다.

약 복용 이뇨제와 콜레스테롤 조절을 위해 사용하는 약은 체내 수분 배출을 촉진하기 때문에 이로 인한 부작용으로 근육 경련이 나타날 수 있다. 주기적으로 근육 경련을 느낀다면 의사와 상담할 것을 권한다.

혈액 순환 장애 다리가 무겁게 느껴지고 움직일 때 근육 경련을 느낀다면 혈액 순환에 문제가 있을 수 있다. 유전적 조건(가족력)을 제외한다면 움직임이 없는 근무 환경 속에서 오랫동안 가만히 있는 습관과 노화가 주원인이다. 가장 좋은 해결 방법은 관절 경직을 피하고 가능한 한 많이 걷는 것이다. 스트레칭과 마사지도 만성 근긴장을 줄여 혈액 순환을 원활히 하는 데 도움을 줄 수 있다.

그런데 이미 겪고 있는 근육 연축이 쌓여 근육 경련이 일어나는 경우가 허다하다. 근육 경련과는 달리 근육 연축은 근전도 검사에서 발견할 수 없을 정도로 미미한, 간헐적 근육 수축 상태를 말한다. 즉 근육 섬유가 단순히 '수축한' 상태를 뜻하는데, 근육 섬유가 수축하면 근육이 뻣뻣해진다. 이 만성 근긴장 때문에 몸의 한 부분이 '뻣뻣'하다고 느끼고, 유연하지 않다고 느끼는 것이다. 근육 연축은 대부분 (육체적 또는 정신적) 스트레스가 쌓이거나 특정 자세를 취하는 습관 때문에 발생한다. 신체는 환경에 적응하기 마련인데 몸이 적응하면서 유연성이 줄어들고, 그 결과 근육 경련에 더 취약해진 것이다. 마사지와 스트레칭으로 근육 섬유를 유연한 상태로 유지하는 것이 중요한데 이 둘은 예방과 치료법으로도 효과적이다.

운동 활동적인 것은 좋다. 그러나 적당히 할 줄 알아야 하고, 때로는 멈출 줄도 알아야 한다. 우선 걷기를 시작하기 전 잘 준비하는 것이 중요하다. 왜냐하면 날씨 등 주변 환경에 몸이 영향을 받을 수 있고, 익숙하지 않은 활동에 몸이 저항할 수 있기 때문이다. 많이 걷는다거나 평소와는 다른 길(예를 들어 휴가를 맞아 찾게 된 모래사장)을 걷는 것만으로도 근육 경련이 일어날 수 있다.

만약 특정 기간(휴가 등)에 걷기 시간을 늘리기로 계획했다면 이 중요한 순간이 다가오기 몇 주 전부터 준비를 시작해야 한다. 아울러 걷기 전에는 준비 운동을 충분히 한다. 몸이 보내는 신호에 귀 기울이고 이 정보를 이용해 몸이 받는 스트레스, 특히 발이 받는 스트레스를 현명하게 조절해야 한다. 피로가 쌓이다 보면 근육은 점점 더 쉽게 다치고 지치게 된다. 휴식(운동을 끝낸 직후)과 체력 회복(운동이 끝난 후 몇 주) 기간도 역시 중요하다.

근육 경련 시 대응법

보통 근육 경련은 자연적으로 사라진다. 그러나 좀 더 빨리 진정되도록 조치할 수 있다. 물론 가장 먼저 해야 하는 조치는 근육 경련의 조짐이 보이자마자 활동을 멈추는 것이다. 그리고 경련이 일어난 부위를 부드럽게 스트레칭하거나 온찜질로 근육의 긴장을 풀 수 있다. 하지만 근육을 마사지하거나 무리하게 꾹꾹 누르는 행위는 피해야 한다. 왜냐하면 몸에서 역작용이 일어날 수 있기 때문이다. 또한 수분 섭취와 근육 통증을 완화하는 약품이 회복에 도움을 줄 수 있다.

요약하자면 규칙적으로 물을 마시고 충분한 영양을 섭취하면서 평소 근육을 자주 움직이고 부드럽게 스트레칭하는 등 잘 관리한다면 다치지 않고 운동을 잘할 수 있는 준비가 된 것이다.

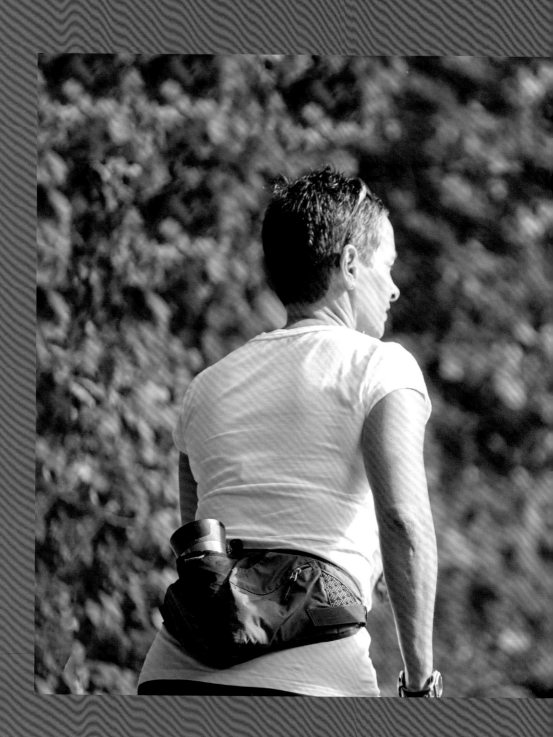

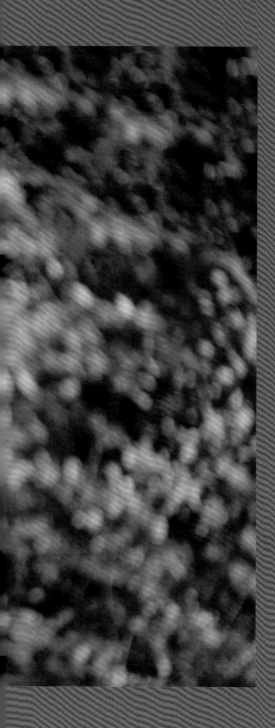

8

나만의
걷기 프로그램
만들기

"천재는 1%의 영감과 99%의 땀으로 만들어진다."

_토머스 에디슨

걷기는 최소한의 장비만 갖추면 어디서든 할 수 있는 운동이다. 그러나 만약 진지하게 걷기로 했다면 달리기를 할 때와 마찬가지로 걷기 기술, 프로그램을 어느 정도 중요하게 고민해야 한다. 여러분은 9장에서 여러 목표, 지면의 특성, 장비에 따라 고안된 운동 프로그램을 찾아볼 수 있을 것이다.

우리는 여러분이 자신만의 프로그램을 스스로 만들 수 있는 능력을 갖출 수 있기를 원했고, 프로그램의 내용과 운동의 강도를 거의 무한대로 변형해서 사용할 수 있는 혜택도 주고 싶었다. 이런 이유로 다음 페이지에서는 여러분이 원하는 대로 운동 코스를 짜는 데 유용한 연속 동작과 함께 여러 운동을 소개한다.

걷기 프로그램 제작 가이드

여러분에게 맞는 코스를 만들기 위해 따라야 할 몇 가지 사항을 설명하겠다.

먼저 여러분이 걷고자 하는 지면(환경), 실행하고자 하는 걷기 종류와 대략적인 거리(시간)를 정한다. 훈련은 세 단계(준비 운동, 근력 운동, 마무리 운동)로 구성하는데, 각 단계는 다음 장에서 소개하는 운동에서 3개까지 선택하고, 표 8.1을 참고해 연속 동작의 순서를 정한다. 여기에 소개한 운동을 걷기 코스 사이사이에 배치해 실행하면 걷기 효과를 극대화할 수 있다. 필요하다면 완벽하게 익히지 못한 운동을 걷기 전에 충분히 연습해서 실제로 운동을 할 때 온전히 실행할 수 있도록 하라.

표 8.1에서는 우리가 제안하는 걷기 프로그램의 여러 단계를 한눈에 볼 수

있다. 이 표는 그대로 따라야 하는 처방전이라기보다는 운동 코스를 짤 때 참고해야 할 지침이다. 전체 건강 회복 프로그램은 고유수용성 감각 운동, 스트레칭, 근력 운동, 유산소 운동을 모두 포함한다. 표에 명시한 숫자(운동 강도와 반복 횟수)는 꼭 따라야 하는 규칙이 아니라 논리적이고 과학적인 가이드라인에 따라 정도를 제시하는 지표다.

걷기 시간은 여러분의 상황(필요성, 체력, 제약 등)에 맞게 정할 수 있도록 제시하지 않았다. 이렇게 나름대로 각 단계를 구성하는 운동 수를 줄이고 늘리는 방식으로 전체 운동 시간과 강도를 조절할 수 있다. 또한 걷는 거리나 속도에 변화를 주면서 걷기 강도도 조절할 수 있다. 마지막으로 걷기와 근력 운동을 할 때 몸 중심에 힘을 주어야 효과가 있다는 사실을 명심하라.

이제 프로그램 속 운동을 살펴보자. 기본 프로그램은 고유수용성 감각 운동세 가지, 근육 강화 운동 세 가지, 스트레칭 세 가지를 포함해 총 아홉 가지 운동으로 구성되었다. 물론 운동에 익숙하다면 더 추가하거나 실제 체력에 맞추어 줄여도 상관없다. 다만 운동 수를 점차 늘리고 좋은 결과를 얻는 데는 운동량보다는 질이 훨씬 더 중요하다는 사실을 기억하라.

이 책이 추구하는 목표가 운동 성과를 높이기보다는 건강과 좋은 컨디션을 유지하는 것인 만큼 유산소 운동인 걷기의 강도를 측정하기 위해서 보그 지표를 사용하기를 제안한다. 이 책에서는 주관적 운동 강도(RPE, 심리학자 보그가 개발한 척도로서 활동이 얼마나 힘든지를 주관적으로 20점 단위로 표시한 것-옮긴이)를 단순화해 1단계부터 10단계까지 운동 강도를 표시한 것을 이용한다. 보그 지표를 사용하면 특별한 계산이나 기계 없이 훈련 내내 운동 강도를 측정하는 데 도움이 된다. 그리고 이런 방식으로 강도를 측정하면 자신의 체력에 맞는 기준을 정할 수 있을 뿐만 아니라 몸이 보내는 신호에 귀 기울이는 습관을 들이고, 실제 체력과 한계를 인식할 수 있다. 보그 지표는 책 말미에 부록으로 실었다.

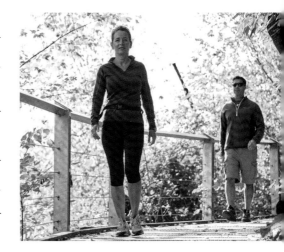

단계	활동	추천
준비 운동	가볍게 걷기	2~3 보그
	고유수용성 감각 운동 1(발목 및 발 부위)	5~15회 반복
	보통으로 걷기	3~4 보그
	고유수용성 감각 운동 2(무릎)	5~15회 반복
	보통으로 걷기	4~5 보그
	고유수용성 감각 운동 3(골반)	5~15회 반복
근력 운동	강하게 걷기	5~6 보그
	근육 강화 운동 1(양방향)	5~15회 반복
	강하게 걷기	6~7 보그
	근육 강화 운동 2(한 방향)	5~15회 반복
	강하게 걷기	7~8 보그
	근육 강화 운동 3(양방향)	5~15회 반복
마무리 운동	가볍게 걷기	1~2 보그
	스트레칭 1(선택)	30~60초
	스트레칭 2(선택)	30~60초
	스트레칭 2(선택)	30~60초

표 8.1 프로그램 구성

프로그램의 3단계와 활동

다음에서는 프로그램을 구성하는 세 단계의 목적, 걷기 강도, 운동, 추천 등을 설명한다.

준비 운동 단계

준비 운동(표 8.1에서 녹색 표시)의 목적은 운동 전 몸을 활동에 대비시키는 것이다. 특히 부상을 예방하고 신체의 여러 시스템(신경, 근육, 관절, 심혈관)을 깨우는 데 집중한다. 걷기 강도를 약함에서 중간 수준으로 서서히 끌어올리면서 강도 높은 운동을 시작할 수 있도록 준비하는 것이다. 그리고 여러분이 선택한 고유수용성 감각 운동은 몸을 의식할 수 있는 능력을 향상시키고 조정 능력과 균형 감각을 훈련하는 데 도움이 된다.

이 프로그램은 146~155쪽에서 소개하는 고유수용성 감각 운동 중 발목 및 발 부위 운동과 무릎 운동, 골반 운동을 각각 한 가지씩 선택해 실행할 것을 제안한다. 그러나 선택은 어디까지나 여러분의 재량에 달렸다. 예를 들어 발 운동을 집중적으로 하거나 팔 운동을 포함하는 프로그램을 짤 수 있다. 얻기 원하는 효과에 따라 일부 운동을 통합할 수도 있을 것이다. 만약 운동 초보자거나 한 가지 운동을 기억해서 실행하기 어렵거나 완벽하게 몸에 익지 않았다면 그 운동만 여러 번 반복할 수도 있다.

우리가 추천하는 동작의 반복 횟수는 5회에서 15회 사이다. 여기에서도 마찬가지로 체력과 목적에 따라 횟수를 조정할 수 있다. 다만 운동량보다는 운동의 질이 무엇보다 중요하다는 사실을 명심하라. 그리고 충분한 시간을 가지고 동작을 제대로 실행하도록 한다.

근력 운동 단계

근력 운동 단계(표 8.1에서 빨간색 표시)는 그 자체로 운동의 핵심이라고 말할 수 있다. 걷기 강도는 견디기 힘든 정도까지 높여가면서 걷기 중간마다 근육 강화 운동을 배치해야 한다.

이 프로그램에서는 156~165쪽에서 소개하는 운동 중 세 가지를 선택해 실행하기를 권한다. 그리고 양방향 운동(양쪽 다리를 동시에 사용함)과 한 방향 운동을 번갈아 실행하면서 동작에 다양한 변화를 줄 것을 조언한다.

이 단계에서도 추천하는 동작의 반복 횟수는 5~15회다. 그러나 원하는 강도에 따라 바꿀 수 있다. 공원 벤치, 가드레일 또는 나무 등 주변 환경을 이용해 근육 훈련을 하는 것도 좋다. 그리고 공원에는 다양한 근력 운동을 할 수 있도록 운동 기구를 점점 더 설치하는 추세다. 이 책에서 소개하는 운동은 힘들지 않은 동작이기 때문에 각 동작을 천천히 완벽하게 실행해야만 근력 훈련을 최적화할 수 있다. 여러분은 지시문에서 근력 운동을 심화하기 위해 멈춤(등척 운동. 근의 길이를 변화하지 않고 일정한 저항에 대항해 실행하는 자동 운동-옮긴이)이 자주 등장한다는 사실을 확인할 수 있을 것이다. 또한 여러분이 들어올리기와 내리기 동작을 잘 제어하면서 실행하면 할수록 운동의 효과가 더 잘 나타날 것이다. 마지막으로 몸의 각 부위가 자리하는 위치에 특히 신경 써야 한다.

마무리 운동 단계

마무리 운동 단계(표 8.1에서 주황색 표시)의 목적은 운동을 마무리하면서 서서히 체력을 회복하는 데 있다. 근력 운동을 끝낸 후에는 걷기 강도를 확실히 줄이면서 숨 고르기를 한다. 이 단계를 실행하는 시간은 크게 달라질 수 있다. 그러나 심장박동 수가 안정적으로 돌아올 때까지 걷기를 권한다. 심장박동이 안정되면 여러분은 이제 스트레칭 운동을 할 수 있다.

이 프로그램에서는 166~171쪽에서 소개하는 스트레칭 운동 중에서 세 가지를 골라 실행하기를 추천한다. 준비 운동과 마찬가지로 발목 운동, 무릎 운동, 허리 운동을 각각 한 가지씩 선택해 실행하면서 다리 전체를 움직이도록 하라. 이 책에서 소개하는 운동은 걷기와 관련된 주요 근육을 집중적으로 사용하는데, 특히 다리에 집중한다. 그러나 여러분이 원한다면 팔 스트레칭도 추가할 수 있다. 운동은 대부분 서서 실행하는 것들인데 여러 다양한 장소에서 할 수 있는 운동을 소개하고 있다. 만약 앉거나 바닥에 누울 수 있는 공간에서 운동을 한다면 그 외 다른 스트레칭도 추가할 수 있다.

스트레칭 동작은 30초에서 60초 동안 유지하기를 추천한다. 그러나 여러분이 필요하다고 생각할 경우 자세를 더 오래 유지해도 무방하다. 스트레칭 운동에는 몸 늘이기 자세를 접목해서 실행하도록 하라. 몸 축을 중심으로 몸을 늘이는 스트레칭은 바른 자세를 잡을 수 있도록 도울 뿐만 아니라 스트레칭 효과도 높여준다.

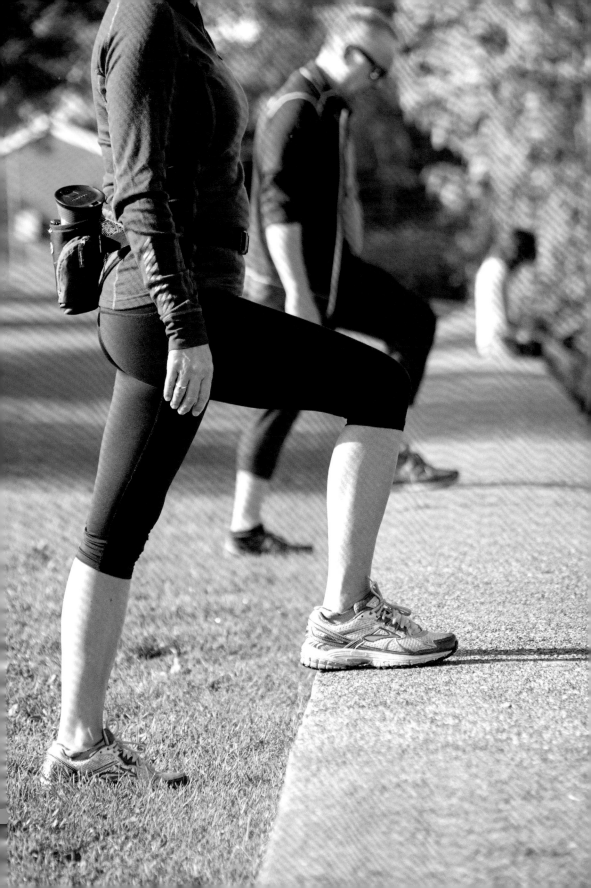

01 고유수용성 감각 걷기(발)

준비

목적 발목의 감각을 깨우고 고유수용성 감각과 균형 감각을 단련한다.

동작 • 발꿈치, 발끝, 발 안쪽 가장자리, 바깥쪽 가장자리로 지지점을 번갈아 바꾸면서 천천히 걷는다. 이때 움직임을 잘 조정한다.

• 동작의 특성상 몸을 뒤뚱거리게 되더라도 균형을 잡고 발목과 발을 안정적으로 딛는 데 집중한다.

• 동작 내내 몸 늘이기 자세를 유지하는지 확인한다.

참고 무릎이나 골반을 사용해 움직이지 않도록 한다. 발목과 발을 훈련하는 데 집중한다.

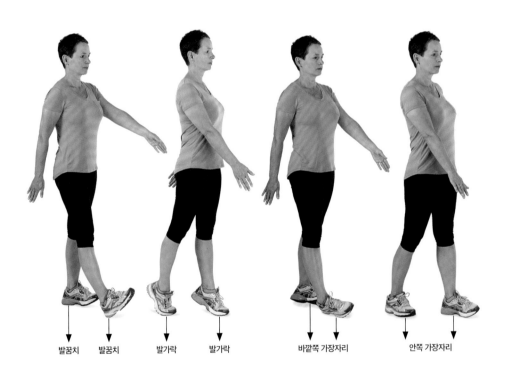

발꿈치　　발꿈치　　　발가락　　　발가락　　　　바깥쪽 가장자리　　　　안쪽 가장자리

02 발목 굽히기/펴기(발)

준비

목적 균형 감각을 훈련하고 발의 폄근과 굽힘근을 자극한다.

동작 • 양발을 골반 너비로 벌린다. 먼저 발을 들면서 몸무게가 뒤로 살짝 쏠리게 만들면서 균형을 잃는다.

• 1초 동안 발꿈치에 무게를 실은 자세로 중심을 잡고 선다. 그리고 발을 굴러 몸무게를 앞으로 보낸 후 이번에는 발끝으로 선 자세에서 중심을 잡고 선다.

• 발끝으로 선 자세로 잠시 버텼다가 제자리로 돌아온다.

• 몸이 흔들리더라도 발목 및 발 부위를 안정적인 자세로 유지하고 균형을 잡는 데 집중한다.

• 동작 내내 몸 늘이기 자세를 잘 유지하는지 확인한다. 다섯 발가락으로 바닥을 잘 밀도록 한다.

참고 무릎이 젖혀지는 것을 '방해'하지 않도록 한다.

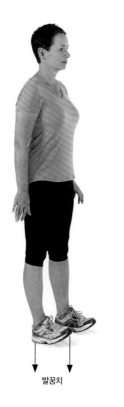

발꿈치

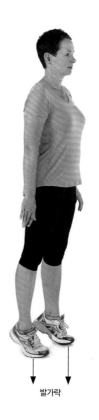

발가락

03 발 들고 발꿈치/엉덩이 운동(발과 무릎)

준비

목적 협동 능력을 훈련하고 엉덩관절굽힘근(허리근과 엉덩근)과 무릎폄근(넙다리네갈래근)을 활기차게 스트레칭한다.

동작 • 발꿈치를 엉덩이 쪽으로 들면서 빠른 걸음으로 걷는다. 이때 다리를 움직이면서 팔을 함께 움직인다(손가락은 거의 붙인 상태로 유지하고 팔꿈치를 굽힌다).

• 동작 내내 몸 늘이기 자세를 유지하고 골반이나 배를 앞으로 내밀지 않도록 한다.

• 다리를 뒤로 들 때 골반이 흔들리지 않도록 엉덩이를 꽉 조이고 배는 들이민다. 동작을 실행하는 동안 발은 든 상태를 유지한다.

• 무릎이 몸 뒤로 밀리지 않도록 주의한다. 무릎이 골반 아래 혹은 약간 앞에 오게 한다.

• 동작을 제어하면서 가능한 한 부드럽게 양쪽 다리를 번갈아 가면서 실행한다.

참고 발을 모아 찌르는 자세로 실행하면 다리 앞 근육을 더 많이 당길 수 있다.

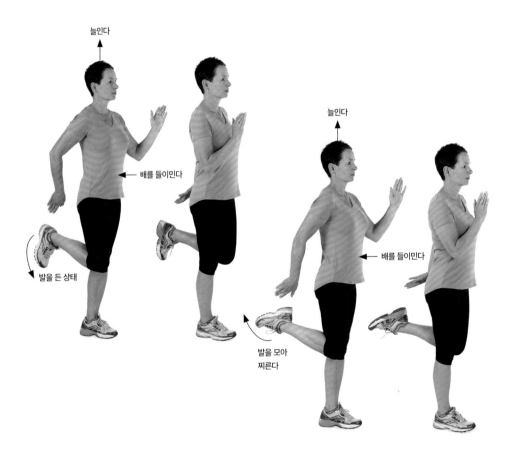

늘인다

배를 들이민다

발을 든 상태

늘인다

배를 들이민다

발을 모아 찌른다

고유수용성 감각 운동

04 다리 펴고 앞뒤로 흔들기

준비

목적 고유수용성 감각과 한 다리로 서서 균형 잡기를 훈련하고 엉덩관절굽힘근과 폄근을 자극한다.

동작
- 두 손으로 골반을 짚는다. 움직임을 제어하면서 다리를 앞에서 뒤로 흔든다.
- 다리를 앞으로 올릴 때는 골반을 앞으로 돌리고 엉덩이를 뒤로 내밀어 뒤 근육을 당긴다.
- 다리를 뒤로 올릴 때는 골반을 뒤로 돌리고 엉덩이를 짝 조여 앞 근육을 당긴다.
- 동작을 실행하는 동안 손을 이용해 골반 자세를 바로잡는다.
- 양쪽 다리를 번갈아 실행한다.

참고 동작을 실행하는 내내 몸 늘이기 자세를 유지하고 발은 든 상태로 다리를 흔든다.

05 다리 펴고 옆으로 흔들기(골반)

준비

목적 고유수용성 감각과 한 다리로 서서 균형 잡기를 훈련하고 엉덩관절의 모음근과 벌림근을 자극한다.

동작
- 두 손으로 골반을 짚는다. 움직임을 제어하면서 다리를 안쪽에서 바깥쪽으로 흔든다.
- 엉덩이를 꽉 조인다. 동작을 실행하는 동안 손으로 골반을 잡아서 뒤로 돌아간 골반이 흔들리지 않도록 한다.
- 동작을 실행하는 내내 몸 늘이기 자세를 유지하고 발은 든 상태를 유지하면서 다리를 움직인다.
- 양쪽 다리를 번갈아 실행한다.

참고 불필요하게 동작을 크게 하지 말고 가능한 한 다리를 흔들 때 골반이 기울지 않도록 한다.

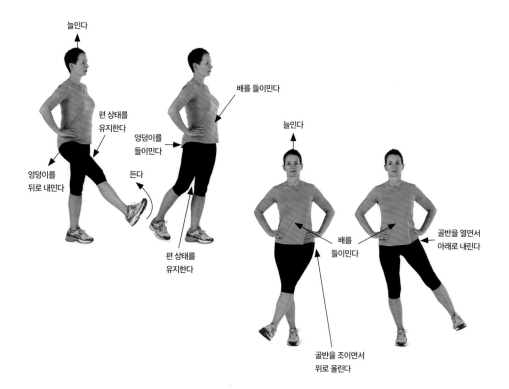

늘인다

편 상태를 유지한다

엉덩이를 들이민다

든다

엉덩이를 뒤로 내민다

배를 들이민다

엉덩이를 들이민다

편 상태를 유지한다

늘인다

배를 들이민다

골반을 열면서 아래로 내린다

골반을 조이면서 위로 올린다

06 발끝으로 앞/옆/뒤 찌르기
(발과 골반)

앞/뒤 사선으로 흔들기

준비

07 앞/뒤 사선으로 흔들기
(발과 골반)

준비

목적 한 다리로 서서 균형 잡기, 엉덩관절 및 발목의 고
유수용성 감각을 단련한다.

동작 • 두 손으로 골반을 짚는다. 먼저 한 발로 앞을 찌
른 후 앞에서 뒤로 몸 주위에 큰 원을 그린 후
제자리로 돌아온다. 다리를 바꾸어 같은 동작을
반복한다.

• 엉덩이를 꽉 조인다. 동작을 실행하는 동안 손
을 이용해서 뒤로 돌아간 골반이 흔들리지 않도
록 한다.

• 다리를 움직이는 동안 무릎은 편 상태를 유지하
도록 한다.

참고 동작을 실행하는 내내 몸 늘이기 자세를 유지한다.

목적 한 다리로 서서 균형 잡기, 엉덩관절 및 발목의 고
유수용성 감각을 단련한다.

동작 • 팔을 몸 아래로 향하게 한다. 먼저 한 발을 사선
앞으로 내밀었다 뒤로 흔든 후 제자리로 돌아온
다. 발을 바꾸어 같은 동작을 반복한다.

• 엉덩이를 꽉 조인다. 동작을 실행하는 동안 손
을 이용해서 뒤로 돌아간 골반이 흔들리지 않도
록 한다.

• 가능한 한 무릎은 펴고, 다리를 움직이는 동안
발은 든 상태를 유지한다.

참고 동작을 실행하는 내내 몸 늘이기 자세를 유지한다.

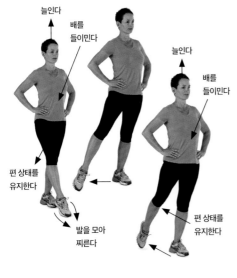

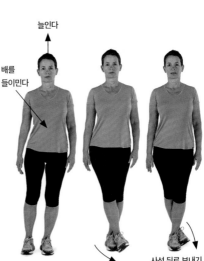

08 팔 흔들면서 무릎 들기(무릎과 골반)

준비

목적 한 다리로 서서 균형 잡기, 왼쪽/오른쪽 부위를 따로따로 움직이는 훈련을 한다.

동작 • 무릎을 허리 높이까지 들면서 걷는다. 이때 다리 반대편 팔과 함께 움직인다(손은 벌리고 팔꿈치는 굽힌다).

• 무릎을 든 자세에서 1초 동안 멈추었다가 다시 내린다. 동작을 실행하는 동안 발은 든 상태를 유지한다.

• 동작을 실행하는 내내 몸 늘이기 자세를 유지한다.

• 양쪽을 번갈아 실행한다. 이때 동작을 제어하면서 가능한 한 가장 원활한 동작이 되게 한다.

참고 무릎을 올리는 동안 골반이 흔들려 효과가 상쇄되지 않도록 주의한다. 바닥을 디딘 다리와 척추를 곧게 세운 상태를 유지하고, 발꿈치와 머리를 양 끝으로 당긴다(몸 축을 중심으로 늘이기).

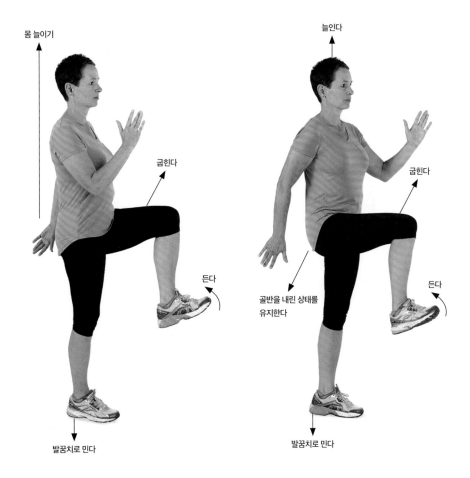

몸 늘이기

굽힌다

든다

발꿈치로 민다

늘인다

굽힌다

골반을 내린 상태를
유지한다

든다

발꿈치로 민다

09 무릎 들고 다리 펴기(무릎과 골반)

─── 준비

목적 조정 능력 및 한 다리로 서서 균형 잡기를 훈련하고, 뒷다리 근육(넓적다리 뒤 근육과 장딴지근)을 활기차게 스트레칭한다.

동작 • 동작을 제어하면서 무릎을 허리 높이까지 들면서 걷는다. 이때 다리와 반대편 팔을 함께 움직인다(손은 벌리고 팔꿈치는 굽힌다).

• 무릎이 허리 높이까지 올라오면 발을 든 상태를 유지하면서 천천히 다리를 앞으로 편다.

• 다리를 편 자세로 1초 동안 멈춘 후 천천히 발을 바닥에 내려놓는다.

• 바닥을 디딘 다리와 척추를 곧게 세운 상태를 유지하고(발꿈치와 머리를 양 끝으로 당긴다) 지탱하는 다리는 흔들리지 않도록 한다(바닥에 굳건하게 선다).

• 양쪽을 번갈아 실행한다. 이때 동작은 제어하면서 가능한 한 가장 원활한 움직임이 되게 한다.

참고 다리를 펼 때 몸통이나 골반이 흔들려서 효과를 상쇄하지 않도록 한다. 천천히 동작을 실행하고 힘닿는 데까지 한다.

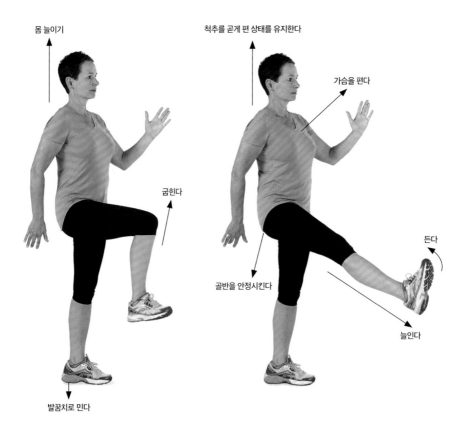

몸 늘이기

척추를 곧게 편 상태를 유지한다

가슴을 편다

굽힌다

든다

골반을 안정시킨다

늘인다

발꿈치로 민다

고유수용성 감각 운동

10 무릎 들고 엉덩관절 펴기(무릎과 골반)

준비

목적 조정 능력 및 한 다리로 서서 균형 잡기를 훈련하고 엉덩관절폄근(큰볼기근과 넓적다리 뒤 근육)을 자극한다.

동작 • 동작을 제어하면서 무릎을 허리 높이까지 들면서 걷는다. 이때 다리와 반대편 팔을 함께 움직인다(손은 벌리고 팔꿈치는 굽힌다).

• 무릎이 허리 높이까지 올라오면 다리를 약간 몸 뒤로 보내면서 엉덩관절을 완전히 편다.

• 동작을 실행하는 동안 몸 늘이기 자세와 발을 들고 있는 상태를 유지한다.

• 양쪽으로 번갈아 가면서 실행한다. 이때 동작은 제어하면서 가능한 한 가장 원활한 움직임이 되게 한다.

참고 골반이나 배가 앞으로 나가지 않도록 주의한다. 다리를 뒤로 보낼 때 엉덩이를 꽉 조이고 배를 들이밀어 골반이 흔들리지 않도록 한다.

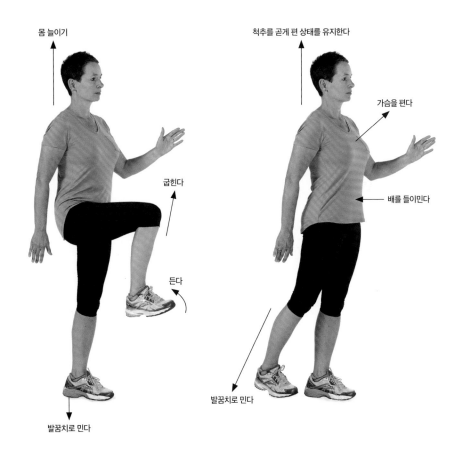

몸 늘이기

척추를 곧게 편 상태를 유지한다

굽힌다

가슴을 편다

든다

배를 들이민다

발꿈치로 민다

발꿈치로 민다

11 무릎 들고 엉덩관절 돌리기(무릎과 골반)

준비

목적 조정 능력 및 한 다리로 서서 균형 잡기를 훈련하고, 엉덩관절돌림근을 자극한다.

동작 • 동작을 제어하면서 무릎을 허리 높이까지 들면서 걷는다. 이때 다리와 반대편 팔을 함께 움직인다(손은 벌리고 팔꿈치는 굽힌다).

　　　　• 무릎이 허리 높이까지 올라오면 1초 동안 멈추었다가 엉덩관절을 밖으로 돌린 후 안으로 돌렸다가 가운데로 온다. 발을 바닥에 놓는다.

　　　　• 양쪽으로 번갈아 가면서 실행한다. 이때 동작은 제어하면서 가능한 한 가장 원활한 움직임이 되게 한다.

　　　　• 엉덩관절을 돌리는 동안 무릎은 가능한 한 자기 위치에 있도록 한다.

참고 엉덩관절을 돌릴 때 골반이 흔들려 효과를 상쇄하지 않도록 한다. 시간을 충분히 갖고 동작을 실행한다. 그리고 엉덩관절을 많이 돌리려고 하기보다는 균형을 잡고 정확한 동작을 하는 데 더욱 집중한다.

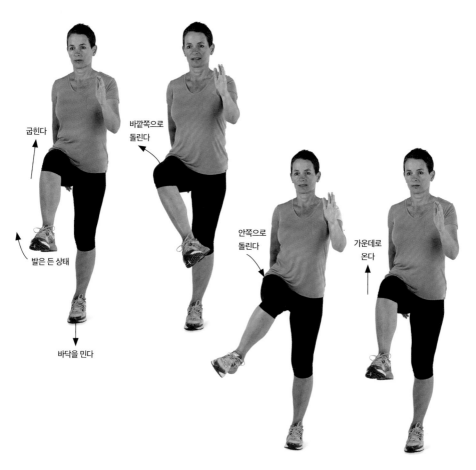

굽힌다

발은 든 상태

바닥을 민다

바깥쪽으로 돌린다

안쪽으로 돌린다

가운데로 온다

12 무릎 들고 발목 펴기(발, 무릎, 엉덩관절)

준비

목적 조정 능력 및 한 다리로 서서 균형 잡기를 훈련하고, 발목의 굽힘근과 폄근을 자극한다.

동작 • 동작을 제어하면서 무릎을 허리 높이까지 들면서 걷는다. 이때 다리와 반대편 팔을 함께 움직인다(손은 벌리고 팔꿈치는 굽힌다).

• 무릎이 허리 높이까지 올라오면 1초 동안 멈추었다가 발목을 든 상태에서 발목을 아래로 폈다가 위로 구부린다.

• 연속해 바닥을 딛고 있는 다리의 발목을 폈다가 발꿈치를 바닥에 딛는다. 다른 발도 바닥에 내린다.

• 양쪽으로 번갈아 가면서 실행한다. 이때 동작은 제어하면서 가능한 한 가장 원활한 움직임이 되게 한다.

참고 동작을 실행하는 내내 몸 늘이기 자세를 유지한다. 다섯 발가락으로 바닥을 잘 민다.

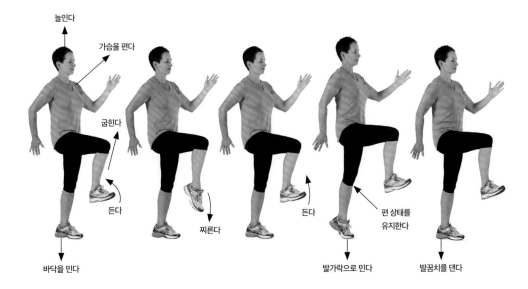

근육 강화 운동

01 두 손으로 허리 짚고 다리 내딛기(한 방향)

근력

목적 두 손으로 골반을 안정되게 잡고 균형 감각 및 한 방향으로 다리 지탱하기를 훈련한다.

동작 • 두 손으로 골반을 짚어 골반이 흔들리지 않도록 한다. 엉덩이는 꽉 조이고 배를 들이민다.

• 한 발을 앞으로 내딛는다. 앞다리 발꿈치에 천천히 몸무게를 실으면서 뒤에 있는 다리의 발꿈치를 든다.

• 무릎은 골반 아래에 둔다. 골반이나 배가 흔들리기 전에 동작을 멈춘다.

• 이 자세를 1초 동안 유지한다. 앞다리 발꿈치를 밀어 몸 전체를 일으키고 제자리로 와서 두 발을 모은다.

• 같은 동작을 다리를 바꾸어 반복한다. 발로 바닥을 잘 딛는다. 균형을 잘 잡고 무릎이 바른 위치에 오도록 한다.

• 가능한 한 뒤에 있는 무릎은 골반 아래에 두고, 앞에 있는 무릎은 발 위에 둔 상태를 유지한다.

• 몸무게가 앞으로 쏠리지 않고, 등 아래가 굽거나 배가 나오지 않도록 주의한다. 동작을 실행하는 내내 척추를 곧게 세운다.

참고 두 팔로 뒤통수를 짚고 동작을 할 수 있다.

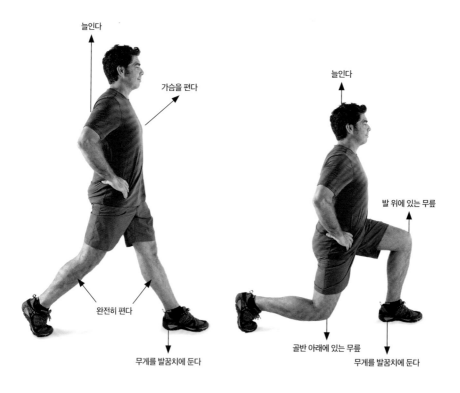

늘인다

가슴을 편다

완전히 편다

무게를 발꿈치에 둔다

늘인다

발 위에 있는 무릎

골반 아래에 있는 무릎

무게를 발꿈치에 둔다

02 앞뒤로 다리 내딛기(한 방향)

근력

목적 균형을 잘 잡고 다리를 한 방향으로 안정되게 움직일 수 있도록 훈련한다.

동작 • 두 팔을 펴고 몸 아래로 향하게 한다.

• 먼저 한 발을 앞으로 내디딘다. 이때 팔꿈치를 굽히면서 함께 움직인다.

• 내딛은 다리의 발꿈치로 몸무게를 천천히 보내면서 뒤에 있는 다리의 발꿈치를 든다.

• 무릎은 엉덩관절 아래 오게 한다. 골반이나 배가 흔들리기 전에 동작을 멈춘다.

• 이 자세로 1초 동안 멈춘다. 내딛은 다리의 발꿈치를 힘차게 밀면서 몸을 일으킨다.

• 제 자세로 돌아온 후 연속해서 같은 다리를 몸 뒤로 보내면서 앉는다.

• 척추를 곧게 세운 상태를 항상 유지한다. 균형을 잘 잡고 무릎이 올바른 위치에 오는지 확인한다.

• 가능한 한 뒤에 있는 다리의 무릎은 골반 아래에, 앞에 내딛은 다리의 무릎은 발 위에 오게 하고 이 자세를 유지한다.

참고 몸을 지탱하는 다리의 무릎에 몸무게가 쏠리지 않도록 주의한다. 그리고 다리를 뒤로 너무 멀리 벌리지 않는다.

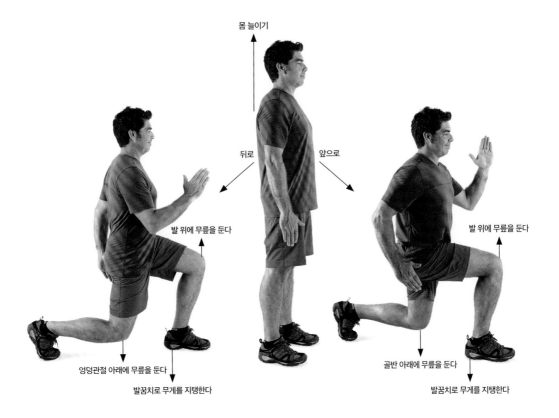

몸 늘이기

뒤로   앞으로

발 위에 무릎을 둔다

발 위에 무릎을 둔다

엉덩관절 아래에 무릎을 둔다

발꿈치로 무게를 지탱한다

골반 아래에 무릎을 둔다

발꿈치로 무게를 지탱한다

근육 강화 운동

03 다리 내밀고 발목 접기/펴기

근력

목적 균형 감각과 함께 다리를 한 방향으로 안정되게 움직일 수 있도록 단련하고, 발목 및 발 부위의 고유수용성 감각을 향상시킨다.

동작 • 두 손으로 골반을 짚어 골반이 흔들리지 않도록 한다. 엉덩이를 꽉 조이고 배는 들이민다.
- 먼저 한 발을 앞으로 내디딘다. 내디딘 다리의 발꿈치로 몸무게를 천천히 보내면서 뒤에 있는 다리의 발꿈치를 들면서 몸을 내린다.
- 무릎은 엉덩관절 아래에 둔다. 골반이나 배가 흔들리기 전에 동작을 멈춘다.
- 이 자세를 1초 동안 유지한다. 그리고 연속해 앞다리 발목을 펴면서 몸을 수직으로 들어올린다.
- 발목을 편 상태로 1초 동안 자세를 유지한다. 몸무게를 뒤로 옮기면서 발꿈치를 땅에 대고 내디딘 다리의 발을 올린다.
- 제자리로 돌아온다. 다리를 바꾸어 연속 동작을 반복한다.

참고 동작을 실행하는 동안 뒤로 돌아간 골반 자세를 유지하고 척추를 곧게 세운다.

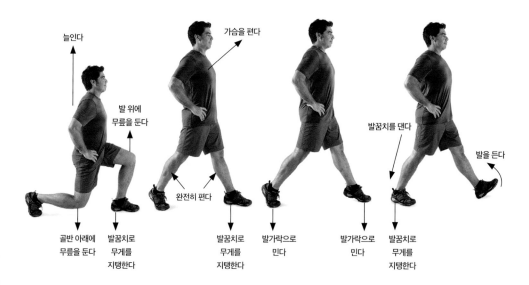

04 팔을 번갈아 굽히면서 다리 내딛기(한 방향)

근력

목적 뒤 근육을 안정시키고 양팔의 협동 능력을 훈련한다.

동작 • 한 다리를 앞으로 내디딘다. 이때 앞으로 내디딘 다리 쪽 팔을 펴고 반대편 팔은 굽힌다(발꿈치는 편다).

   • 뒤에 있는 다리를 펴면서 내디딘 다리의 무릎을 살짝 구부린다.

   • 발꿈치로 무게를 잘 지탱하면서 가능한 한 머리와 몸통, 뒤에 있는 다리가 일직선을 이루게 한다.

   • 이 자세를 1초 동안 유지한 후 내디딘 다리의 발꿈치를 밀면서 몸을 들어올린다.

   • 이어서 다리를 바꾸어 연속 동작을 실행한다.

참고 몸통 축을 늘이는 데 집중한다. 양어깨는 아래로 내리고 뒤로 젖힌 상태를 유지한다.

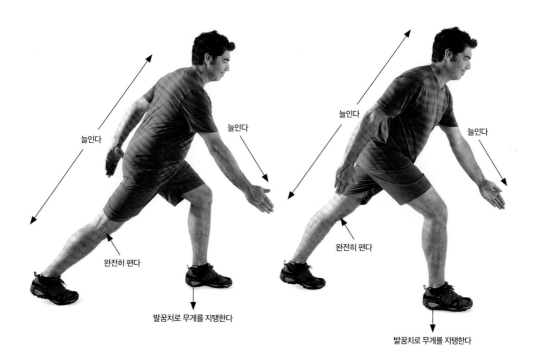

늘인다   늘인다   늘인다   늘인다

완전히 편다   완전히 편다

발꿈치로 무게를 지탱한다

발꿈치로 무게를 지탱한다

근육 강화 운동

05 옆으로 다리 내딛기(한 방향)

근력

목적 다리의 모음근과 벌림근을 자극하면서 다리를 옆으로 벌리고 안정적으로 설 수 있도록 훈련한다.

동작 • 팔꿈치를 굽히고 두 손을 몸 앞에 모은다. 한 발을 옆으로 벌리고 다른 쪽 다리를 펴면서 천천히 몸을 아래로 내린다. 이때 몸을 지탱하는 다리의 발꿈치로 몸무게를 옮긴다.

　　　• 두 발로 바닥을 잘 딛는다. 몸을 지탱하는 다리의 발꿈치에 몸무게를 대부분 싣는다. 앞으로 몸을 숙일 때 엉덩이를 뒤로 빼서 척추를 곧게 편 상태를 유지하도록 한다.

　　　• 등 아래가 흔들리기 전에 동작을 멈춘다.

　　　• 이 자세를 1초 동안 유지한 후 몸을 지탱하는 다리의 발꿈치로 밀면서 몸을 일으켜 처음 자세로 돌아온다.

　　　• 다리를 바꾸어 동작을 실행한다.

　　　• 발을 바닥에 잘 딛고 균형 잡기와 무릎의 위치에 집중한다. 가능한 한 뒤로 뻗은 무릎은 엉덩관절과 일직선이 되도록 하고 앞에 굽힌 무릎은 발 위에 오도록 한다.

참고 무릎이 앞으로 쏠리지 않도록 한다. 몸을 지탱하는 다리의 발가락으로 몸을 밀어올리지 않도록 한다.

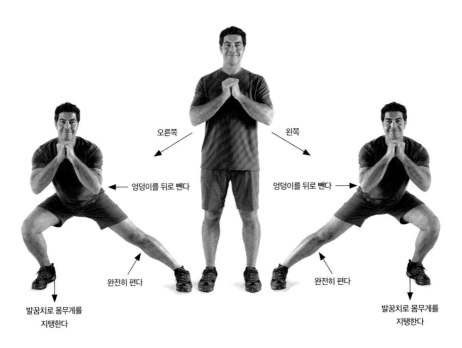

오른쪽　　　　　왼쪽

엉덩이를 뒤로 뺀다　　　　엉덩이를 뒤로 뺀다

완전히 편다　　　　완전히 편다

발꿈치로 몸무게를 지탱한다　　　　발꿈치로 몸무게를 지탱한다

06 다리 내딛고 무릎 올리기(한 방향)

근력

목적 균형 감각 및 협동 능력을 훈련하면서 한 다리로 안정적으로 설 수 있도록 한다.

동작 • 한 다리를 앞으로 내민다. 이때 팔꿈치를 굽히면서 흔든다.

　　• 앞에 내디딘 다리의 발꿈치에 무게를 옮기고 뒤에 있는 다리의 발꿈치를 들면서 천천히 몸을 내린다.

　　• 무릎이 엉덩관절 아래에 오게 하고, 골반이나 배가 흔들리기 전에 동작을 멈춘다.

　　• 이 자세를 1초 동안 유지한다. 먼저 내디딘 다리의 발꿈치로 강하게 밀어 몸을 앞으로 내밀면서 올라온다.

　　• 팔을 함께 흔들면서 내디딘 다리의 무릎을 올린다.

　　• 1초 동안 무릎을 든 자세를 유지한다. 다리를 내린 후 다리를 바꾸어 연속 동작을 실행한다.

참고 무릎을 올릴 때는 등 아래가 흔들리지 않도록 한다. 척추는 곧게 편 상태를 항상 유지하고 골반을 안정시키는 데 집중한다.

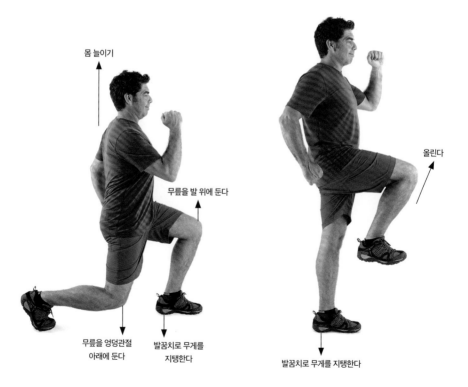

몸 늘이기

무릎을 발 위에 둔다

무릎을 엉덩관절 아래에 둔다

발꿈치로 무게를 지탱한다

올린다

발꿈치로 무게를 지탱한다

근육 강화 운동

07 한쪽 다리 펴고 스쿼트(한 방향)

목적 균형 감각 및 다리의 협동 능력을 훈련하고, 한 다리로 안정적으로 설 수 있도록 한다.

동작
- 두 발을 골반 너비로 벌린 다음 두 팔은 몸 아래로 내리고 안정적으로 선다. 한쪽 다리(발꿈치)에 무게를 싣고 다른 쪽 다리를 앞으로 펴면서 몸을 천천히 내린다.
- 발로 바닥을 단단히 디딘다. 몸무게가 무릎으로 쏠리지 않도록 발꿈치로 무게를 잘 지탱한다.
- 다리 뒤 근육이 땅기는 느낌이 들 때까지 다리를 완전히 펴면서 발을 든다. 이 자세를 1초 동안 유지한다.
- 몸통을 숙일 때 척추가 곧은 상태를 유지할 수 있도록 엉덩이를 뒤로 뺀다.
- 등 아래가 흔들리기 전에 동작을 멈춘다.
- 몸을 지탱하는 다리의 발꿈치로 밀면서 몸을 들어 처음 자세로 돌아온다. 다리를 바꾸어 이어서 동작을 실행한다.

참고 몸을 내릴 때 등 아래가 흔들리지 않도록 한다. 항상 척추를 곧게 세우고 골반을 뒤로 빼는 동작에 집중한다.

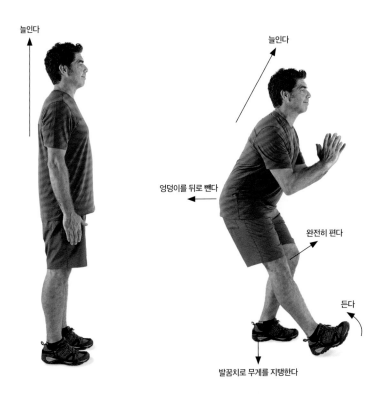

늘인다

늘인다

엉덩이를 뒤로 뺀다

완전히 편다

든다

발꿈치로 무게를 지탱한다

근육 강화 운동

08 두 팔 모으고 스쿼트(양방향)

근력

목적 다리 전체를 단련한다.

동작 • 두 발은 골반 너비로 벌리고, 두 팔은 팔꿈치를 굽히고 양손을 몸 앞에 모은다.

• 앉은 자세를 취하는 것처럼 골반을 서서히 뒤로 보낸다. 이때 등은 곧게 편 상태를 유지한다. 골반이나 등 아
래가 흔들리기 전에 동작을 멈춘다.

• 이 자세를 1초 동안 유지한다. 몸을 들어올린 후 동작을 다시 시작한다.

• 양발을 바닥에 잘 딛고 동작을 천천히 실행한다.

• 균형 잡기와 무릎의 위치에 집중한다.

• 몸이 내려올 때 무릎으로 밀지 않는다. 몸을 들어올릴 때는 무릎에 무리하게 힘을 주지 않는다.

참고 몸을 내릴 때 팔을 뒤로 보냈다가 앞으로 되돌아오는 동작, 몸을 들 때 발목을 펴는 동작을 추가로 실행할 수
있다.

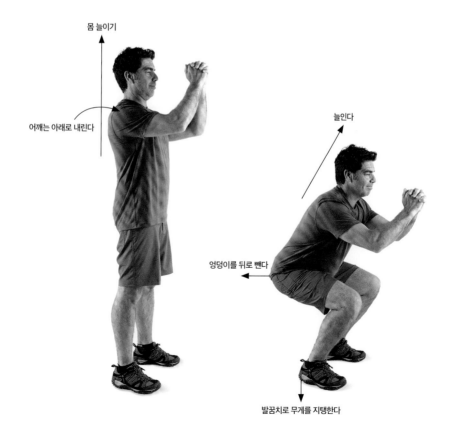

몸 늘이기

어깨는 아래로 내린다

늘인다

엉덩이를 뒤로 뺀다

발꿈치로 무게를 지탱한다

근육 강화 운동

09 양손을 잡고 팔 머리 위로 올리면서 스쿼트(양방향)

근력

목적 팔을 안정적으로 움직이며 다리 전체를 단련한다.

동작
- 두 발을 골반 너비로 벌린다. 양팔은 몸 아래로 내린 상태에서 발꿈치를 펴고 두 손을 모은다.
- 앉은 자세를 취하듯 골반을 점점 뒤로 옮긴다. 이때 척추는 곧게 편 상태를 유지한다. 골반이나 등 아래가 흔들리기 전에 동작을 멈춘다.
- 몸을 아래로 내리는 동안 팔은 위로 올린다. 발을 올린 상태에서 1초 동안 멈춘다. 이때 팔과 몸통은 일직선이 되게 한다.
- 팔을 몸통 앞으로 점점 끌어당기면서 몸을 올린다.
- 두 발로 바닥을 잘 딛는다. 동작은 천천히 실행한다.
- 양어깨는 아래로 내리고 뒤로 젖혀서 어깨 동작을 방해하지 않는다.

참고 무릎으로 밀면서 몸을 내리거나 몸을 올릴 때 무릎이 젖혀지지 않도록 한다.

10 팔 뻗고 낮은 자세로 스쿼트 (양방향)

근력

목적 척추를 움직이면서 다리 전체를 단련한다.

동작
- 두 발을 골반 너비로 벌리고 양팔은 몸 아래로 내린다.
- 앉은 자세를 취하듯 골반을 점점 뒤로 옮긴다. 이때 척추는 곧게 편 상태를 유지한다.
- 척추를 점점 둥글게 하고 배로 허벅지를 누르면서 더 깊숙이 내려온다.
- 몸을 내리면서 양팔을 앞으로 뻗어 균형을 잡는다.
- 두 발로 바닥을 잘 딛는다. 몸을 올리면서 팔을 몸 아래로 내린다.

참고 무릎으로 밀면서 몸을 내리거나 몸을 올릴 때 무릎이 젖혀지지 않도록 한다.

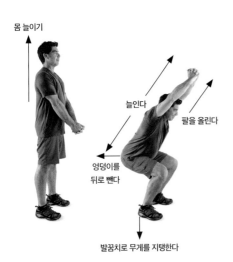

몸 늘이기

늘인다

팔을 올린다

엉덩이를 뒤로 뺀다

발꿈치로 무게를 지탱한다

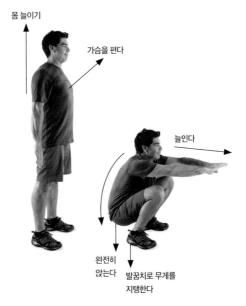

몸 늘이기

가슴을 편다

늘인다

완전히 앉는다

발꿈치로 무게를 지탱한다

근육 강화 운동

11 팔 모으고 다리 벌려 스쿼트
(양방향)

(근력)

목적 엉덩관절 벌리기 및 팔 협동 운동을 하면서 다리 전체를 단련한다.

동작 · 두 다리를 골반보다 넓게 벌리고 선다. 이때 두 발을 바깥쪽으로 살짝 돌리고 양팔은 몸 아래로 향한다.

· 앉은 자세를 취하듯 골반을 점점 뒤로 옮긴다. 이때 척추는 곧게 편 상태를 유지하고 무릎은 발가락 방향으로 벌린다.

· 골반이나 배가 흔들리기 전에 동작을 멈춘다.

· 몸을 내리면서 양팔을 발 사이로 모은다. 이때 어깨를 너무 굽히지 않도록 한다. 이 자세로 1초 동안 멈춘다.

· 몸을 올려 시작 자세로 돌아온다.

· 두 발로 바닥을 잘 딛는다. 어깨는 항상 내리고 뒤로 젖힌다.

참고 양손을 모을 때 머리를 앞으로 내밀지 않도록 한다. 몸을 위로 올릴 때 무릎을 젖히지 않는다.

12 무릎 펴고 골반 뒤로 밀기
(양방향)

(근력)

목적 자세와 몸 뒤 근육을 단련한다.

동작 · 양발을 골반 너비로 벌리고 안정적으로 선다. 양팔은 허벅지 앞에 얹는다.

· 골반을 앞으로 돌린 상태(허리를 숙임-옮긴이)로 마치 지지점을 찾는 듯 골반을 점점 뒤로 보낸다. 등은 곧게 펴고 양손은 무릎까지 미끄러지게 둔다.

· 가능한 한 무릎은 굽히지 않는다. 몸 뒤 근육에서 긴장이 느껴지면 동작을 멈춘다.

· 이 자세에서 1초 동안 멈춘 후 제자리로 돌아온다.

· 두 발로 바닥을 잘 딛고 어깨는 내리고 뒤로 젖힌다. 몸무게는 발가락보다 발꿈치에 더 많이 실려야 한다. 손을 내리는 동작보다는 골반을 뒤로 보내는 동작에 신경 쓴다.

참고 등이 불룩하게 나오지 않도록 한다. 등 아래 움푹 들어간 곳에 영향을 주지 않으면서 엉덩이를 뒤로 내민 후 꽉 조인다고 생각하라.

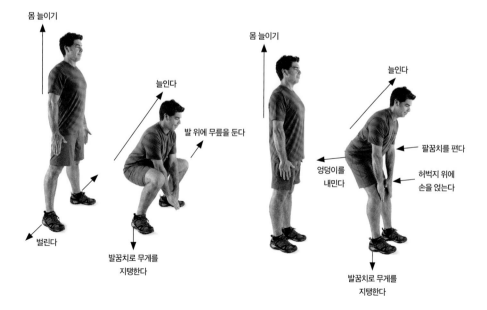

몸 늘이기

늘인다

발 위에 무릎을 둔다

벌린다

발꿈치로 무게를 지탱한다

몸 늘이기

늘인다

팔꿈치를 편다

엉덩이를 내민다

허벅지 위에 손을 얹는다

발꿈치로 무게를 지탱한다

스트레칭 운동

01 벽에 기대어 서서 장딴지근 스트레칭(발목 및 발 부위)
마무리

목적 기대어 서서 발목폄근(장딴지근과 가자미근)을 스트레칭한다.

동작 · 벽 앞에서 한 다리를 내디딘다.
· 내디딘 다리의 발끝과 양 팔꿈치를 벽에 대고 기댄다.
· 양 발꿈치에 몸무게를 싣는다. 내디딘 다리의 무릎을 점점 구부리면서 앞으로 민다. 그러나 뒤에 있는 다리는 무릎 뒤가 땅기는 느낌이 들 때까지 다리를 편(무릎을 완전히 편) 상태를 유지한다.
· 이 자세를 몇 초 동안 유지한 후 다리를 바꾸어 실행한다.

참고 동작을 제어하면서 천천히 실행한다(갑자기 움직이지 말 것). 발꿈치는 항상 바닥에 댄다.

02 벽에 기대어 서서 가자미근 스트레칭(발목 및 발 부위)
마무리

목적 기대어 서서 발목폄근(장딴지근과 가자미근)을 스트레칭한다.

동작 · 벽 앞에서 한 다리를 내디딘다.
· 내디딘 다리의 발끝과 양 팔꿈치를 벽에 댄다.
· 양 발꿈치에 몸무게를 싣는다. 발목 위쪽 뒷부분이 땅기는 느낌이 들 때까지 양쪽 무릎을 점점 굽힌다.
· 이 자세를 몇 초 동안 유지한 후 다리를 바꾸어 실행한다.

참고 양 발꿈치를 항상 바닥에 댄다.

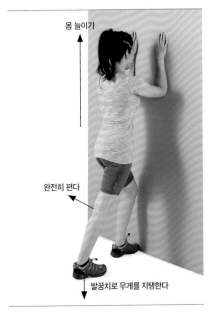

몸 늘이기

완전히 편다

발꿈치로 무게를 지탱한다

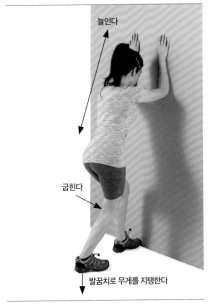

늘인다

굽힌다

발꿈치로 무게를 지탱한다

스트레칭 운동

03 벽에 기대어 서서 장딴지 세갈래근 강하게 스트레칭
(발목 및 발 부위)
마무리

목적 기대어 선 자세로 발목 및 발의 폄근(장딴지근과 발가락굽힘근)을 스트레칭한다.

동작 • 벽 앞에 선다.
  • 팔꿈치와 스트레칭할 다리의 발끝을 굽히고 벽에 기댄다.
  • 양쪽 발꿈치로 바닥을 딛는다. 뒤에 있는 다리에 몸무게 대부분을 싣는다. 내디딘 다리를 펼친 상태에서 발목 부분이나 발아래가 땅기는 느낌이 들 때까지 몸을 앞으로 서서히 민다.
  • 이 자세에서 몇 초간 멈춘다. 내디딘 다리는 완전히 편 상태를 유지한다.
  • 이 운동을 할 때는 골반을 앞으로 돌려서(엉덩이를 뒤로 빼서) 몸 뒤 근육이 완전히 펴지도록 한다.

참고 발목 또는 발에서 땅기는 느낌을 더 느낄 수 있도록 벽에 댄 발가락을 누르는 힘에 변화를 준다.

04 벽에 기대어 서서 넙다리 네갈래근 스트레칭(무릎)
마무리

목적 선 자세에서 벽을 짚고 무릎폄근(넙다리곧은근과 넓은근)을 스트레칭한다.

동작 • 벽을 마주 보고 (또는 벽 옆에) 선다.
  • 스트레칭하려는 다리 쪽에 있는 팔로 벽을 짚는다.
  • 스트레칭하려는 다리의 발목을 잡는다. 골반이 흔들리지 않도록 엉덩이를 꽉 조인다(배를 들이민다).
  • 몸통을 곧게 유지하면서 몸이 직선이 되게 한다. 허벅지 앞이 땅기는 느낌이 들 때까지 골반을 뒤로 돌린다.
  • 이 자세로 몇 초 동안 멈춘다. 반대편 다리의 무릎이 젖혀지지 않도록 주의한다.

참고 발을 불필요하게 엉덩이 쪽으로 당기지 않는다. 척추를 세우고 골반을 밀어 더 깊숙한 곳까지 스트레칭한다.

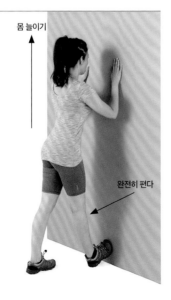

몸 늘이기

완전히 편다

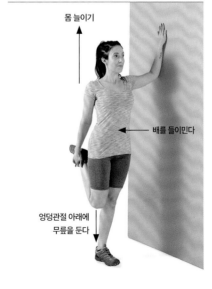

몸 늘이기

배를 들이민다

엉덩관절 아래에 무릎을 둔다

05 받침을 이용해 넙다리 네갈래근 스트레칭(무릎)

(마무리)

목적 기대어 서서 무릎폄근(넙다리곧은근과 넓은근)을 스트레칭한다.

동작
- 선 자세에서 양손을 골반 위에 얹는다.
- 스트레칭하려는 다리의 발을 높이가 낮은 물체(보도블록이나 공원 벤치 등) 위에 올린다. 골반이 흔들리지 않도록 엉덩이를 꽉 조인다(배를 들이민다).
- 몸통을 곧게 세운 자세를 유지하고, 허벅지 앞이 땅기는 느낌이 들 때까지 골반을 뒤로 돌리면서 몸을 세운다.
- 더 강하게 스트레칭하기 위해 바닥을 디딘 다리의 무릎을 점점 굽힌다. 이때 자세가 흐트러지지 않도록 주의한다. 바닥을 디딘 다리의 발꿈치가 계속해서 몸무게를 지탱한다.
- 몸무게가 너무 앞으로 쏠리지 않는지 확인하면서 이 자세를 몇 초 동안 유지한다.

참고 높이가 너무 높은 물체 위에 발을 올리지 않는다. 이 운동에서는 높이가 중요하지 않다. 오히려 골반을 뒤로 돌리는 동작을 잘해야 효과적이다. 몸통을 앞으로 굽히기보다는 배 아래를 많이 들이밀어야 스트레칭을 더 효과적으로 할 수 있다.

06 서서 허리근 스트레칭(골반)

(마무리)

목적 선 자세에서 엉덩관절굽힘근(허리근과 엉덩허리근)을 스트레칭한다.

동작
- 다리를 앞으로 약간 내디디고 양손으로 골반 위를 짚는다.
- 앞으로 내디딘 다리에 몸무게를 살짝 옮긴 후 골반이 흔들리지 않도록 엉덩이를 꽉 조인다(배를 들이민다).
- 몸통을 곧게 세운 자세를 유지하고, 배 아래나 허벅지 뒤 윗부분이 땅기는 느낌이 들 때까지 골반을 뒤로 돌리면서 몸을 세운다.
- 몸무게가 너무 앞으로 쏠리지 않도록 주의하면서 이 자세를 몇 초 동안 유지한다.

참고 스트레칭하는 다리를 너무 뒤에 두지 않도록 한다. 두 다리를 약간만 벌려도 충분하다. 더 깊숙이 땅기는 느낌을 주기 위해서는 척추를 세우는 동시에 골반을 돌리는 동작에 집중한다.

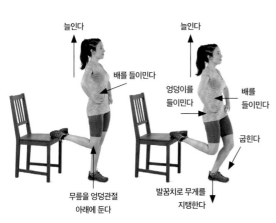

늘인다 / 배를 들이민다 / 무릎을 엉덩관절 아래에 둔다

늘인다 / 엉덩이를 들이민다 / 배를 들이민다 / 굽힌다 / 발꿈치로 무게를 지탱한다

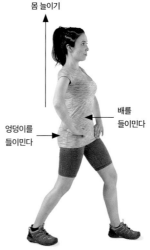

몸 늘이기 / 엉덩이를 들이민다 / 배를 들이민다

스트레칭 운동

<table>
<tr><td>

07

선 자세로 물체 위에 한 발 올리고 허리근 스트레칭(골반)

마무리

</td><td>

08

무릎 굽히고 허리근 스트레칭(골반)

마무리

</td></tr>
</table>

목적 선 자세에서 한 발을 물체 위에 올리고 엉덩관절 굽힘근(허리근과 엉덩허리근)을 스트레칭한다.

동작 • 한 발을 물체 위에 올리고 의자에 올라가는 자세를 한다. 양손으로 골반 위를 짚는다.
　　　• 몸무게 대부분은 뒤에 있는 다리로 보내고 골반이 흔들리지 않게 엉덩이를 꽉 조인다(배를 들이민다).
　　　• 배 아래나 허벅지 뒤 윗부분이 땅기는 느낌이 들 때까지 골반을 뒤로 돌리면서 몸통을 곧게 세운 자세를 유지한다. 이때 엉덩관절을 약간 앞으로 민다.
　　　• 이 자세를 몇 초 동안 유지한다. 몸을 앞으로 숙이거나 무릎을 젖히지 않도록 한다.

참고 몸통을 앞으로 숙일 때 자세가 흐트러지지 않도록 주의한다. 몸통을 잘 세우고 스트레칭하는 엉덩관절을 많이 밀어서 깊숙이 땅기는 느낌을 느끼도록 한다.

목적 한 다리를 내딛어 무릎을 굽힌 자세에서 엉덩관절 굽힘근(허리근과 엉덩허리근)을 스트레칭한다.

동작 • 무릎으로 바닥을 짚고 다른 쪽 다리를 내딛는다. 양손은 배 위에 얹는다.
　　　• 몸무게를 내딛은 다리로 살짝 옮기고 골반이 흔들리지 않도록 엉덩이를 꽉 조인다(배를 들이민다).
　　　• 몸통을 곧게 세운 자세를 유지하고, 배 아래나 허벅지 뒤 윗부분이 땅기는 느낌이 들 때까지 골반을 뒤로 돌리면서 몸을 세운다.
　　　• 이 자세를 몇 초 동안 유지한다. 몸통을 앞으로 숙이지 않도록 주의한다.

참고 손으로 배 아래 부위를 안으로 밀고 위로 밀면 더 강하게 스트레칭할 수 있다. 만약 자세가 불편하다면 필요한 경우 수건을 접어 스트레칭하는 다리의 무릎 아래에 두어도 좋다.

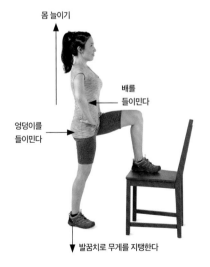

몸 늘이기

배를 들이민다

엉덩이를 들이민다

발꿈치로 무게를 지탱한다

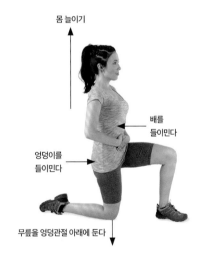

몸 늘이기

배를 들이민다

엉덩이를 들이민다

무릎을 엉덩관절 아래에 둔다

09 선 자세로 물체 위에 발 얹고 큰볼기근 스트레칭(골반)

(마무리)

목적 서서 한 발을 물체 위에 얹고 주요 엉덩관절폄근(큰볼기근)을 스트레칭한다.

동작 • 의자(보도블록이나 공원 벤치 등)에 올라서는 자세에서 양손을 스트레칭하려는 다리의 허벅지 위에 놓는다. 몸무게 대부분은 앞에 내디딘 다리의 발꿈치로 보내고, 엉덩이를 내밀어 골반을 앞으로 돌린다.

• 엉덩이 부위가 땅기는 느낌이 들 때까지 등 아래를 움푹 들어가게 한다. 뒤에 있는 다리의 발꿈치와 머리를 양 끝으로 늘인다.

• 이 자세를 몇 초 동안 유지한다. 뒤에 있는 다리의 무릎을 젖히지 않도록 주의한다.

참고 앞에 내디딘 다리의 무릎이나 발가락으로 몸무게가 너무 쏠리지 않도록 한다.

10 기대어 서서 벌림근 스트레칭(골반)

(마무리)

목적 서서 벽을 짚은 자세로 엉덩관절벌림근(중간볼기근과 넙다리근막긴장근)을 스트레칭한다.

동작 • 벽 옆에 서서 스트레칭하려는 쪽의 팔로 벽을 짚는다.

• 반대편 다리를 옆으로 엇갈리고 골반이 흔들리지 않도록 엉덩이를 꽉 조인다(배를 들이민다).

• 스트레칭하는 다리(벽에 가까운 다리)로 몸무게를 지탱한다. 몸무게를 말 그대로 엉덩관절에 쏠리게 하면서 몸 옆이 땅기는 느낌이 들 때까지 몸무게를 벽 쪽으로 옮긴다.

• 이 자세를 몇 초 동안 유지한다. 무릎이 완전히 펴졌는지 확인한다.

참고 몸통을 숙일 때 자세가 흐트러지지 않도록 주의한다. 몸통을 잘 세우고 스트레칭하는 엉덩관절을 많이 밀어 깊숙이 땅기는 느낌을 받는다.

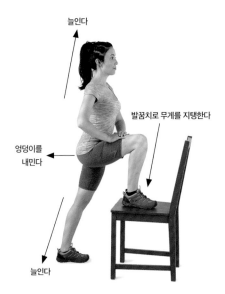

늘인다

발꿈치로 무게를 지탱한다

엉덩이를 내민다

늘인다

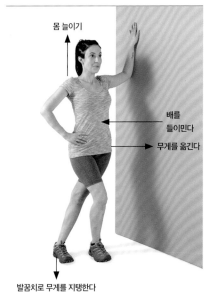

몸 늘이기

배를 들이민다

무게를 옮긴다

발꿈치로 무게를 지탱한다

스트레칭 운동

11 서서 뒤 근육 스트레칭 (무릎과 골반)

(마무리)

목적 선 자세에서 엉덩관절폄근(큰볼기근)과 무릎굽힘 근(넓적다리 뒤 근육과 장딴지근)을 스트레칭한다.

동작 • 선 자세에서 양손으로 골반 위를 짚는다. 스트레칭하려는 다리를 앞으로 내밀고 발을 몸 쪽으로 든다. 이때 무릎을 펴고 엉덩이를 뒤로 빼서 골반을 앞으로 돌린다.

• 뒤에 있는 다리로 몸무게를 잘 지탱하면서 무릎을 점점 굽힌다. 앞에 내디딘 다리 뒤가 땅기는 느낌이 들 때까지 굽힌다.

• 이 자세를 몇 초 동안 유지한다. 항상 척추를 잘 세우도록 한다.

참고 척추를 앞으로 숙일 때 자세가 흐트러지지 않도록 주의한다. 스트레칭을 효과적으로 하기 위해서는 등을 밖으로 둥글게 굽히기보다는 등 아래를 움푹 들어가게 한다.

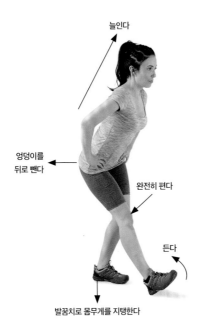

늘인다

엉덩이를 뒤로 뺀다

완전히 편다

든다

발꿈치로 몸무게를 지탱한다

12 받침 위에서 다리 뒤 근육 강하게 스트레칭(무릎과 골반)

(마무리)

목적 서서 한 발을 물체 위에 올리고 엉덩관절폄근(큰볼기근)과 무릎굽힘근(넓적다리 뒤 근육과 장딴지근)을 스트레칭한다.

동작 • 선 자세에서 스트레칭하려는 다리를 펴고 높이가 낮은 물체(보도블록 또는 공원 벤치 등) 위에 올린다. 양손은 물체 위에 올린 다리(무릎보다 위)에 얹는다.

• 무릎을 펴고 엉덩이를 뒤로 빼서 골반을 앞으로 돌리면서 스트레칭하는 다리의 발을 몸 쪽으로 가지고 온다.

• 다리 뒤 근육이 땅기는 느낌이 들 때까지 골반과 무릎 사이를 벌린다. 이때 뒤에 있는 다리로 몸무게를 잘 지탱한다.

• 이 자세를 몇 초 동안 유지한다. 그리고 반대편 무릎을 젖히지 않도록 주의한다.

참고 발을 너무 높은 물체 위에 올리지 않는다. 이 운동에서는 높이가 중요하지 않다. 오히려 골반을 뒤로 잘 보내야 효과적이다. 스트레칭을 더 효과적으로 하기 위해서는 몸통을 앞으로 숙이기보다는 배 아래를 많이 들이미는 것이 좋다.

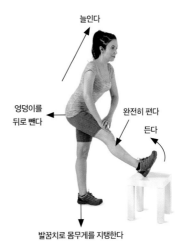

늘인다

엉덩이를 뒤로 뺀다

완전히 편다

든다

발꿈치로 몸무게를 지탱한다

왜 함부로 뛰면 안 될까?

여러분은 아마도 이 책에서는 뛰기 운동을 소개하지 않는다는 사실을 눈치챘을 것이다. 그런데 건강을 유지하거나 되찾기 위해 뛰는 사람들은 흔히 볼 수 있다. 사람들은 에너지를 연소하는 것처럼 보이는 운동을 좋아하는데, 바로 뛸 때 체력이 많이 소모되므로 이런 느낌을 받게 된다. 그러나 '그럴듯한 느낌을 받으며 운동하기'와 '원인을 바로 알고 운동하기'는 엄연히 다르다. 특정 상황에서는 뛰기가 실제로 필요한 운동일 수 있지만 반대로 누군가에게는 문제가 될 수도 있다.

관절에 미치는 영향 발목은 중력과 몸무게의 영향을 끊임없이 받는 관절 부위다. 아예 다리를 사용하지 않으면 몰라도 발목 관절이 받는 일상의 스트레스는 줄일 수 없다. 그러므로 외출 시 기분을 망치는 증상들이 나타나지 않도록 현실을 인식하고 지혜롭게 운동을 계획하는 것이 중요하다(걷기도 마찬가지다). 물론 가끔 뛴다고 큰 해를 입지는 않는다. 그러나 힘을 주어 뛰거나 반복해 뛰면 해가 될 수 있다. 반복해 쌓이는 힘을 과소평가한다면 나중에 피할 수 없는 대가(관절증, 탈장 등)를 치르게 될 수도 있다.

관절에 쌓이는 영향은 많은 경우 운동하는 동안 느끼게 된다. 관절에 무리가 가기 때문이다. 달리기나 걷기 프로그램을 너무 성급하게 시작하는 사람들에게 흔히 근육이나 뼈와 관련된 만성장애(족저근막염, 골막염 등)가 나타난다. 왜냐하면 코스에 너무 급한 경사가 있다는 사실을 생각하지 않았거나 지면의 상태나 새 신발과 같은 여러 요소를 고려하지 않았기 때문이다. 이러한 증상이 나타나면 시간이나 운동이 약이라는 생각으로 증상을 무시해서는 안 된다. 오히려 증상이 만성화되기 전에 운동 습관을 바꾸어야 한다.

발목에 통증이 생기면 발을 바닥에 디딜 때 효과적으로 움직임을 조정하는 능력이 줄어든다. 따라서 충격을 더 강하게 받고 부상 위험도 커진다. 그리고 발이 제대로 작동할 수 없으면 무릎이나 골반과 같이 발목 위에 위치한 관절들까지 영향을 받게 된다. 그렇기 때문에 훈련할 때 뛰기가 포함되어 있다면 운동선수들은 주간 훈련 중 운동을 시작하기 전에 아주 적당히 뛴다. 운동량도 매우 신중하게 계산한 만큼만 실행한다. 그러므로 발목 염좌나 다리 골절을 입은 경험 또는 단단한 발 보조기를 착용하는 경우라면 발목에 충격을 주는 활동을 시작하기 전에 한 번 더 고민해야 한다.

근육에 미치는 영향 훈련하면서 뛰어야 하는 선수의 경우 그 선수가 주 종목으로 하는 운동이 특별히 뛰기를 필요로 하거나 운동 기술을 다방면으로 기를 목적이 있을 때만 뛴다. 그러므로 이들은 달리기 기술을 완벽하게 습득하고 뛰는 것이다. 다시 말하자면 아무 때나 아무렇게나 쓸데없이 뛰면서 관절에 필요 없는 스트레스를 주지 않는다는 뜻이다. 줄넘기를 하는 권투 선수를 예로 들어보자. 여러분은 권투 선수가 양쪽 발을 바꾸어 가면서 매우 낮게 뛰고, 발아래로 줄이 스쳐 지나갈 정도만 뛴다는 사실을 알고 있을 것이다. 줄넘기는 단지 발 움직임을 훈련시키는 방법일 뿐이다. 권투 선수는 제자리에서 발을 구를 뿐 아이가 운동장을 뛰듯이 또는 여러분이 줄넘기할 때처럼 높이 뛰지 않는다. 고유수용성 감각을 훈련하려는 운동선수는 움직임을 제어하면서 아주 짧은 시간 뛰기도 한다. 그러나 이 경우에도 반복해 뛰거나 쉬지 않고 연속해서 뛰는 등 발목 근육에 무리를 주는 동작은 하지 않는다.

장기에 미치는 영향 복부 속의 장기들은 인대에 매달려 있다. 장기는 수축할 수 없기 때문에 스스로 위로 당기는 것이 불가능하다. 그러므로 시간이 지날수록 장기가 처질 수밖에 없는데 반복해서 뛰면 이러한 경향을 강화하는 결과를 낳게 된다. 불행히도 문제가 되는 증상은 내장이 받는 충격이 쌓인 후에야 뒤늦게 나타난다.

바른 자세를 취하지 않거나 숨을 쉴 때 흉곽을 바르게 사용하지 않는다면 나이가 들어감에 따라 소화불량, 혈액 순환 문제, 방광 문제, 탈장 또는 요통이 나타난다는 사실은 그리 놀랍지 않다. 단순히 나이가 들면서 무게가 복부 속에 있는 내용물들을 점점 아래로 '밀기' 때문이다. 따라서 반복적으로 뛰기를 피해야 할 뿐만 아니라 특별히 자세에도 신경을 써야 한다.

여성의 가슴에 미치는 영향 달리기가 가슴이 발달한 여성에게만 나쁜 것은 아니다. 자칭 효과 있다고 광고하는 스포츠 브래지어를 착용했다고 해서 자연의 법칙이 적용되지 않는다고 생각한다면 오산이다. 실제 뛰기로 인한 피해를 줄이기 위해서는 브래지어가 가슴을 흉곽 위로 완전히 납작하게 눌러야 한다. 스포츠 브래지어에서 중요한 역할을 하는 요소는 밴드가 아니라 어깨끈과 천의 내구성이다. 어깨끈은 등에서 X자 모양으로 교차되어야 가장 효과가 좋다.

뇌에 미치는 영향 낙상, 경추 염좌, 뇌 외상, 뇌진탕 또는 현기증을 앓은 경험이 있는 이들은 반복적으로 뛰기를 피해야 한다. 사람들은 강도 높은 운동을 해야만 효과가 있다고 생각해서 달리기를 선호하는 경향이 있다. 그러나 정말 뛰어야 할 필요가 있는지 먼저 고민해야 한다. 왜냐하면 달리기 말고도 건강을 해치지 않으면서 건강을 유지하는 방법이 있기 때문이다.

걷기와 같이 우리 몸에 충격을 적게 주는 운동이 있다는 사실을 기억하라. 맑은 공기를 마시며 강도 높은 운동을 할 수 있는 산행과 같은 야외 활동도 있다. 게다가 맑은 공기는 뇌에도 좋다.

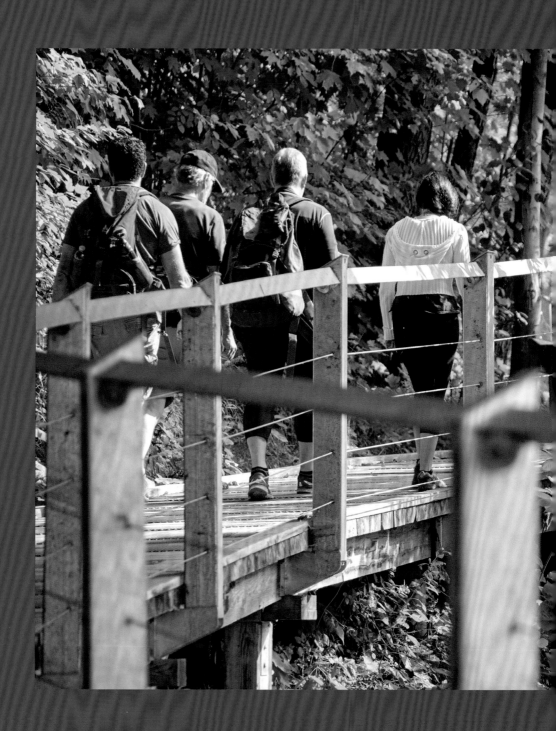

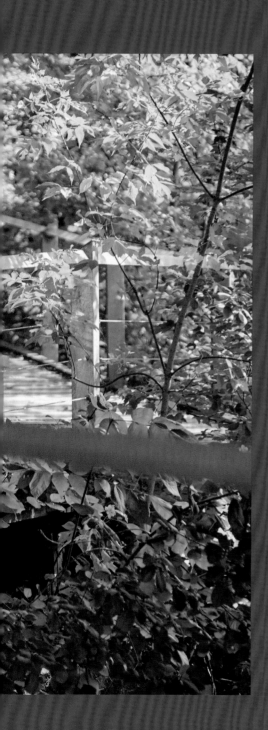

9

지금 바로
실행할 수 있는
걷기 프로그램

이 장에서는 여러분이 여러 다른 장소에서 당장 실행할 수 있도록 구성한 다섯 가지 운동 프로그램을 소개한다.

- 도시에서 걷기 프로그램(177~186쪽)
- 배낭 메고 오솔길 걷기 프로그램(187~196쪽)
- 스틱을 이용한 오솔길 걷기 프로그램(197~209쪽)
- 출산 후 걷기 프로그램(210~222쪽)
- 실내에서 걷기 프로그램(223~235쪽)

이 프로그램들은 바로 그대로 이용하거나 일부 운동에 변화를 주고 빼거나 추가하면서 여러분만의 프로그램을 만들어 활용할 수 있도록 구성했다. 궁극적인 목적은 프로그램을 여러분의 수준에 맞추고 주변 환경(공원 벤치, 계단, 가드레일 등)을 활용할 수 있도록 하는 것이다. 걷는 중간에 하는 운동의 순서에도 변화를 줄 수 있다.

여러분은 이 장에서 소개하는 프로그램들이 8장에서 소개한 기본 프로그램에 비해 난도가 더 높고 내용도 다소 다름을 알 수 있을 것이다. 이 장에서 소개하는 프로그램에는 두 가지 특징이 있다. 먼저 걷기 사이에 실행하는 운동이 많은 경우 한 가지에서 두 가지로 늘었다. 또한 고유수용성 감각 운동과 근육 강화 운동의 가짓수도 다르다. 기본 프로그램에서는 세 가지였던 스트레칭도 네 가지로 늘어났으며, 다양하게 변화를 주어 운동할 수 있도록 구성했다. 각 걷기 프로그램을 실행하는 장소에 따라 특정한 소품이나 도구를 이용할 수도 있다.

도시에서 걷기 프로그램

도시에서 걷기 프로그램은 보도블록과 벽을 활용해 운동할 수 있도록 구성되었다. 자세한 내용은 표 9.1에 소개한다. 도시 속에서 찾을 수 있는 걷기 경로는 다양하기 때문에 상황에 맞게 운동 순서를 바꾸거나 주변에 있는 도구(보도블록, 공원 벤치, 계단 등)를 적극적으로 활용하기 위해서는 일부 특정한 운동을 선택해야 할 수도 있다.

도시에서 걷기 프로그램은 특히 균형 잡기와 함께 발목과 팔의 고유수용성 감각을 발달시킨다.

표 9.1에서 두 번째 열에 숫자와 함께 표시한 운동들은 다음 페이지에서 자세히 소개한다.

단계	활동	추천
준비 운동	걷기	2~3 보그
	1. 보도블록 오르내리기	5~15회 반복
	걷기	3~4 보그
	2. 보도블록 위에서 균형 잡고 걷기	5~15회 반복
	3. 팔 흔들면서 균형 잡고 걷기	5~15회 반복
	걷기	4~5 보그
	4. 발끝으로 균형 잡고 걷기	5~15회 반복
	5. 발꿈치로 서서 균형 잡고 걷기	5~15회 반복
	걷기	5~6 보그
	6. 보도블록 오르내리며 걷기	5~15회 반복
	7. 돌리기 동작(굽히기/펴기)	5~15회 반복
근력 운동	걷기	6~7 보그
	8. 다리 엇갈려 걷기	5~15회 반복
	9. 한 발씩 옆으로 걷기와 몸 굽히기	5~15회 반복
	걷기	7~8 보그
	10. 다리 펴고 한 다리로 스쿼트	5~15회 반복
	11. 팔다리 펴고 아라베스크	5~15회 반복
마무리 운동	걷기	1~2 보그
	12. 선 자세로 허리근 스트레칭	30~60초
	13. 기대어 서서 넙다리네갈래근 스트레칭	30~60초
	14. 기대어 서서 벌림근 스트레칭	30~60초
	15. 기대어 서서 장딴지근 강하게 스트레칭	30~60초

표 9.1 도시에서 걷기 프로그램

도시에서 걷기 프로그램

01 보도블록 오르내리기

준비

목적 무릎 및 엉덩관절의 폄근을 자극한다.

동작 • 보도블록 앞에 선다. 골반이 흔들리지 않도록 양손으로 골반을 짚는다.

• 한 발을 보도블록 위에 올린다. 엉덩이를 꽉 조이고 다리로 밀면서 반대편 다리도 보도블록 위로 올라온다.

• 보도블록 위에 먼저 올렸던 다리를 뒤쪽으로 천천히 펴면서 내려간다. 이때 발꿈치로 확실히 땅을 디딘 후 다른 쪽 다리를 처음 자리로 가져온다.

• 다리를 바꾸어서 연속 동작을 다시 시작한다.

참고 항상 몸 늘이기 자세를 유지하도록 한다. 그리고 몸무게가 무릎 또는 발 앞으로 쏠리지 않도록 주의한다.

02 보도블록 위에서 균형 잡고 걷기

준비

목적 발목 감각을 깨우고 고유수용성 감각 및 균형 감각을 훈련한다.

동작 • 양팔을 벌리고 한 발을 다른 발 앞으로 내밀면서 보도블록 위를 천천히 걷는다. 이때 동작을 제어하면서 걷는다.

• 균형을 잡는 데 집중한다.

• 골반이 흔들리지 않도록 하고 정면을 본다. 몸 늘이기 자세를 항상 유지하도록 주의한다.

참고 시간을 충분히 가지고 동작을 수행한다. 먼저 발끝으로 바닥을 짚고 위치를 잘 확인한 다음 발꿈치를 디디면서 연속해 걷는다.

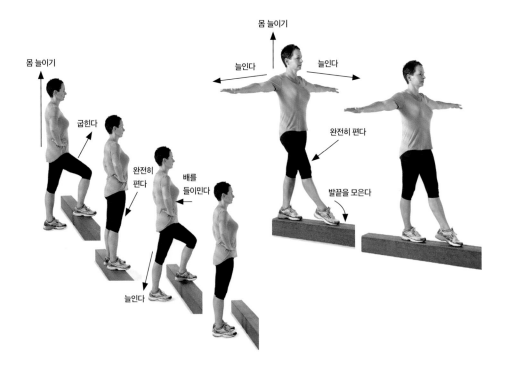

03 팔 흔들면서 균형 잡고 걷기

(준비)

목적 팔의 조정 능력을 자극하면서 고유수용성 감각 및 균형 감각을 훈련하고 발목 감각을 깨운다.

동작 • 양팔을 벌리고 한 발을 다른 쪽 발 앞으로 내민다. 동작을 제어하면서 보도블록 위를 천천히 걷는다. 이때 양팔은 엇갈려 위아래로 흔든다.

• 다리를 펴는 동작과 펴는 다리 쪽 팔을 펴고 반대편 팔은 굽히는 동작을 맞추어 실행한다.

• 시간을 충분히 가지고 동작을 실행한다. 무릎을 잘 펴고, 발끝을 모아 바닥을 짚은 후 바닥을 디디는 방식으로 연속해 걷는다.

• 동작을 잘 제어하면서 양팔을 원활하게 번갈아 흔든다. 어깨는 내리고 뒤로 젖혀서 어깨가 편하게 움직일 수 있도록 한다.

참고 균형 잡기에 집중한다. 정면을 바라보고 골반이 흔들리지 않게 주의하면서 몸 늘이기 자세를 유지한다.

04 발끝으로 균형 잡고 걷기

(준비)

목적 발목폄근을 자극하면서 고유수용성 감각 및 균형 감각을 훈련하고, 발목 및 발 부위의 감각을 깨운다.

동작 • 발끝으로 선다. 한 발을 다른 쪽 발 앞으로 내밀면서 보도블록 위를 천천히 걷는다. 이때 동작을 제어하면서 걷는다.

• 양팔을 벌려 균형을 잡는다. 어깨는 아래로 내린다.

• 발목이 흔들리지 않도록 집중한다.

참고 정면을 바라보고 골반이 흔들리지 않게 주의하면서 몸 늘이기 자세를 유지한다.

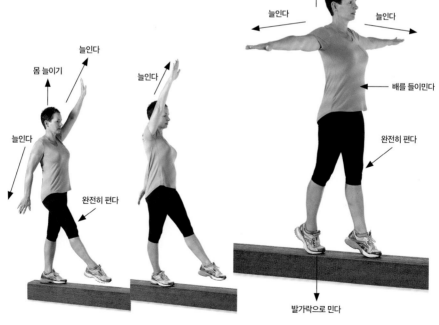

늘인다   몸 늘이기   늘인다

늘인다   몸 늘이기   늘인다

배를 들이민다

완전히 편다   완전히 편다

완전히 편다

발가락으로 민다

도시에서 걷기 프로그램

05 발꿈치로 서서 균형 잡고 걷기

목적 발목굽힘근을 자극하면서 고유수용성 감각 및 균형 감각을 훈련하고 발목 감각을 깨운다.

동작 • 발꿈치로 디디고 서서 한 발을 다른 쪽 발 앞으로 내밀면서 보도블록 위를 천천히 걷는다. 이때 동작을 제어하면서 걷는다.

• 두 팔을 앞으로 뻗어서 균형을 잡는다. 어깨는 아래로 내린다.

• 균형 잡기와 발꿈치를 바닥에 대는 동작(충격을 완화함)에 집중한다.

참고 정면을 바라보고 골반이 흔들리지 않게 주의하면서 몸 늘이기 자세를 유지한다.

06 보도블록 오르내리며 걷기

준비

목적 고유수용성 감각 및 균형 감각을 훈련하고 발목 감각을 깨운다.

동작 • 양팔을 엇갈려 X자 모양을 하고 어깨를 짚는다. 먼저 한 발로 보도블록 위를 딛고 다른 발은 보도블록 아래를 디딘다. 천천히 동작을 제어하면서 걷는다.

• 보도블록 위에 올린 다리의 발꿈치로 몸무게를 지탱하면서 보도블록 아래로 몸을 내린다. 이어서 보도블록 아래를 짚은 다리로 몸무게를 서서히 옮긴다.

• 발로 완전히 보도블록 아래를 디딘 후 반대편 다리를 앞으로 엇갈려 보도블록 위에 올리면서 두 번째 걸음을 시작한다.

• 정면을 바라보고 골반이 흔들리지 않게 주의하면서 몸 늘이기 자세를 유지한다.

참고 시간을 충분히 가지고 발의 위치를 잘 확인한 다음 발꿈치를 댄다. 이어 다음 걸음을 연속해 걷는다.

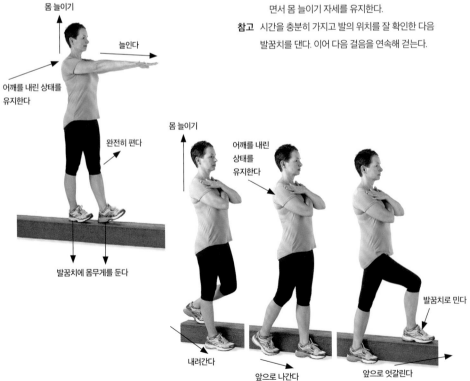

07 돌리기 동작(굽히기/펴기)

목적 양다리로 균형 잡기 및 다리 각 부위의 협동 작업을 훈련한다.

동작 • 팔은 몸 아래로 내리고 보도블록 위에서 한 다리로 선다. 척추를 세우고 배를 들이밀어 몸통이 흔들리지 않도록 한다.

    • 반대편 다리의 무릎을 허리 높이까지 올린다. 그리고 천천히 다리를 가능한 한 멀리 앞으로 뻗은 후 다리를 편 채로 몸 뒤로 끌어온다.

    • 항상 발을 든 상태를 유지하도록 주의한다.

    • 가능한 한 가장 원활한 움직임으로 동작을 제어하면서 양쪽을 번갈아 실행한다.

참고 엉덩관절을 굽히거나 펼 때 골반을 움직여서 효과가 상쇄되지 않도록 한다. 시간을 충분히 가지고 힘닿는 데까지 실행한다.

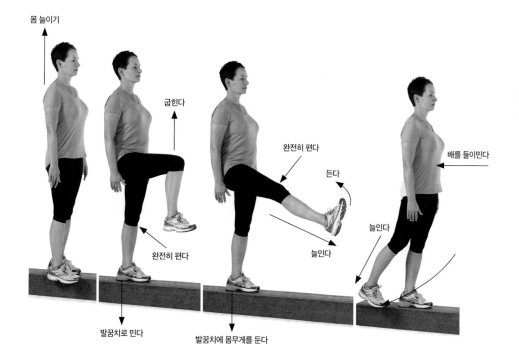

몸 늘이기

굽힌다

완전히 편다

든다

배를 들이민다

늘인다

완전히 편다

늘인다

발꿈치로 민다

발꿈치에 몸무게를 둔다

08 다리 엇갈려 걷기

근력

목적 엉덩관절벌림근 및 모음근을 자극하면서 발목 및 발 부위의 고유수용성 감각과 균형 감각을 훈련한다.

동작 • 보도블록 위에서 양팔을 벌리고 발을 앞과 뒤로 엇갈리면서 옆으로 천천히 걷는다. 이때 움직임을 조정하면서 걷는다.

• 어깨는 내리고 손바닥을 바깥쪽으로 밀면서 균형을 잡는다.

• 척추를 세우고 골반이 흔들리지 않도록 주의하면서 몸 늘이기 자세를 유지한다.

참고 시간을 충분히 가지고 발의 위치를 잘 확인한 후에 발꿈치를 딛고 다음 걸음을 연속해 걷는다.

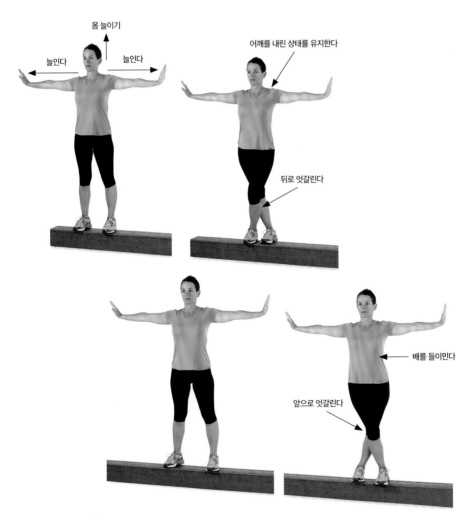

09 한 발씩 옆으로 걷기와 몸 굽히기

(근력)

목적 엉덩관절벌림근과 모음근 및 넙다리네갈래근을 자극한다. 동시에 발목 및 발 부위의 고유수용성 감각과 균형
감각을 훈련한다.

동작 ・보도블록 위에서 양팔로 머리 뒤를 짚고 한 다리씩 옆으로 벌리고 모으면서 옆으로 걷는다. 이때 동작을 제어
하면서 걷는다.

・어깨를 내리고 팔꿈치와 가슴을 잘 벌린다.

・척추를 세우고 골반이 흔들리지 않도록 주의하면서 몸 늘이기 자세를 유지한다.

・무릎을 굽혀 마치 앉은 자세처럼 골반을 뒤로 밀면서 옆으로 한 발을 딛는다. 몸무게는 발꿈치로 지탱한다.

・앞으로 숙인 몸통의 척추가 곧게 유지될 수 있도록 엉덩이가 뒤로 잘 빠졌는지 확인한다.

・등 아래가 흔들리기 전에 움직임을 멈추고 이 자세를 1초 동안 유지한다. 무릎을 펴면서 일어나고 발을 모은다.

참고 몸을 아래로 내릴 때 등을 둥글게 숙이거나 팔꿈치를 앞으로 모아서 효과가 상쇄되지 않도록 한다. 항상 척추를
곧게 세우고 골반을 뒤로 미는 데 집중한다. 필요할 경우 손으로 골반을 짚고 동작을 실행할 수 있다.

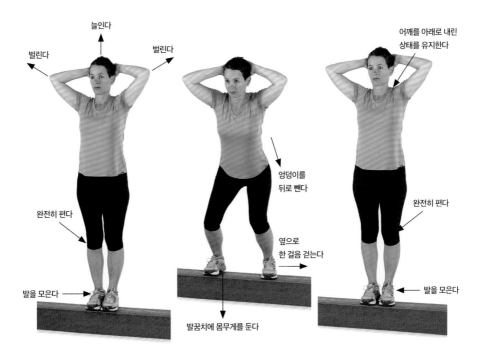

도시에서 걷기 프로그램

10 다리 펴고 한 다리로 스쿼트

근력

목적 다리의 균형 감각 및 협동 운동, 한 다리로 안정적으로 서기를 훈련한다.

동작 • 팔은 몸 아래로 향한다. 척추를 세우고 배를 들이밀면서 몸통이 흔들리지 않도록 한다.

• 몸무게를 한쪽 다리로 천천히 옮긴다. 반대편 다리를 몸 앞으로 펴면서 몸을 내린다.

• 발로 바닥을 굳건히 딛고 발꿈치로 몸무게를 확실히 지탱한다. 바닥을 민다. 몸무게가 무릎에 쏠리지 않도록 주의한다.

• 동시에 다리와 양팔을 앞으로 뻗어 균형을 잡는다. 그리고 발은 든다.

• 몸을 앞으로 숙인 상태에서 척추가 곧게 펴지도록 엉덩이를 뒤로 잘 뺀다.

• 등 아래쪽이 흔들리기 전에 움직임을 멈춘다.

• 몸을 아래로 내린 자세를 1초 동안 유지한 후 다시 일어선다. 연속 동작을 반복한다.

참고 몸이 내려올 때 등 아래가 흔들려 효과를 상쇄하지 않도록 한다. 항상 척추를 곧게 편 상태를 유지하고 골반을 뒤로 빼는 데 집중한다.

11 팔다리 펴고 아라베스크

근력

목적 다리의 균형 감각과 협동 운동, 한 다리로 안정적으로 서기를 훈련한다.

동작 • 팔은 몸 아래로 향하게 하고 한 다리로 선다. 척추를 세우고 배를 들이밀면서 몸통이 흔들리지 않도록 한다.

• 다리를 뒤로 뻗어 골반을 돌리면서 몸이 함께 움직인다.

• 동시에 양팔을 바닥을 향해 뻗는다. 이때 어깨는 내린 상태를 유지한다. 그리고 등 아래가 흔들려 효과가 상쇄되기 전에 동작을 멈춘다.

• 발은 바닥을 굳건히 딛고 발꿈치에 몸무게를 둔다. 그리고 뒤로 뻗은 다리의 발은 굽힌 상태를 유지한다.

• 발꿈치와 머리끝을 늘여서 머리, 몸통, 다리가 일직선을 이루도록 한다.

• 이 자세를 1초 동안 유지한 후 제자리로 돌아온다. 다리를 바꾸어 연속 동작을 반복한다.

참고 몸을 숙인 상태에서도 척추를 곧게 펼 수 있도록 엉덩이를 내민다.

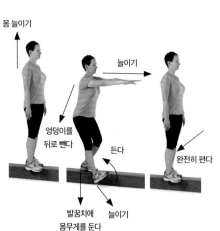

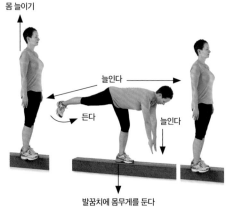

12 선 자세로 허리근 스트레칭

(마무리)

목적 선 자세로 엉덩관절굽힘근(허리근과 엉덩근)을 스트레칭한다.

동작 • 한 다리를 앞으로 약간 내디딘 자세에서 손으로 골반 위를 짚는다. 내디딘 다리로 몸무게를 살짝 옮긴다. 그리고 엉덩이를 꽉 조여서 골반이 흔들리지 않도록 한다(배를 들이민다).
 • 배 아래쪽 또는 허벅지 뒤에서 위쪽으로 땅기는 느낌이 들 때까지 골반을 뒤로 돌린다. 이때 몸을 세우고 몸통은 곧게 세운 상태를 유지하도록 한다.
 • 몸통을 앞으로 숙이지 않도록 주의하면서 이 자세를 몇 초 동안 유지한다.

참고 스트레칭하려는 다리를 너무 벌리지 않는다. 약간만 벌려도 충분하다. 깊숙이 땅기는 느낌을 받기 위해서는 척추를 곧게 세우면서 골반을 돌리는 동작에 집중한다.

13 기대어 서서 넙다리네갈래근 스트레칭

(마무리)

목적 다리의 균형 감각과 협동 운동, 한 다리로 안정적으로 서기를 훈련한다.

동작 • 벽 앞 또는 옆에 서서 스트레칭하려는 다리가 있는 쪽 팔로 벽을 짚는다.
 • 스트레칭하려는 다리의 발목을 잡고 엉덩이를 꽉 조여 골반이 흔들리지 않도록 한다(배를 들이민다).
 • 허벅지 앞이 땅기는 느낌이 들 때까지 골반을 뒤로 돌린다. 이때 몸을 세우고 몸통을 곧게 세운 상태를 유지하도록 한다.
 • 이 자세를 몇 초 동안 유지한다.
 • 반대편 무릎이 젖혀지지 않도록 주의한다.

참고 발을 엉덩이 쪽으로 당기려고 하지 않는다. 깊숙이 땅기는 느낌을 받기 위해서는 척추를 곧게 세우고 골반을 돌리는 동작에 집중한다.

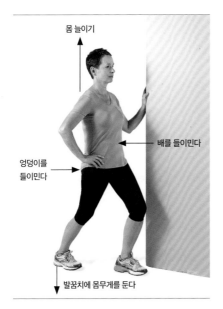

몸 늘이기
배를 들이민다
엉덩이를 들이민다
발꿈치에 몸무게를 둔다

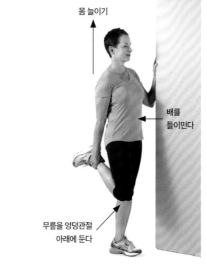

몸 늘이기
배를 들이민다
무릎을 엉덩관절 아래에 둔다

14 기대어 서서 벌림근 스트레칭

(마무리)

목적 이 운동은 서서 기댄 자세에서 엉덩관절벌림근(중간볼기근과 넙다리근막긴장근)을 스트레칭한다.

동작 • 앞 또는 옆에 서서 스트레칭하려는 다리 쪽에 있는 팔로 벽을 짚는다.
• 반대편 발을 앞에서 옆으로 엇갈려 딛고 엉덩이를 꽉 조여 골반이 흔들리지 않도록 한다(배를 들이민다).
• 스트레칭하려는 다리(벽 쪽에 있는 다리)의 골반 쪽으로 무게가 쏠리도록 하면서 골반이 서서히 벽 쪽으로 향하게 한다.
• 이 자세를 몇 초 동안 유지한다. 무릎을 완전히 편 상태를 유지한다.

참고 몸통을 기울일 때 자세가 흐트러지지 않도록 한다. 깊숙이 땅기는 느낌을 갖기 위해서는 몸통을 곧게 잘 유지하고 엉덩관절을 더 민다.

15 기대어 서서 장딴지근 강하게 스트레칭

(마무리)

목적 서서 벽에 기댄 자세에서 발목 및 발의 폄근(장딴지근과 발가락폄근)을 스트레칭한다.

동작 • 벽 앞에 서서 양 팔꿈치로 벽에 기댄다. 스트레칭하려는 다리의 발을 구부려 벽에 댄다.
• 발꿈치를 바닥에 댄 상태를 유지하고 몸무게 대부분은 뒤에 있는 다리가 지탱한다.
• 앞에 있는 다리를 곧게 편 상태로 유지하면서 발목 또는 발아래가 땅기는 느낌이 들 때까지 서서히 앞으로 나간다.
• 이 자세를 몇 초 동안 유지한다. 앞에 있는 무릎이 완전히 편 상태를 유지하는지 확인한다.
• 뒤 근육이 잘 펴지도록 운동하는 동안 골반이 앞으로 돌아간 상태를 유지하도록 주의한다.

참고 발목이나 발에서 땅기는 느낌을 잘 느끼기 위해 벽에 댄 발가락을 누르는 정도를 달리해본다.

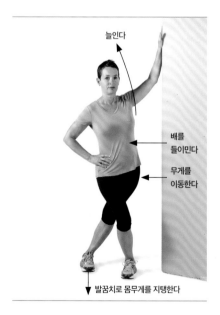

늘인다
배를 들이민다
무게를 이동한다
발꿈치로 몸무게를 지탱한다

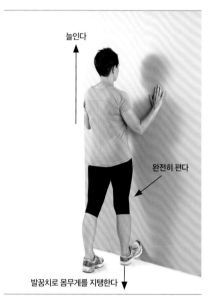

늘인다
완전히 편다
발꿈치로 몸무게를 지탱한다

배낭 메고 오솔길 걷기 프로그램

이 프로그램은 자연 속에서 배낭(장비)을 메고 걸으면서 돌과 나무를 활용해 운동을 할 수 있도록 구성되었다. 여러분이 발견하게 될 오솔길 경로가 매우 다양할 수 있으므로, 운동을 알맞게 선택하거나 순서를 바꿀 수 있다. 그리고 배낭을 활용할 수도 있다. 특히 무거운 배낭을 활용해 움직임에 무게를 추가하는 용도로 사용해도 좋다. 이 프로그램에서는 팔 근육을 강화하는 운동을 비중 있게 다루므로 배낭이 좋은 도구가 될 수 있다.

　　표 9.2에서 두 번째 열에 숫자와 함께 표시한 운동들은 다음 페이지에서 자세히 소개한다.

단계	활동	추천
준비 운동	걷기	2~3 보그
	1. 팔을 함께 움직이면서 무릎 들기	5~15회 반복
	걷기	3~4 보그
	2. 다리 펴고 옆으로 흔들기(나무를 잡고 하는 동작)	5~15회 반복
	3. 다리 펴고 앞뒤로 흔들기(나무를 잡고 하는 동작)	5~15회 반복
	걷기	4~5 보그
	4. 나무에서 발 멀리 두고 무릎 들기	5~15회 반복
	5. 나무에 발 가까이 대고 무릎 들기	5~15회 반복
근력 운동	걷기	5~6 보그
	6. 한 다리씩 내디디며 걷기	5~15회 반복
	7. 양손으로 골반 짚고 다리 내딛기	5~15회 반복
	걷기	6~7 보그
	8. 나무에서 발 멀리 두고 팔로 밀기	5~15회 반복
	9. 나무에 발 가까이 대고 팔굽혀펴기	5~15회 반복
	걷기	7~8 보그
	10. 다리 내딛기, 돌 위에 올라가서 무릎 들기	5~15회 반복
	11. 돌 위에서 한 다리로 스쿼트	5~15회 반복
마무리 운동	걷기	1~2 보그
	12. 돌 위에서 허리근과 큰볼기근 스트레칭	30~60초
	13. 나무 잡고 장딴지근 스트레칭	30~60초
	14. 돌 위에서 넓적다리 뒤 근육 스트레칭	30~60초
	15. 나무 짚고 넙다리네갈래근 스트레칭	30~60초

표 9.2 배낭 메고 오솔길 걷기 프로그램

배낭 메고 오솔길 걷기 프로그램

01 팔을 함께 움직이면서 무릎 들기
_{준비}

목적 협동 운동, 한 다리로 균형 잡기, 팔다리를 분리(오른쪽/왼쪽)해 움직이기를 훈련한다.

동작 · 동작을 제어하면서 한쪽 무릎을 허리 높이까지 올린다. 이때 반대편 팔을 함께 움직인다(손을 벌리고 팔꿈치를 굽힘).

· 무릎을 든 상태에서 1초 동안 동작을 멈춘 후 내린다. 다리를 움직이는 동안 발은 든 상태를 유지한다.

· 항상 몸 늘이기 자세를 유지하는지 확인한다. 동작을 제어하면서 가능한 한 원활하게 양쪽을 번갈아 실행한다.

참고 동작을 하는 동안 골반이 흔들려 효과를 상쇄하지 않도록 한다. 지탱하는 다리의 발꿈치를 몸의 중심축 방향으로 잘 민다. 그리고 머리를 들어 몸 늘이기 자세를 한다.

02 다리 펴고 옆으로 흔들기
(나무를 잡고 하는 동작)
_{준비}

목적 이 운동은 고유수용성 감각을 훈련하고 엉덩관절의 모음근과 벌림근을 자극하면서 팔을 준비 운동시킨다.

동작 · 양손으로 나무를 붙잡는다. 양발을 골반 너비로 벌린다.

· 동작을 제어하면서 다리를 안에서 바깥 방향으로 흔든다.

· 엉덩이를 꽉 조인다. 동작 내내 양손으로 잘 잡아서 뒤로 돌아간 골반이 흔들리지 않도록 한다.

· 몸 늘이기 자세를 계속 유지하고, 동작을 실행하는 동안 발을 든 상태를 유지하는지 확인한다.

· 손으로 나무를 잘 붙잡아 몸이 흔들리지 않도록 한다. 한 다리로 반복 횟수를 모두 실행한 후에 다리를 바꾸어 실행한다.

참고 다리를 지나치게 흔들지 않는다. 다리를 흔들 때 가능한 한 골반이 기울지 않도록 한다.

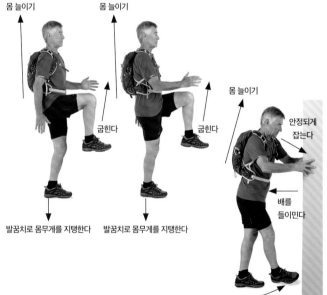

몸 늘이기   몸 늘이기

굽힌다   굽힌다

발꿈치로 몸무게를 지탱한다   발꿈치로 몸무게를 지탱한다

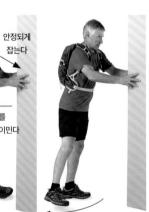

몸 늘이기

안정되게 잡는다

배를 들이민다

안쪽으로   바깥쪽으로

배낭 메고 오솔길 걷기 프로그램

03 다리 펴고 앞뒤로 흔들기
(나무를 잡고 하는 동작)

 준비

목적 고유수용성 감각을 훈련하고 엉덩관절의 굽힘근과 폄근을 자극한다. 팔을 준비 운동시킨다.

동작 · 양손으로 나무를 붙잡고 양발을 골반 너비로 벌린다.

· 동작을 제어하면서 다리를 앞에서 뒤로 흔든다.

· 엉덩관절을 굽힐 때 엉덩이를 뒤로 빼고 골반을 앞으로 굴리면서 다리 뒤 근육을 스트레칭한다.

· 엉덩관절을 펼 때는 엉덩이를 꽉 조이고 골반을 뒤로 굴리면서 다리 앞 근육을 스트레칭한다.

· 손으로 나무를 잘 잡고 몸이 흔들리지 않도록 한다. 한 다리로 반복 횟수를 모두 실행한 후에 다리를 바꾸어 실행한다.

참고 동작을 실행하는 내내 몸 늘이기 자세를 유지하고 발은 든 상태를 유지하면서 다리를 움직인다.

04 나무에서 발 멀리 두고 무릎 들기

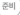 준비

목적 엉덩관절의 움직임 폭을 넓히고 팔을 안정적으로 사용할 수 있도록 한다. 밀기 운동을 준비한다.

동작 · 양손으로 나무를 붙잡는다. 양발을 골반 너비로 벌린다.

· 양 발꿈치로 바닥을 밀면서 척추를 세워 몸 늘이기 자세를 한다. 어깨를 가능한 한 아래로 내리면서 흔들리지 않도록 한다.

· 척추를 곧게 유지하고 어깨가 흔들리지 않도록 하면서 천천히 무릎을 든다.

· 동작 내내 발을 든 상태를 유지한다. 이 자세를 1초 동안 유지한다.

· 발을 바닥에 내리고 다리를 바꾸어 동작을 실행한다.

참고 가능한 한 척추를 일직선으로 유지하고 팔을 편 상태로 유지한다.

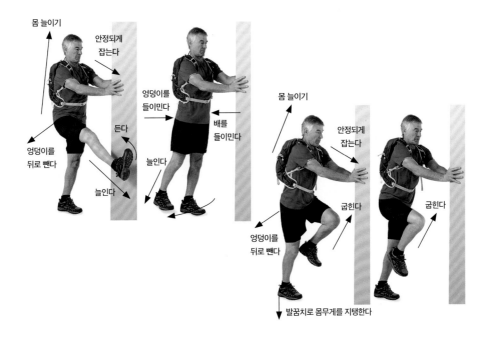

05 나무에 발 가까이 대고 무릎 들기

준비

목적 엉덩관절의 움직임 폭을 넓히고 팔을 안정적으로 사용할 수 있도록 한다. 팔굽혀펴기 운동을 준비한다.

동작 • 양손으로 나무를 붙잡는다. 팔은 펴고 발은 나무 가까이에 둔다.

  • 양 발꿈치로 바닥을 밀면서 척추를 세워 몸 늘이기 자세를 한다. 어깨는 가능한 한 아래로 내리고 흔들리지
  않도록 한다.

  • 척추를 곧게 유지하고 어깨가 흔들리지 않도록 하면서 천천히 무릎을 든다.

  • 무릎을 드는 동안 손가락으로 나무를 잘 잡는다. 이 자세를 1초 동안 유지한다.

  • 발을 바닥에 내려놓는다. 다리를 바꾸어 반복한다.

참고 가능한 한 척추가 일직선을 이루게 하고 팔은 편 상태를 유지한다.

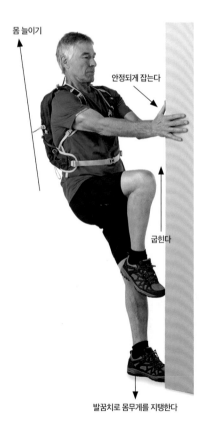

몸 늘이기

안정되게 잡는다

굽힌다

발꿈치로 몸무게를 지탱한다

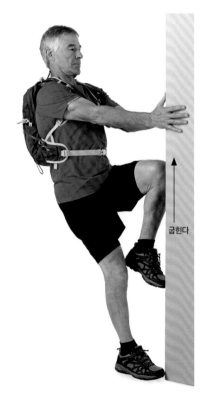

굽힌다

배낭 메고 오솔길 걷기 프로그램

06 한 다리씩 내디디며 걷기

근력

목적 오르막길에 적응할 수 있게 돕고, 엉덩관절의 굽힘근과 폄근(허리근, 엉덩근, 큰볼기근), 발목폄근(장딴지근과 가자미근)을 강하게 스트레칭한다.

동작 • 보폭을 크게 하면서 천천히 걷는다.
- 앞에 있는 무릎을 서서히 굽히면서 뒤에 있는 무릎은 편다. 이때 양 발꿈치로 바닥을 잘 딛는다.
- 양손을 무릎 위에 얹고 누르면서 몸무게를 앞에 있는 다리로 옮긴다.
- 뒤에 있는 다리의 무릎이 땅기는 느낌이 들 때까지 양 무릎 사이를 벌린다. 이 자세를 1초 동안 유지한다.
- 다리를 바꾸어 연속 동작을 반복한다. 항상 정면을 응시하고 척추를 곧게 세운다.

참고 양 무릎 사이를 잘 벌려서 뒤에 있는 다리의 허벅지 위와 앞에 있는 다리의 볼기 부위가 땅기는 느낌이 들도록 한다.

07 양손으로 골반 짚고 다리 내딛기

근력

목적 균형 감각을 단련한다. 골반이 흔들리지 않도록 양손으로 지탱하면서 한 다리를 안정적으로 쓸 수 있게 한다.

동작 • 양손으로 골반을 짚고 뒤로 돌아간 골반이 흔들리지 않도록 한다(엉덩이를 꽉 조이고 배를 들이민다).
- 천천히 동작을 제어하면서 한 발을 내디디고 내디딘 다리의 발꿈치로 몸무게를 옮긴다. 뒤에 있는 다리의 발꿈치를 들면서 무릎을 굽힌다.
- 뒤에 있는 다리의 무릎은 엉덩관절 아래에 둔다. 골반 또는 배가 흔들리기 전에 동작을 멈춘다.
- 이 자세를 1초 동안 유지한다. 앞에 있는 다리의 발꿈치를 밀고 몸을 앞으로 내밀면서 일어난다. 다리를 바꾸어 동작을 반복한다.
- 발로 바닥을 잘 딛고 있는지 확인한다. 균형을 잘 잡고 무릎이 올바른 위치에 오도록 집중한다.
- 가능한 한 뒤에 있는 무릎은 엉덩관절 아래, 앞에 있는 무릎은 발 위에 오도록 한다.

참고 몸이 앞으로 쏠리거나 몸무게가 발가락에 실리지 않도록 주의한다. 항상 척추를 바로 세운다.

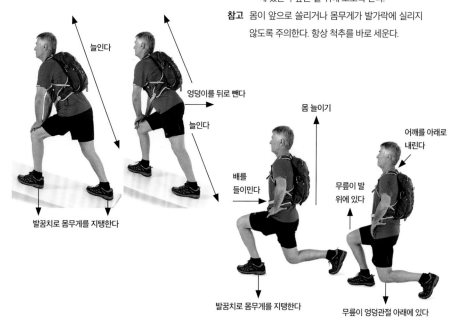

늘인다

늘인다

엉덩이를 뒤로 뺀다

늘인다

발꿈치로 몸무게를 지탱한다

몸 늘이기

배를 들이민다

어깨를 아래로 내린다

무릎이 발 위에 있다

발꿈치로 몸무게를 지탱한다

무릎이 엉덩관절 아래에 있다

08 나무에서 발 멀리 두고 팔로 밀기

근력

목적 팔(세갈래근과 가슴근)을 자극하면서 고유수용성 감각을 훈련하고 바른 자세를 잡을 수 있게 한다.

동작 • 양손으로 나무를 붙잡는다. 팔을 펴고 발은 골반 뒤에 둔다.
  • 양 발꿈치로 바닥을 밀면서 척추를 세워 몸 늘이기 자세를 한다. 어깨를 가능한 한 아래로 내려 흔들리지 않도록 한다.
  • 무릎을 몸 쪽으로 끌어오면서 서서히 굽힌다. 이때 척추와 어깨가 흔들리지 않도록 한다.
  • 손바닥으로 나무를 잘 밀면서 이 자세를 1초 동안 유지한다.
  • 팔꿈치가 완전히 펴질 때까지 몸을 든다.

참고 가능한 한 동작 내내 척추와 다리가 일직선을 이루도록 한다.

09 나무에 발 가까이 대고 팔굽혀펴기

근력

목적 이 운동은 엉덩관절의 움직임 폭을 넓히고 팔을 안정적으로 사용할 수 있게 한다. 밀기 운동을 준비한다.

동작 • 양손으로 나무를 붙잡는다. 팔꿈치는 굽히고 발은 나무 가까이에 둔다.
  • 양 발꿈치로 바닥을 밀면서 척추를 세워 몸 늘이기 자세를 한다. 어깨를 가능한 한 아래로 내려 흔들리지 않도록 한다.
  • 서서히 팔꿈치를 펴면서 몸을 나무에서 떨어뜨린다. 이때 척추와 어깨가 흔들리지 않도록 자세를 유지한다.
  • 손가락으로 나무를 잘 붙잡는다. 이 자세로 1초 동안 버틴다.
  • 팔로 몸을 끌어서 시작 자세로 돌아온다.

참고 가능한 한 동작 내내 척추와 다리가 일직선을 이루도록 한다.

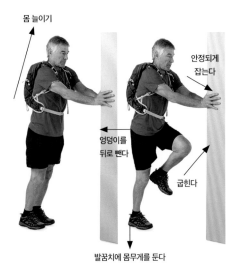

몸 늘이기

안정되게 잡는다

엉덩이를 뒤로 뺀다

굽힌다

발꿈치에 몸무게를 둔다

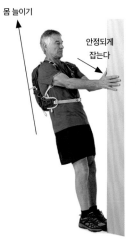
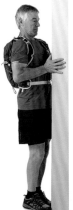

몸 늘이기

안정되게 잡는다

10 다리 내딛기, 돌 위에 올라가서 무릎 들기

근력

목적 균형 감각을 훈련하고, 양손으로 골반을 안정적으로 잡고 한 다리로 안정적으로 서게 한다. 엉덩관절의 움직임
폭을 넓히는 데 도움이 된다.

동작
- 높은 면(벽돌 등) 앞에서 한 다리를 내디디고 뒤에 있는 다리의 무릎을 굽혀 몸을 내린다. 양손으로 엉덩관절
  위를 짚어서 골반이 흔들리지 않도록 한다(엉덩이를 꽉 조이고 배는 들이민다).
- 내디딘 다리의 발꿈치로 밀면서 다른 발을 높은 면 위에 올린다.
- 몸무게를 앞에 있는 다리로 서서히 옮긴 후 발꿈치로 밀면서 반대편 다리를 올린다.
- 반대편 다리의 무릎을 들고 동작을 멈춘다. 이 자세를 1초 동안 유지한다.
- 무릎을 몸 뒤로 펴면서 발을 바닥에 내디디며 내려온다.
- 내려오는 동안 발을 바닥에 안정적으로 디딜 수 있도록 엉덩이를 뒤로 빼고 척추를 바로 세우도록 한다.
- 척추를 세운 자세를 유지하면서 균형을 잡는 데 집중한다.

참고 내디딘 다리의 무릎에 몸무게가 쏠리거나 뒤에 있는 다리의 발가락 끝으로 몸을 밀어서 몸을 일으키지 않도록
한다.

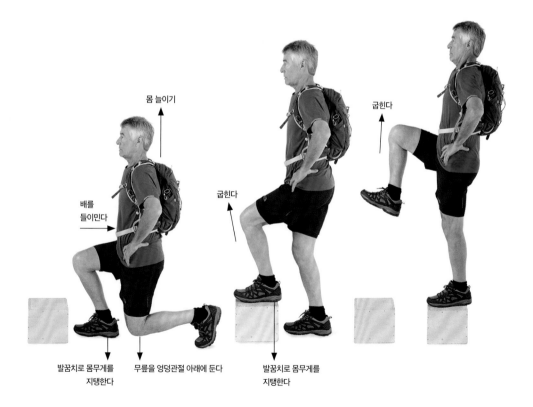

몸 늘이기

굽힌다

굽힌다

배를
들이민다

발꿈치로 몸무게를
지탱한다

무릎을 엉덩관절 아래에 둔다

발꿈치로 몸무게를
지탱한다

11 돌 위에서 한 다리로 스쿼트

근력

목적 균형 감각 및 협동 운동을 훈련하고 한 다리로 안정적으로 설 수 있게 한다.

동작
- 한 발을 높은 면 위에 올린다. 두 팔은 몸 아래로 향하고 척추를 세워 몸통이 흔들리지 않도록 한다.
- 몸을 지탱하는 다리의 발꿈치에 서서히 몸무게를 옮기면서 몸을 숙인다. 이때 양팔을 펴고 반대편 다리는 몸 앞에 오게 한다.
- 발로 바닥을 잘 딛도록 한다. 몸무게가 무릎에 쏠리지 않도록 주의한다.
- 동시에 다리와 양팔을 앞으로 뻗으면서 균형을 잡는다. 발은 든 상태를 유지한다.
- 엉덩이를 뒤로 빼고 척추를 곧게 편 상태를 유지하면서 몸을 앞으로 숙이도록 주의한다. 등 아래가 흔들려 효과가 상쇄되기 전에 동작을 멈춘다.
- 몸을 숙인 자세를 1초 동안 유지한 후 몸을 든다. 연속 동작을 반복한다.

참고 몸을 숙일 때 등 아래가 흔들려 효과가 상쇄되지 않도록 한다. 항상 척추를 곧게 편 상태로 유지하고 골반을 뒤로 옮기는 데 집중한다.

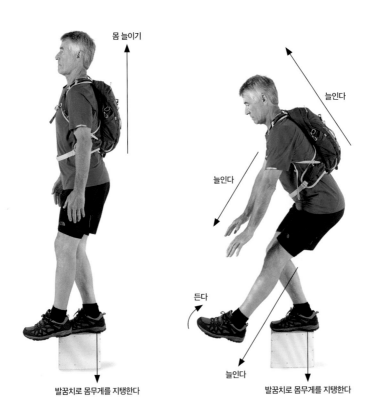

몸 늘이기

늘인다

늘인다

든다

늘인다

발꿈치로 몸무게를 지탱한다

발꿈치로 몸무게를 지탱한다

12 돌 위에서 허리근과 큰볼기근 스트레칭

마무리

목적 높은 면 위에서 엉덩관절의 굽힘근 및 폄근(허리근, 엉덩근, 볼기근)을 스트레칭한다.

동작 • 한 발을 높은 면 위에 올린다. 양손으로 앞 허벅지 위를 짚고 팔꿈치는 굽힌다.
• 척추를 펴고 몸무게를 앞에 있는 다리로 서서히 옮긴다.
• 몸통을 곧게 편 상태를 유지하고 몸무게를 무릎이나 발가락으로 밀지 않도록 주의한다.
• 앞에 있는 다리의 볼기 부위나 반대편 다리 허벅지 윗부분이 땅기는 느낌이 들 때까지 엉덩관절을 벌린다.
• 이 자세를 몇 초 동안 유지한다. 몸통을 앞으로 숙이거나 무릎을 젖히지 않도록 주의한다.

참고 양 발꿈치와 머리끝을 양쪽으로 당기면서 몸 늘이기 자세를 하는 것을 잊지 않는다.

13 나무 잡고 장딴지근 스트레칭

마무리

목적 서서 기댄 자세로 발목 및 발의 폄근(장딴지근과 발가락폄근)을 스트레칭한다.

동작 • 나무 앞에 서서 한 발을 나무에 대고 양손으로 잘 붙잡는다(팔꿈치를 굽힌다).
• 양 발꿈치를 바닥에 댄 상태를 유지한다. 뒤에 있는 다리로 몸무게 대부분을 지탱하고 이 자세에서 서서히 몸을 앞으로 향하게 한다.
• 발목이나 발아래가 땅기는 느낌이 들 때까지 앞에 있는 다리를 곧게 편 상태를 유지한다.
• 이 자세를 몇 초 동안 유지한다. 앞에 온 무릎이 완전히 펴진 상태를 유지하도록 주의한다.
• 동작 내내 앞으로 돌아간 골반(엉덩이를 뒤로 뺌)을 유지해 다리 뒤 근육을 잘 펼 수 있도록 한다.

참고 나무에 댄 발가락으로 미는 힘을 달리하면서 발목 또는 발이 땅기는 느낌을 갖는다.

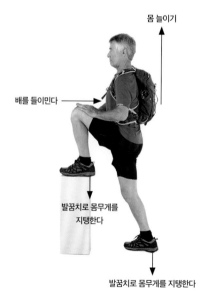

몸 늘이기

배를 들이민다

발꿈치로 몸무게를 지탱한다

발꿈치로 몸무게를 지탱한다

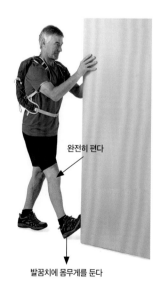

완전히 편다

발꿈치에 몸무게를 둔다

14 돌 위에서 넓적다리 뒤 근육 스트레칭

마무리

목적 높은 면 위에 서서 엉덩관절폄근(큰볼기근)과 무릎
굽힘근(넓적다리 뒤 근육)을 스트레칭한다.

동작 • 스트레칭하려는 다리를 높은 면 위에 올리고 선
다. 이때 다리는 펴고 양손을 다리 위(무릎보다
위)에 얹는다.

• 스트레칭하려는 다리의 무릎을 편 상태에서 발
을 자신의 몸 쪽으로 끌어온다. 다리 뒤가 땅기
는 느낌이 들 때까지 골반과 발꿈치를 양끝으로
늘인다.

• 뒷다리로 몸무게를 지탱하고 앞다리 뒷부분이
스트레칭되는 느낌이 들 때까지 골반과 발꿈치
사이를 멀어지게 한다.

• 이 자세를 몇 초 동안 유지한다.

• 반대편 다리의 무릎을 젖히지 않도록 주의한다.

참고 높이가 너무 높은 물체 위에 발을 올리지 않는다.
이 운동에서는 높이가 중요하지 않다. 오히려 골
반을 뒤로 돌리는 동작을 잘해야 효과적이다. 몸
통을 앞으로 굽히기보다는 배 아래를 많이 들이밀
어야 더 효과적으로 스트레칭할 수 있다.

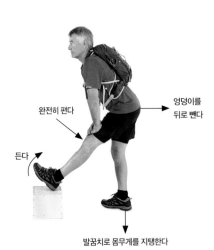

완전히 편다

든다

엉덩이를
뒤로 뺀다

발꿈치로 몸무게를 지탱한다

15 나무 짚고 넙다리네갈래근 스트레칭

마무리

목적 나무에 기대어 선 자세로 무릎폄근(넙다리곧은근과
넓은근)을 스트레칭한다.

동작 • 나무를 마주 보고 서서 스트레칭하려는 다리 쪽
에 있는 팔로 나무를 짚는다.

• 스트레칭하려는 다리의 발목을 잡고 엉덩이를
꽉 조여 골반이 흔들리지 않도록 한다(배를 들이
민다).

• 몸통을 곧게 세운 상태를 유지하고 허벅지 앞이
땅기는 느낌이 들 때까지 골반을 뒤로 돌리면서
몸을 세운다.

• 이 자세를 몇 초 동안 유지한다. 반대편 무릎을
젖히지 않도록 주의한다.

참고 발을 엉덩이 쪽으로 당기려고 하지 않는다. 깊숙
이 땅기는 느낌을 갖기 위해서는 골반 돌림과 척
추 세우기에 집중한다.

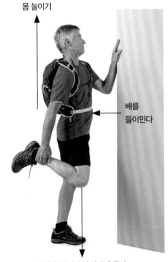

몸 늘이기

배를
들이민다

무릎을 엉덩관절 아래에 둔다

스틱을 이용한 오솔길 걷기 프로그램

이 프로그램은 자연 속에서 워킹 스틱(장비)의 도움을 받으며 걷고, 돌(훈련 도구)을 활용해 운동할 수 있도록 구성되었다. 배낭을 이용해 몸에 짊어질 무게를 늘리거나 팔 운동을 할 때 소도구로 사용할 수도 있다. 우리가 엄선한 운동에서는 워킹 스틱을 이용해 스트레칭하는 동작이 포함되어 있다.

표 9.3에서 두 번째 열에 숫자와 함께 표시한 운동들은 다음 페이지에서 자세히 소개한다.

단계	활동	추천
준비 운동	걷기	2~3 보그
	1. 스틱으로 다리 끌어올리기	5~15회 반복
	걷기	3~4 보그
	2. 무릎 들고 발목 굽히기/펴기	5~15회 반복
	3. 무릎 들고 엉덩관절 돌리기	5~15회 반복
	걷기	4~5 보그
	4. 발 모으고 발꿈치/엉덩이 부위 운동하기	5~15회 반복
	5. 엉덩관절 굽히고 무릎 펴기	5~15회 반복
	걷기	5~6 보그
	6. 다리 펴고 앞뒤로 흔들기	5~15회 반복
	7. 팔다리 펴고 아라베스크	5~15회 반복
근력 운동	걷기	6~7 보그
	8. 스틱을 이용해 스쿼트	5~15회 반복
	9. 스틱 잡고 다리 내딛기	5~15회 반복
	걷기	7~8 보그
	10. 다리를 내딛은 자세에서 팔 뻗고 발목 펴기	5~15회 반복
	11. 돌 위에 올라서서 머리 위로 팔 들기	5~15회 반복
마무리 운동	걷기	1~2 보그
	12. 스틱 잡고 넙다리네갈래근 스트레칭	30~60초
	13. 스틱 잡고 벌림근 스트레칭	30~60초
	14. 스틱 잡고 다리 뒤 근육 스트레칭	30~60초
	15. 스틱 잡고 장딴지근 스트레칭	30~60초

표 9.3 스틱을 이용한 오솔길 걷기 프로그램

01 스틱으로 다리 끌어올리기

준비

목적 한 다리로 균형 잡기를 훈련하고 엉덩관절의 주요 폄근(큰볼기근)을 활기차게 스트레칭하면서 운동을 준비한다.

동작 • 한 다리로 균형을 잡고 선다. 스틱을 무릎 아래에 두고 양손으로 잡는다.

  • 엉덩이를 뒤로 빼서 앞으로 돌아간 골반 자세를 유지한다. 엉덩이 부위가 땅기는 느낌이 들 때까지 양 팔꿈치
  를 굽히면서 서서히 다리를 몸 쪽으로 당긴다.

  • 몸통을 바르게 세운다. 어깨를 아래로 내리고 앞으로 쏠리지 않도록 주의한다.

  • 몸을 잘 펴면서 이 자세를 몇 초 동안 유지한다.

참고 몸을 지탱하는 다리의 무릎이 젖혀져 동작을 방해하지 않도록 주의한다. 끌어올린 다리의 발은 든 상태를 유지
하도록 한다.

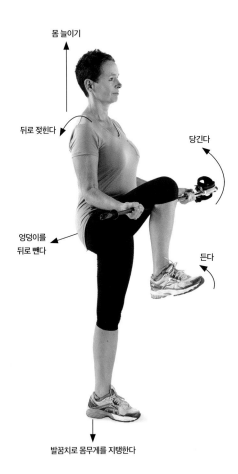

몸 늘이기

뒤로 젖힌다

당긴다

엉덩이를
뒤로 뺀다

든다

발꿈치로 몸무게를 지탱한다

02 무릎 들고 발목 굽히기/펴기

준비

목적 엉덩관절 움직임의 폭을 넓힐 수 있도록 돕고, 발목 및 발 부위의 고유수용성 감각을 훈련한다.

동작 • 팔꿈치를 굽히고 스틱을 잡는다. 스틱과 발로 삼각형을 이루고 안정적으로 선다.

　　• 천천히 한 다리를 든다. 이때 발이 무릎 아래에 놓인 상태를 유지한다.

　　• 무릎을 허리 높이까지 든 후 발을 모아서 바닥을 향해 찌른다. 이어서 몸을 지탱하는 다리의 발목을 편다.

　　• 이 자세를 1초 동안 유지한 후 무릎을 든 다리의 발목을 굽히고 지탱하는 다리의 발꿈치는 바닥에 댄다.

　　• 다리를 바닥에 내린 후 다리를 바꾸어 연속 동작을 반복한다.

참고 동작 내내 골반이 흔들려 효과를 상쇄하지 않도록 주의한다. 몸을 지탱하는 다리의 발꿈치를 몸 중심축 방향으로 잘 민다. 그리고 머리를 들어 몸 늘이기 자세를 한다.

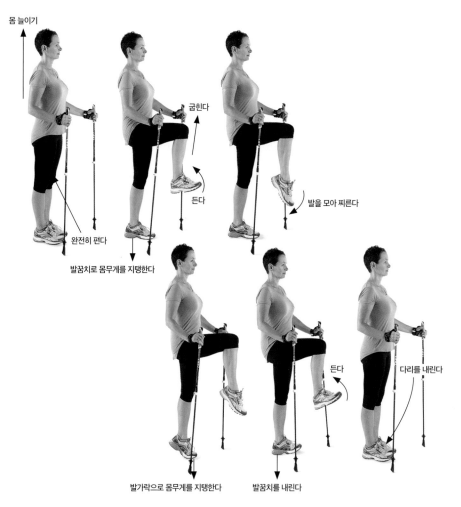

몸 늘이기

완전히 편다

발꿈치로 몸무게를 지탱한다

든다

굽힌다

든다

발을 모아 찌른다

발가락으로 몸무게를 지탱한다

든다

발꿈치를 내린다

다리를 내린다

03 무릎 들고 엉덩관절 돌리기

준비

목적 엉덩관절 움직임 폭을 넓힐 수 있도록 돕고, 엉덩관절의 안정성 및 고유수용성 감각을 훈련한다.

동작 • 팔꿈치를 굽히고 스틱을 잡는다. 스틱과 발로 삼각형을 이루고 안정적으로 선다.

　　　 • 천천히 한 다리를 든다. 이때 발은 무릎 아래에 놓인 상태를 유지한다.

　　　 • 무릎을 허리 높이까지 올리고 엉덩관절을 안쪽과 바깥쪽으로 돌린 후 발을 바닥에 내린다.

　　　 • 가능한 한 동작을 제어하면서 원활하게 양쪽을 번갈아 실행한다.

　　　 • 몸 늘이기 자세를 잘 유지하고 운동 내내 골반이 흔들리지 않도록 주의한다.

참고 특히 엉덩관절을 돌리는 동안 골반이 기울어질 수 있으므로 골반이 제자리에 위치하도록 주의한다. 골반을 아래로 내리고 몸을 지탱하는 다리의 발꿈치를 몸 중심축 방향으로 밀면서 몸 늘이기 자세를 유지한다.

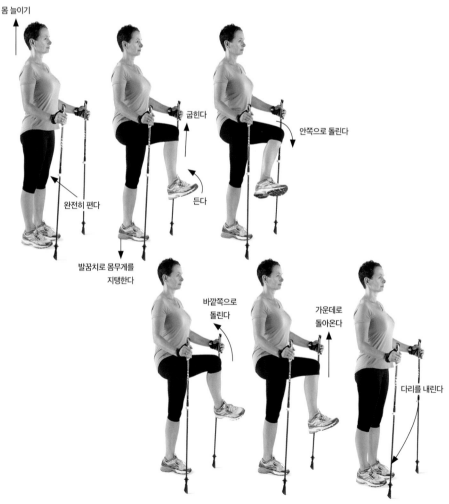

04 발 모으고 발꿈치/엉덩이 부위 운동하기

준비

목적 조정 능력을 훈련하고 무릎폄근(넙다리네갈래근)과 발굽힘근(앞정강근과 발가락폄근)을 활기차게 스트레칭한다.

동작 • 척추를 세우고 배를 들이밀면서 몸통을 안정적으로 세운다.

　　 • 발바닥을 엉덩이 쪽으로 든다. 이때 골반이나 배가 앞으로 밀리지 않도록 주의한다.

　　 • 엉덩이를 꽉 조여 골반이 흔들리지 않도록 한다. 동작 내내 발을 모아 찌르는 자세를 한다.

　　 • 무릎을 몸 뒤로 보내지 않도록 주의한다. 무릎을 골반 아래에 두거나 약간 앞에 둔 상태를 유지한다.

　　 • 양쪽을 번갈아 가면서 실행한다.

참고 시간을 충분히 가지고 동작을 정확하게 실행한다. 동작이 흐트러지지 않도록 주의한다. 배를 잘 들이밀고 무릎을 굽히면 허벅지 앞이 점점 더 땅기는 느낌을 받을 수 있다.

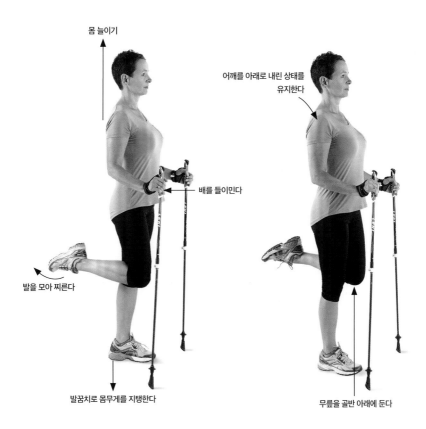

몸 늘이기

어깨를 아래로 내린 상태를 유지한다

배를 들이민다

발을 모아 찌른다

발꿈치로 몸무게를 지탱한다

무릎을 골반 아래에 둔다

05 엉덩관절 굽히고 무릎 펴기

준비

목적 고유수용성 감각 및 균형 감각을 훈련하고 다리 뒤 근육(넓적다리 뒤 근육과 장딴지근)을 활기차게 스트레칭한다.

동작 • 팔꿈치를 굽히고 스틱을 잡는다. 스틱과 발로 삼각형을 이루고 안정적으로 선다.

• 천천히 다리를 든다. 이때 발은 무릎 아래에 둔다.

• 무릎을 허리 높이까지 든 후 다리를 천천히 앞으로 뻗는다. 이때 발을 든 상태를 유지하도록 주의한다.

• 이 자세를 1초 동안 유지한 후 발을 천천히 바닥에 놓는다.

• 최대한 동작을 제어하면서 원활하게 움직이며 양쪽을 번갈아 실행한다.

• 몸 늘이기 자세를 유지하도록 한다. 몸을 지탱하는 다리의 발로 단단히 바닥을 짚어 몸을 안정적으로 세운다.

참고 다리를 펼 때 등 아래나 골반이 흔들려 효과를 상쇄하지 않도록 한다. 몸을 지탱하는 다리의 발꿈치를 몸 중앙 축 방향으로 밀면서 몸 늘이기 자세를 유지한다. 시간을 충분히 가지고 힘닿는 데까지 실행한다.

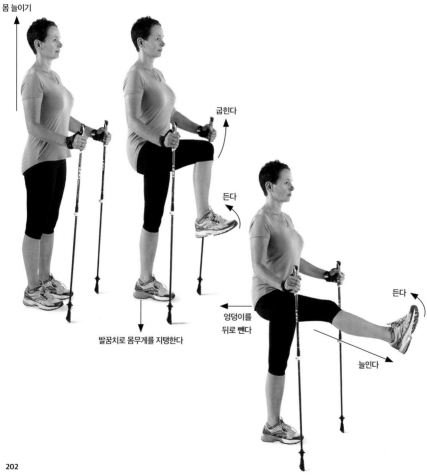

몸 늘이기

굽힌다

든다

든다

엉덩이를
뒤로 뺀다

늘인다

발꿈치로 몸무게를 지탱한다

06 다리 펴고 앞뒤로 흔들기

준비

목적 고유수용성 감각을 훈련하고 엉덩관절굽힘근과 폄근을 자극한다.

동작 • 팔꿈치를 굽히고 스틱을 잡는다. 스틱과 발로 삼각형을 이루고 안정적으로 선다.

   • 동작을 제어하면서 다리를 앞뒤로 흔든다.

   • 엉덩관절을 굽힐 때(다리를 뒤로 보낼 때-옮긴이) 엉덩이를 뒤로 빼고 골반을 앞으로 돌리면서 뒤 근육을 스트레칭한다.

   • 엉덩관절을 펼 때(다리를 앞으로 보낼 때-옮긴이) 엉덩이를 꽉 조이고 골반을 뒤로 돌리면서 앞 근육을 스트레칭한다.

   • 항상 몸 늘이기 자세를 유지하고 발은 든 상태를 유지하도록 주의한다.

참고 시간을 충분히 두고 동작을 정확하게 실행한다. 가능한 한 자세가 흐트러지지 않도록 골반을 제자리에 두는 데 집중한다.

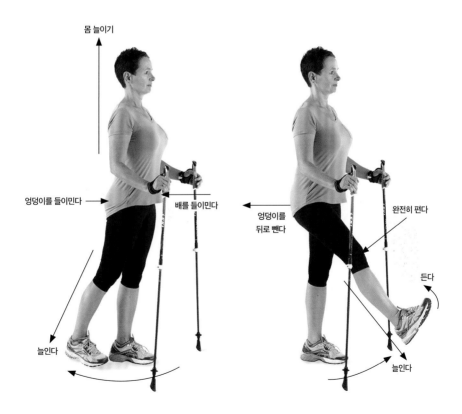

몸 늘이기

엉덩이를 들이민다

배를 들이민다

엉덩이를 뒤로 뺀다

완전히 편다

든다

늘인다

늘인다

07 팔다리 펴고 아라베스크

⟨준비⟩

목적 고유수용성 감각 및 협동 능력을 키우고 엉덩관절폄근(큰볼기근, 엉덩관절 가쪽돌림근, 넓적다리 뒤 근육)을 단련한다.

동작 • 스틱을 앞으로 펼쳐 바닥을 짚고 앞에서보다 더 큰 삼각형을 이룬다(팔꿈치는 편다).

• 한 다리를 약간 굽히면서 무게를 옮겨 지탱한다. 골반을 흔들어 다른 쪽 다리를 뒤로 보내면서 몸통과 팔을 함께 움직인다.

• 동시에 양팔을 앞으로 뻗어 스틱을 수직으로 세운다. 이때 어깨는 아래로 내리고 뒤로 젖힌 상태를 유지한다.

• 발로 바닥을 잘 딛고 서서 발꿈치로 몸을 지탱한다. 뒤에 있는 발은 굽힌 상태를 유지하도록 주의한다.

• 발꿈치와 머리를 양쪽으로 잘 늘여 일직선을 이루도록 한다. 이 자세를 1초 동안 유지한다.

• 시작 자세로 돌아온 후 다리를 바꾸어 연속 동작을 반복 실행한다.

참고 등 아래가 흔들리기 전에 동작을 멈춘다. 엉덩이를 뒤로 잘 빼서 몸을 숙일 때도 척추가 곧게 유지되도록 한다. 몸을 숙일수록 허벅지 뒤가 땅기는 느낌을 더 강하게 느낄 수 있다.

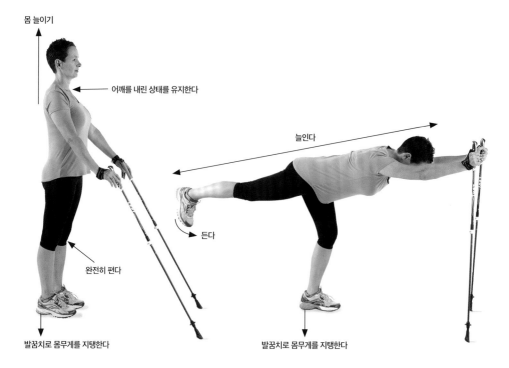

몸 늘이기

어깨를 내린 상태를 유지한다

늘인다

든다

완전히 편다

발꿈치로 몸무게를 지탱한다

발꿈치로 몸무게를 지탱한다

08 스틱을 이용해 스쿼트

(근력)

목적 스틱의 도움을 받으며 다리 전체를 단련한다.

동작 · 발을 관절 너비로 벌리고 안정적으로 선다. 양
팔은 가볍게 구부려 몸 앞에 둔다.

· 척추를 잘 세우고 앉은 자세를 하듯 서서히 골
반을 뒤로 이동한다. 골반이나 등 아래가 흔들
리기 전에 동작을 멈춘다.

· 몸을 내리면서 양팔을 구부린다. 등 아래가 흔
들리기 전에 동작을 멈춘다.

· 가능한 한 몸무게를 양 발꿈치에 둔다. 어깨는
아래로 내리고 이 자세를 1초 동안 유지한다.

· 서서히 몸을 든다. 이때 필요한 경우 스틱을 이
용한다.

참고 몸을 내릴 때 양 무릎으로 밀거나 몸을 들 때 무릎
을 젖히지 않도록 한다.

09 스틱 잡고 다리 내딛기

(근력)

목적 스틱을 이용해 균형 감각을 훈련하고 한 다리로
안정적으로 설 수 있다.

동작 · 스틱을 앞으로 펼쳐 바닥을 짚고 큰 삼각형을
이룬다(팔꿈치는 편다).

· 한 발을 앞으로 내디디고 천천히 몸무게를 앞에
둔 다리의 발꿈치로 옮기면서 뒤에 있는 다리의
발꿈치를 든다.

· 무릎은 엉덩관절 아래에 두고 골반이나 배가 흔
들리기 전에 동작을 멈춘다.

· 이 자세를 1초 동안 유지한 후 뒤에 있는 다리의
발꿈치로 밀어 몸을 밀면서 일어난다. 양발을
시작 자세로 가져온다.

· 다리를 바꾸어 연속 동작을 반복한다. 발로 바
닥을 잘 딛도록 한다.

· 균형을 잘 잡고 무릎은 올바른 위치에 둔다.

· 가능한 한 뒤에 있는 무릎은 골반 아래, 앞에 있
는 무릎은 발 위에 둔다.

참고 몸무게가 앞으로 쏠리지 않도록 주의한다. 척추는
항상 곧게 세운 상태를 유지한다.

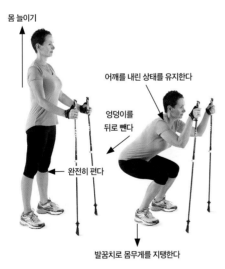

몸 늘이기

어깨를 내린 상태를 유지한다

엉덩이를
뒤로 뺀다

완전히 편다

발꿈치로 몸무게를 지탱한다

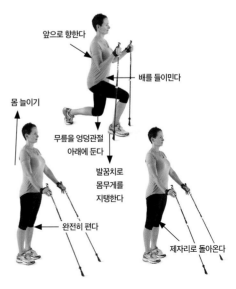

앞으로 향한다

배를 들이민다

몸 늘이기

무릎을 엉덩관절
아래에 둔다

발꿈치로
몸무게를
지탱한다

완전히 편다

제자리로 돌아온다

10 다리를 내딛은 자세에서 팔 뻗고 발목 펴기

근력

목적 균형 감각, 협동 운동 능력 및 다리의 고유수용성 감각을 훈련하고 한 다리로 안정적으로 설 수 있게 한다.

동작 양손으로 스틱을 잡는다. 팔은 위로 들고 한 다리를 내디딘다.

- 앞다리의 발꿈치로 몸무게를 살짝 옮기면서 몸을 천천히 내린다. 뒤에 있는 다리의 발꿈치를 들고 양팔을 몸 앞으로 가져온다.
- 뒤에 있는 무릎을 골반 아래에 둔다. 골반이나 배가 흔들리기 전에 동작을 멈춘다.
- 이 자세를 1초 동안 유지한다. 앞에 있는 다리의 발꿈치로 미는 동시에 양팔을 머리 위로 들면서 일어선다.
- 앞에 있는 다리의 발목을 펴 발끝으로 서면서 연속 동작을 마무리한다.
- 이 자세로 다시 1초 동안 멈춘 후 발꿈치를 바닥에 놓는다. 동작을 다시 시작한다.
- 균형을 잘 잡고 각 부위를 바른 위치에 두는 데 집중한다.

참고 몸을 내리거나 일으킬 때 몸무게가 앞에서 뒤로 쏠리지 않도록 한다. 양발 사이에서 몸통을 수직으로 움직인다.

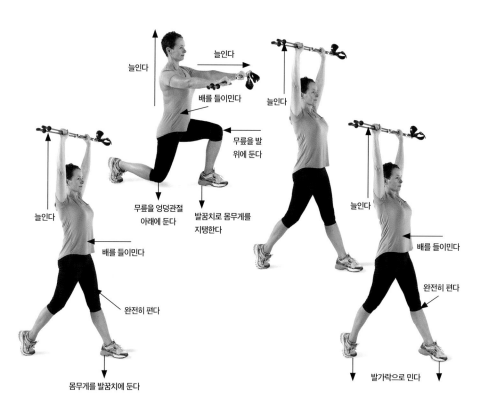

11 돌 위에 올라서서 머리 위로 팔 들기

근력

목적 균형 감각, 협동 운동 능력, 다리의 고유수용성 감각을 훈련하고 한 다리로 안정적으로 설 수 있게 한다.

동작 • 높은 면 위에 한 발을 올린다. 양손으로 스틱을 잡아 쇄골(빗장뼈) 아래에 오게 한다(팔꿈치는 손 아래에 온다).

  • 척추를 곧게 세우고 앞에 올린 다리 쪽으로 천천히 몸무게를 옮긴다. 발꿈치를 밀면서 몸을 올리는 동시에 양 팔을 머리 위로 편다.

  • 이 자세를 1초 동안 유지한다.

  • 다시 몸무게를 뒤에 있는 다리로 옮기면서 내려온다.

  • 엉덩이를 뒤로 잘 빼서 내려올 때 척추를 편 상태를 유지하도록 한다. 두 발로 바닥을 확실히 디디고 몸이 흔들리지 않도록 주의한다.

  • 균형을 잘 잡고 무릎이 바른 위치에 오도록 집중한다.

참고 앞에 있는 무릎에 몸무게가 쏠리지 않게 한다. 몸을 위로 밀 때 앞에 있는 다리의 발가락 끝으로 밀지 않도록 주의한다.

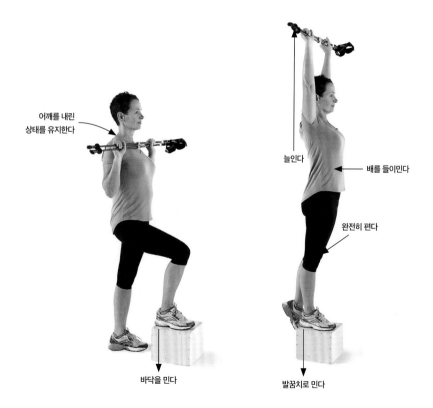

어깨를 내린
상태를 유지한다

늘인다

배를 들이민다

완전히 편다

바닥을 민다

발꿈치로 민다

12 스틱 잡고 넙다리네갈래근 스트레칭

(마무리)

목적 스틱의 도움을 받아 무릎폄근(넙다리곧은근, 넓은근)을 스트레칭한다.

동작 · 팔꿈치를 굽히고 한 손으로 스틱을 잡아 바닥을 짚고 선다. 스트레칭하려는 다리의 발목을 잡고 엉덩이를 꽉 조여 골반이 흔들리지 않도록 한다 (배를 들이민다).

· 몸을 세우고 허벅지 앞이 땅기는 느낌이 들 때까지 골반을 뒤로 돌리며 몸통을 곧게 세운다.

· 이 자세를 몇 초 동안 유지한다.

· 반대편 무릎을 젖히지 않도록 주의한다.

참고 발을 엉덩이 쪽으로 당기지 않는다. 더 깊숙이 땅기는 느낌을 받기 위해서는 골반 돌림과 몸통 곧게 세우기에 집중한다.

13 스틱 잡고 벌림근 스트레칭

(마무리)

목적 스틱의 도움을 받아 엉덩관절벌림근(중간볼기근과 넙다리근막긴장근)을 스트레칭한다.

동작 · 팔꿈치를 굽히고 한 손으로 스틱을 잡아 바닥을 짚고 선다.

· 한 다리를 반대편 다리 앞을 지나 엇갈리게 놓는다. 엉덩이를 꽉 조여 골반이 흔들리지 않도록 한다(배를 들이민다).

· 몸 옆이 땅기는 느낌이 들 때까지 엉덩관절 쪽으로 무게가 쏠리게 하면서 몸무게를 서서히 스트레칭하려는 다리로 옮긴다.

· 이 자세를 몇 초 동안 유지한다.

· 앞에 있는 무릎은 완전히 편 상태를 유지한다.

참고 몸통을 기울이면서 자세가 흐트러지지 않도록 주의한다. 깊숙이 땅기는 느낌을 받기 위해서는 몸을 곧게 잘 세우고 스트레칭하려는 엉덩관절 쪽으로 밀어야 한다.

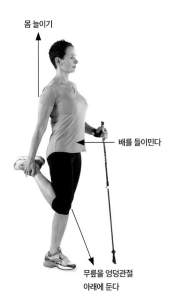

몸 늘이기

배를 들이민다

무릎을 엉덩관절 아래에 둔다

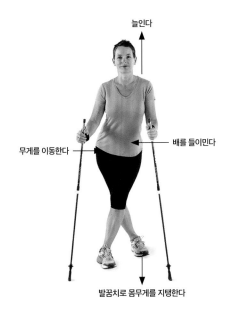

늘인다

무게를 이동한다

배를 들이민다

발꿈치로 몸무게를 지탱한다

14 스틱 잡고 다리 뒤 근육 스트레칭

(마무리)

목적 서서 스틱의 도움을 받아 엉덩관절폄근(큰볼기근)과 무릎굽힘근(넓적다리 뒤 근육과 장딴지근)을 스트레칭한다.

동작 · 높이가 낮은 물체 앞에 서서 한 다리를 편 다음 물체 위에 올린다. 팔꿈치를 굽히고 양손으로 스틱을 잡아 수직으로 세운다.

· 무릎을 펴고 엉덩이를 뒤로 빼 골반을 앞쪽으로 돌리면서 스트레칭하려는 다리의 발을 몸 쪽으로 당긴다.

· 뒷다리로 몸무게를 잘 지탱한다.

· 다리 뒤 근육이 땅기는 느낌이 들 때까지 골반과 발꿈치를 양쪽으로 당긴다.

· 이 자세를 몇 초 동안 유지한다. 스틱을 이용해 몸을 안정적으로 세우고 더 강하게 스트레칭한다.

참고 발을 너무 높은 물체 위에 올리거나 척추를 앞으로 굽히지 않는다.

15 스틱 잡고 장딴지근 스트레칭

(마무리)

목적 서서 기댄 자세로 발목폄근(장딴지근과 가자미근)을 스트레칭한다.

동작 · 한 다리를 내디딘 자세에서 양팔을 앞으로 펴고 스틱을 수직으로 잡는다.

· 앞에 있는 다리의 무릎을 서서히 굽히고 양 발꿈치로 몸무게를 잘 지탱하면서 몸을 앞으로 기울인다.

· 무릎 뒤가 땅기는 느낌이 들 때까지 뒤에 있는 다리를 곧게 편 자세(무릎을 완전히 편 상태)를 유지한다.

· 몸통, 뒤에 있는 다리, 바닥에 댄 발꿈치로 일직선을 만들고 유지하도록 한다.

· 이 자세를 몇 초 동안 유지한 후 다리를 바꾸어 동작을 반복한다.

참고 무릎보다 더 낮게 발목 쪽으로 땅기는 느낌이 들 때까지 뒤에 있는 다리의 무릎을 굽히면 가자미근을 더 많이 스트레칭할 수 있다.

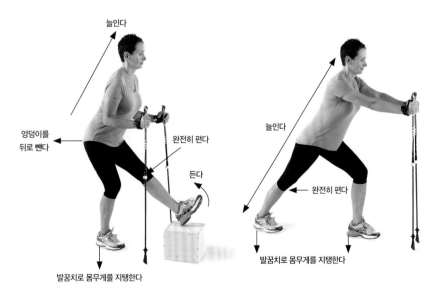

늘인다

엉덩이를 뒤로 뺀다

완전히 편다

든다

발꿈치로 몸무게를 지탱한다

늘인다

완전히 편다

발꿈치로 몸무게를 지탱한다

출산 후 걷기 프로그램

이 프로그램은 도시에서 유모차를 이용해 운동할 수 있도록 구성되었다. 아기띠 (또는 아기 캐리어)를 이용해 몸에 실린 무게를 늘리거나 팔 운동에 활용하는 등 일부 운동에서는 소도구(장비)로 사용할 수 있다. 아기띠 없이 아이를 팔로 안고 (조심스럽게) 운동하는 방법도 역시 가능하다. 우리가 엄선한 스트레칭에서는 운동하면서 아이를 돌볼 수 있도록 벤치를 이용하도록 했다. 일부 운동에서는 유모차도 매우 유용한 도구로 활용한다.

표 9.4에서 두 번째 열에 숫자와 함께 표시한 운동들은 다음 페이지에서 상세히 소개한다.

단계	활동	추천
준비 운동	걷기	2~3 보그
	1. 다리 내디디며 걷기	5~15회 반복
	걷기	3~4 보그
	2. 고유수용성 감각 걷기	5~15회 반복
	3. 다리 펴고 옆으로 흔들기	5~15회 반복
	걷기	4~5 보그
	4. 발 들고 발꿈치/엉덩이 운동	5~15회 반복
	5. 발 모으고 발꿈치/엉덩이 운동	5~15회 반복
	걷기	5~6 보그
	6. 발목 굽히기/펴기	5~15회 반복
	7. 팔 굽히기/펴기	5~15회 반복
근력 운동	걷기	6~7 보그
	8. 다리 내딛기	5~15회 반복
	9. 팔다리 펴고 아라베스크	5~15회 반복
	걷기	7~8 보그
	10. 유모차 뒤에서 스쿼트	5~15회 반복
	11. 유모차 주변을 돌면서 다리 넓게 벌리고 스쿼트	5~15회 반복
마무리 운동	걷기	1~2 보그
	12. 벤치 위에 발 올리고 허리근 스트레칭	30~60초
	13. 벤치 위에 발 올리고 큰볼기근 스트레칭	30~60초
	14. 벤치 위에 발 올리고 넙다리네갈래근 스트레칭	30~60초
	15. 벤치 위에 발 올리고 넓적다리 뒤 근육 스트레칭	30~60초

표 9.4 출산 후 걷기 프로그램

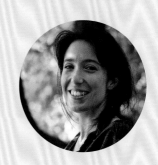

아기와 함께 걷기가
가져다준 활력

나는 딸을 임신하고 있을 때도 이미 규칙적으로 걷고 있었다. 출산이 다가오는 시점에도, 무더위 속에서도 일상에서 걷기에 전념하고 있었다. 그런데 예상하지 못했던 제왕절개 수술을 받게 되면서 내 생활 리듬에 변화가 생겼다.

　　8주라는 긴 회복 기간 동안 나는 마음대로 움직일 수 없었다. 처음에는 궁여지책으로 아기띠로 딸아이를 고정하고 집 앞길에 나갔다 다시 들어오는 것부터 시작했다. 이후 거리를 점차 늘려가면서 유모차를 끌고 걷기 시작했다. 출산과 제왕절개 수술 후 빠르게 체력을 회복할 수 있었던 가장 큰 이유는 꾸준히 걸었기 때문이라고 생각한다. 또 걷기 위해 외출을 함으로써 홀로 있는 시간을 줄일 수 있었고, 이 시간을 통해 사람들과 자연스레 어울릴 수 있었다.

　　나는 우리가 적극적으로 자신의 건강을 돌보면 활력이 밖으로 나타난다고 진심으로 믿고 있다. 이 사실은 단순히 신체에 국한된 것이 아니라 내면을 비롯해 우리가 지닌 에너지와도 연관이 있다. 나에게 있어서 걷기는 만족감을 가져다주는 명상의 시간이다. 더군다나 나처럼 이제 막 아이를 출산한 젊은 엄마들에게 이 시간은 반드시 필요하다.

_ 카트린 L. 클리시

01 다리 내디디며 걷기

준비

목적 이 운동은 엉덩관절굽힘근 및 폄근(허리근, 엉덩근, 큰볼기근), 그리고 발목폄근(장딴지근과 가자미근)을 활기차게 스트레칭한다.

동작 • 보폭을 크게 하면서 천천히 걷는다.

• 뒤에 오는 무릎을 펴고 양 발꿈치를 바닥에 잘 댄 상태에서 천천히 앞무릎을 굽힌다.

• 무릎 뒤가 땅기는 느낌이 들 때까지 다리 사이를 벌린다.

• 이 자세로 1초 동안 멈춘다.

• 다리를 바꾸어 반복한다. 항상 정면을 응시하고 몸통은 곧게 세운 상태를 유지한다.

참고 뒤에 있는 다리의 허벅지 위와 앞다리의 볼기 부위가 땅기는 느낌이 들기 위해서는 앞무릎과 뒷무릎 사이를 벌려야 한다.

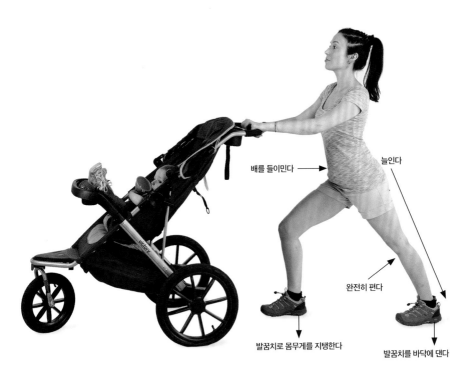

배를 들이민다

늘인다

완전히 편다

발꿈치로 몸무게를 지탱한다

발꿈치를 바닥에 댄다

02 고유수용성 감각 걷기

준비

목적 발목 감각을 깨우고 고유수용성 감각 및 균형 감각을 훈련한다.

동작 · 발꿈치와 발끝을 번갈아 누르면서 동작을 제어하며 천천히 걷는다.

· 몸이 흔들리더라도 균형을 잡고 발목과 발을 안정적으로 바닥에 대는 동작에 집중한다.

참고 몸통을 곧게 세우고 머리를 들어 몸 늘이기 자세를 유지한다.

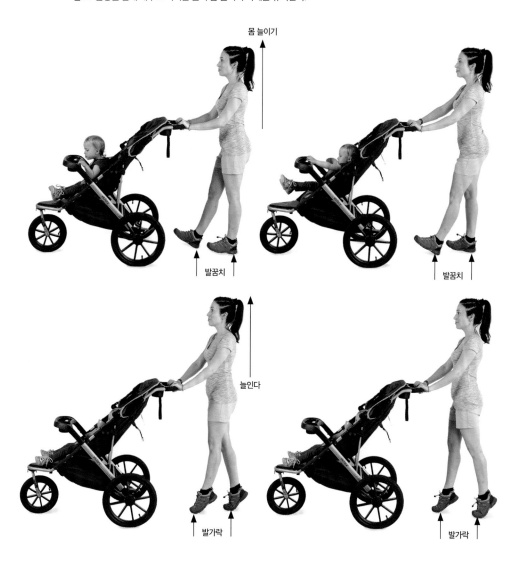

03 다리 펴고 옆으로 흔들기

준비

목적 유모차의 도움을 받아 고유수용성 감각을 훈련한
다. 엉덩관절벌림근과 모음근을 자극한다.

동작 • 팔을 펴고 유모차를 잡는다. 이때 유모차가 흔
들리지 않도록 주의한다.

• 동작을 제어하면서 다리를 바깥쪽에서 안쪽으
로 흔든다. 이때 엉덩이를 꽉 조여 골반이 흔들
리지 않도록 한다.

• 머리를 들고 배를 들이밀면서 뒤로 돌아간 골반
위치를 유지하도록 한다.

• 발은 든 상태로 동작을 실행한다.

• 반복 횟수만큼 흔든 뒤 다리를 바꾼다.

참고 움직임을 불필요하게 크게 하지 않는다. 가능한
한 다리를 흔들 때 골반이 기울지 않도록 한다.

04 발 들고 발꿈치/엉덩이 운동

준비

목적 조정 능력을 훈련한다. 엉덩관절굽힘근(허리근과
엉덩근) 및 무릎폄근(넙다리네갈래근)을 활기차게 스
트레칭한다.

동작 • 동작을 제어하면서 발꿈치를 엉덩이 쪽으로 들
면서 천천히 걷는다.

• 몸 늘이기 자세를 유지하고 동작을 하는 동안
발을 든 상태를 유지하도록 주의한다.

• 무릎을 몸 뒤로 보내지 않는다. 대신 무릎이 골
반 아래 또는 살짝 몸 앞으로 오게 한다.

• 가능한 한 동작이 원활하도록 움직임을 제어하
면서 양쪽을 번갈아 실행한다.

참고 골반이나 배가 앞으로 나오지 않도록 한다. 엉덩
이를 꽉 조이고 배를 잘 들이밀어서 다리를 뒤로
보낼 때 골반이 뒤로 돌아간 상태를 유지한다.

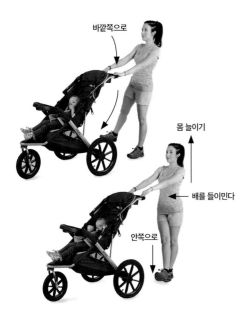

바깥쪽으로

몸 늘이기

배를 들이민다

안쪽으로

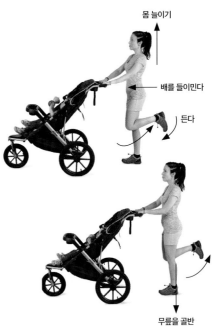

몸 늘이기

배를 들이민다

든다

무릎을 골반
아래에 둔다

05 발 모으고 발꿈치/엉덩이 운동

준비

목적 조정 능력을 훈련하고 무릎폄근(넙다리네갈래근)과 발굽힘근(앞정강근과 발가락폄근)을 활기차게 스트레칭한다.

동작 · 동작을 제어하면서 발꿈치를 엉덩이 쪽으로 들면서 천천히 걷는다.

· 동작 내내 몸 늘이기 자세와 발을 모아 찌르는 자세를 유지한다.

· 무릎을 몸 뒤로 보내지 않는다. 대신 무릎이 엉덩관절 아래 또는 살짝 몸 앞으로 오게 한다.

· 가능한 한 동작이 원활하도록 움직임을 제어하면서 양쪽을 번갈아 실행한다.

참고 골반이나 배가 앞으로 나오지 않도록 주의한다. 엉덩이를 꽉 조이고 배를 잘 들이밀어서 다리를 뒤로 보낼 때 골반이 뒤로 돌아간 상태를 유지하도록 한다.

06 발목 굽히기/펴기

준비

목적 유모차의 도움을 받아 균형 감각을 훈련하고 발목 및 발 부위의 폄근과 굽힘근을 자극한다.

동작 · 유모차가 흔들리지 않도록 주의한다. 발을 골반 너비로 벌리고 유모차를 잡는다.

· 먼저 양발을 들면서 몸무게를 살짝 뒤로 보낸다. 발꿈치로 몸을 지탱하면서 1초 동안 멈춘다.

· 발을 앞으로 굴리며 몸무게를 앞으로 다시 보낸다. 이번에는 발끝으로 지탱하고 서서 멈춘다.

· 이 자세를 유지한다.

· 시간을 충분히 가지고 몸을 흔들면서 균형을 잡고, 발목을 안정적으로 바른 위치에 두는 것에 집중한다.

· 다섯 발가락으로 잘 밀고 항상 몸 늘이기 자세를 유지하도록 주의한다.

참고 무릎을 젖혀 움직임을 방해하지 않도록 한다.

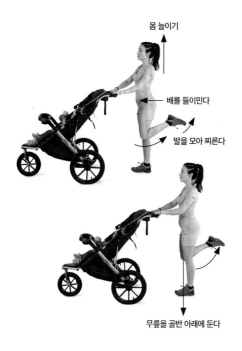

몸 늘이기

배를 들이민다

발을 모아 찌른다

무릎을 골반 아래에 둔다

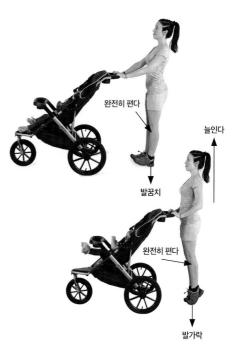

완전히 편다

늘인다

발꿈치

완전히 편다

발가락

07 팔 굽히기/펴기

준비

목적 유모차의 도움을 받아 자세를 바로잡도록 훈련하고, 어깨와 팔 근육을 안정적으로 사용할 수 있도록 한다.

동작 · 발을 골반 너비로 벌리고 팔은 펴서 유모차를 안정적으로 잡는다.

· 몸 늘이기 자세를 하면서 어깨를 뒤와 앞으로 보낸다.

· 어깨가 흔들리지 않도록 하면서 천천히 유모차를 몸 쪽으로 끌어온다. 이 자세로 1초 동안 멈춘다.

· 팔꿈치가 완전히 펴질 때까지 유모차를 앞으로 민다.

· 시간을 충분히 가지고 팔 동작에 집중한다. 유모차가 몸에 부딪치지 않도록 주의하고 흔들리지 않게 한다.

참고 양발을 바닥에 단단히 디딘다. 무릎을 젖혀 움직임을 방해하지 않도록 한다.

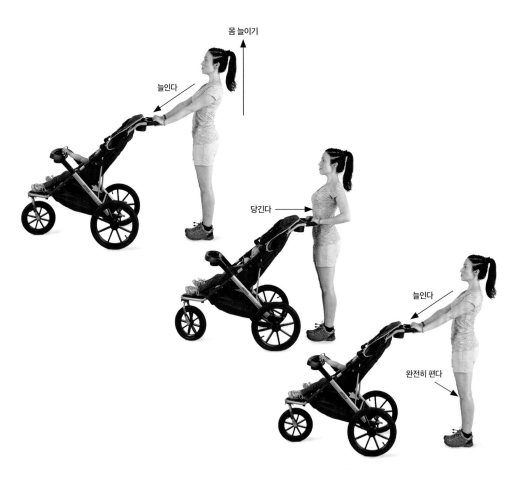

08 다리 내딛기

근력

목적 유모차의 도움을 받아 균형 감각을 훈련하고 한 다리로 안정적으로 지탱할 수 있도록 한다.

동작 · 앞에 내디딘 다리의 발꿈치로 서서히 무게를 옮기고 몸을 앞으로 밀면서 서서히 내린다. 이때 뒤에 있는 다리
의 발꿈치는 든다.

· 무릎은 골반 아래에 두고 골반이나 배가 흔들리기 전에 동작을 멈춘다.

· 이 자세를 1초 동안 유지한 후 앞에 있는 다리의 발꿈치로 바닥을 밀면서 제자리로 돌아온다.

· 앞쪽 발을 들고 흔들리지 않도록 자세를 잘 잡는다.

· 다리를 바꾸어 연속 동작을 실행한다.

· 발을 바닥에 확실히 디딘다.

· 균형을 잘 잡고 무릎이 바른 위치에 오도록 집중한다.

참고 동작을 쉽게 한다는 이유로 유모차를 당기지 않도록 주의한다. 척추는 곧게 세운 상태를 유지한다.

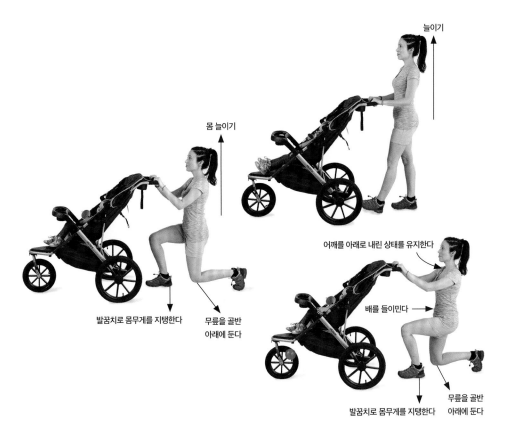

늘이기

몸 늘이기

어깨를 아래로 내린 상태를 유지한다

배를 들이민다

발꿈치로 몸무게를 지탱한다   무릎을 골반
아래에 둔다

발꿈치로 몸무게를 지탱한다   무릎을 골반
아래에 둔다

09 팔다리 펴고 아라베스크

근력

목적 유모차의 도움을 받아 고유수용성 감각, 조정 능력, 엉덩관절폄근(큰볼기근, 엉덩관절 가쪽돌림근, 넓적다리 뒤 근육)을 단련한다.

동작 • 두 발을 골반 아래에 두고 모은다. 팔을 펴고 유모차를 안정적으로 잡는다.

• 무게를 한 다리로 옮기는 동시에 반대편 다리를 뒤로 뻗으면서 나머지 몸 전체를 함께 움직인다.

• 동시에 유모차를 천천히 밀면서 양팔을 앞으로 뻗는다. 이때 어깨는 뒤로 젖힌 상태를 유지한다.

• 발꿈치로 몸무게를 지탱하도록 발로 확실히 바닥을 디딘다. 뒤에 올린 발은 굽힌 상태를 유지한다.

• 발꿈치와 머리가 일직선이 되도록 주의하고 직선을 유지하도록 노력한다.

• 이 자세를 1초 동안 유지한 후 시작 자세로 돌아온다.

• 다리를 바꾸어 연속 동작을 반복한다.

참고 등 아래가 흔들리기 전에 동작을 멈춘다. 몸을 숙이면서 척추를 편 상태를 유지할 수 있도록 엉덩이를 뒤로 잘 뺀다. 몸이 내려갈수록 허벅지 뒤가 더 깊숙이 땅기는 느낌이 든다.

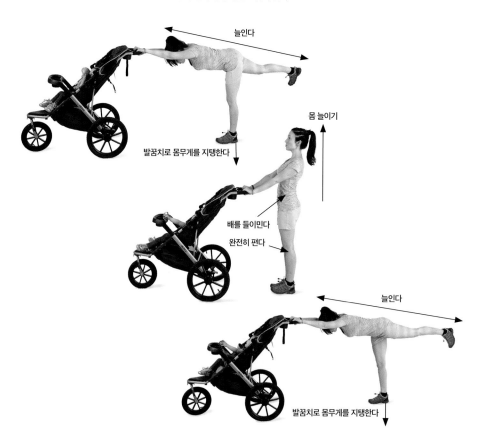

늘인다

발꿈치로 몸무게를 지탱한다

몸 늘이기

배를 들이민다

완전히 편다

늘인다

발꿈치로 몸무게를 지탱한다

10 유모차 뒤에서 스쿼트

(근력)

목적 유모차의 도움을 받아 다리 전체를 단련한다.

동작 • 두 발을 골반 너비로 벌리고 선다. 팔을 살짝 굽혀 유모차를 안정적으로 잡는다.

• 척추는 곧게 세운 상태를 유지하면서 마치 앉는 것처럼 골반을 서서히 뒤로 옮긴다. 골반이나 등 아래가 흔들
리기 전에 동작을 멈춘다.

• 몸을 내리면서 팔을 굽힌다.

• 몸무게를 양 발꿈치에 두고 양어깨는 뒤로 젖힌 상태를 유지하면서 1초 동안 자세를 유지한다.

• 무릎이 완전히 펴질 때까지 양 발꿈치로 바닥을 밀면서 일어난다. 이때 무릎을 젖히지 않도록 주의하고 유모
차를 너무 당기지 않는다.

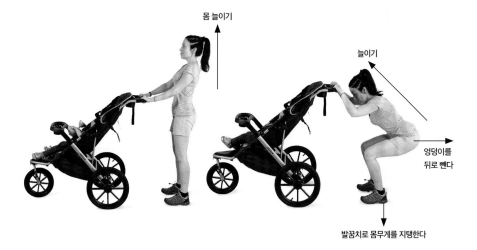

몸 늘이기

늘이기

엉덩이를
뒤로 뺀다

발꿈치로 몸무게를 지탱한다

참고 몸을 더 아래로 내리면서 스쿼트를
실행할 수도 있다. 천천히 배를 허벅
지에 가져다 대는 동시에 팔을 펴면
서 몸을 계속 내린다. 일어날 때 유모
차를 몸 쪽으로 당기지 않도록 주의
한다. 허벅지를 지지점으로 삼아 몸
을 잘 밀어올리도록 한다.

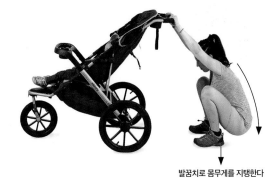

발꿈치로 몸무게를 지탱한다

11 유모차 주변을 돌면서 다리 넓게 벌리고 스쿼트

근력

목적 엉덩관절모음근 및 벌림근을 집중적으로 훈련하면서 다리 전체를 단련한다.

동작 • 발을 골반 아래에 두고 모은다. 팔꿈치를 굽힌 상태로 유모차를 안정적으로 잡는다.

• 다리를 한 발 옆으로 벌리면서 앉는 듯이 골반을 뒤로 옮긴다.

• 척추는 곧게 세운 상태를 유지한다. 골반이나 등 아래가 흔들리기 전에 동작을 멈춘다.

• 몸을 낮춘 자세를 1초 동안 유지한 후 발꿈치로 바닥을 밀면서 몸을 일으킨다. 두 발을 모은다.

• 양손으로 유모차 옆을 잡고 유모차 주변을 돌면서 같은 동작을 반복한다.

참고 양 무릎을 완전히 펴면서 몸 일으키기를 마무리한다. 이때 무릎을 젖혀서 동작을 방해하지 않는다.

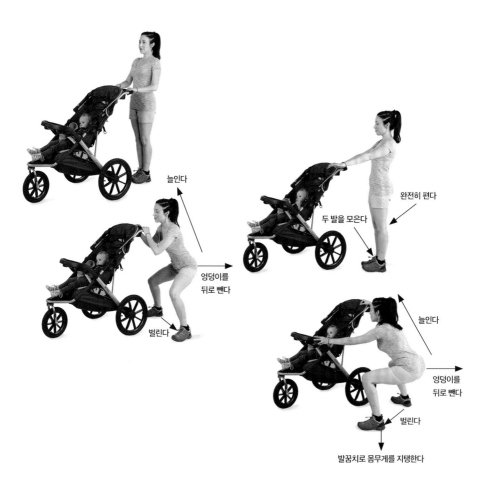

늘인다

엉덩이를
뒤로 뺀다

벌린다

완전히 편다

두 발을 모은다

늘인다

엉덩이를
뒤로 뺀다

벌린다

발꿈치로 몸무게를 지탱한다

출산 후 걷기 프로그램

12 벤치 위에 발 올리고 허리근 스트레칭

<small>(마무리)</small>

목적 높이가 낮은 물체 위에 발을 올리고 서서 엉덩관절굽힘근(허리근과 엉덩근)을 스트레칭한다.

동작
- 높이가 낮은 물체(공원 벤치 등)에 한 다리를 올리고 선다. 양손은 골반 위에 얹는다.
- 몸무게 대부분은 뒤에 있는 다리에 두고 엉덩이를 꽉 조여 골반이 흔들리지 않도록 한다(배를 들이민다).
- 배 아래나 허벅지 뒤쪽이 땅기는 느낌이 들 때까지 골반을 뒤로 돌리면서 엉덩관절을 앞으로 살짝 민다. 이때 몸통을 곧게 유지해 몸을 세우도록 한다.
- 이 자세를 몇 초 동안 유지한다.
- 몸을 앞으로 숙이거나 무릎을 젖히지 않도록 주의한다.

참고 몸통을 앞으로 숙여 자세가 흐트러지지 않도록 한다. 몸통은 곧게 세운 상태를 유지하고, 스트레칭하려는 엉덩관절을 더 밀어 깊숙이 땅기는 느낌이 들게 한다.

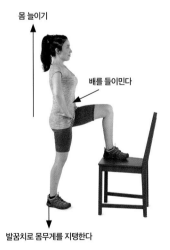

몸 늘이기

배를 들이민다

발꿈치로 몸무게를 지탱한다

13 벤치 위에 발 올리고 큰볼기근 스트레칭

<small>(마무리)</small>

목적 높이가 낮은 물체 위에 서서 주요 엉덩관절폄근(큰볼기근)을 스트레칭한다.

동작
- 높이가 낮은 물체에 스트레칭하려는 다리를 올리고 선다. 올린 다리의 허벅지 위를 양손으로 짚는다.
- 몸무게 대부분은 앞에 있는 다리에 두고 엉덩이를 뒤로 빼서 골반이 앞으로 돌아가게 한다.
- 볼기 부위가 땅기는 느낌이 들 때까지 등 아랫부분이 움푹 들어가게 한다. 이때 뒤에 놓은 다리의 발꿈치와 머리 위쪽을 양쪽으로 늘여 척추를 세운다.
- 이 자세를 몇 초 동안 유지한다.
- 뒤에 놓은 다리의 무릎을 젖히지 않도록 주의한다.

참고 앞에 놓은 다리의 무릎이나 발가락으로 무게가 너무 쏠리지 않도록 한다.

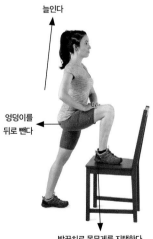

늘인다

엉덩이를 뒤로 뺀다

발꿈치로 몸무게를 지탱한다

14 벤치 위에 발 올리고 넙다리네갈래근 스트레칭
마무리

목적 기대어 서서 무릎폄근(넙다리곧은근과 넓은근)을 스트레칭한다.

동작 • 선 자세에서 양손으로 골반 위를 짚는다. 스트레칭하려는 쪽의 발을 높이가 낮은 물체 위에 올리고 누른다. 골반이 흔들리지 않도록 엉덩이를 꽉 조인다(배를 들이민다).

• 몸통을 곧게 세운 자세를 유지하면서 몸을 세우고 허벅지 앞이 땅기는 느낌이 들 때까지 골반을 뒤로 돌린다.

• 더 강하게 스트레칭하기 위해서 반대편 무릎을 서서히 굽힌다. 이때 발꿈치로 무게를 잘 지탱한다.

• 몸무게가 너무 앞으로 쏠리지 않도록 주의하면서 이 자세를 몇 초 동안 유지한다.

참고 높이가 너무 높은 물체 위에 발을 올리지 않는다. 이 운동에서는 높이가 중요하지 않다. 오히려 골반을 뒤로 돌리는 동작을 잘해야 효과적이다. 몸통을 앞으로 굽히기보다는 배 아래를 많이 들이밀어야 스트레칭을 더 효과적으로 할 수 있다.

15 벤치 위에 발 올리고 넓적다리 뒤 근육 스트레칭
마무리

목적 높이가 낮은 물체 위에 서서 엉덩관절폄근(큰볼기근)과 무릎굽힘근(넓적다리 뒤 근육과 장딴지근)을 스트레칭한다.

동작 • 스트레칭하려는 다리를 높이가 낮은 물체 위에 올리고 선다. 이때 다리는 펴고 양손으로 다리 위(무릎보다 위)를 짚는다.

• 스트레칭하려는 다리의 무릎을 편 상태에서 엉덩이는 뒤로 빼 골반을 앞으로 돌리면서 발을 몸 쪽으로 끌어온다.

• 다리 뒤가 스트레칭되는 느낌이 들 때까지 골반과 발꿈치를 양쪽으로 늘인다. 이때 몸무게는 뒤에 놓은 다리로 지탱한다.

• 이 자세를 몇 초 동안 유지한다.

• 반대편 무릎을 젖히지 않도록 주의한다.

참고 높이가 너무 높은 물체 위에 발을 올리지 않는다. 이 운동에서는 높이가 중요하지 않다. 오히려 골반을 앞으로 돌리는 동작을 잘해야 효과적이다. 스트레칭이 효과를 보려면 등을 둥글게 하기보다는 등 아래를 움푹하게 들어가도록 해야 한다.

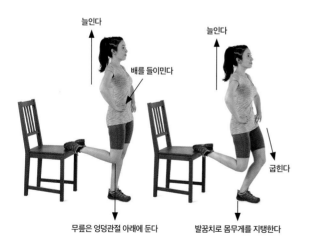

늘인다

배를 들이민다

늘인다

굽힌다

무릎은 엉덩관절 아래에 둔다

발꿈치로 몸무게를 지탱한다

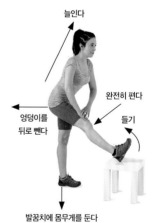

늘인다

완전히 편다

엉덩이를 뒤로 뺀다

들기

발꿈치에 몸무게를 둔다

실내에서 걷기 프로그램

이 프로그램은 집에서 바닥, 벽, 의자 등을 운동 도구로 사용할 수 있도록 구성되었다. 아울러 발목 고유수용성 감각을 더 많이 훈련할 수 있도록 맨발로 운동하고, 더 복잡한 근력 운동을 포함한다는 특징을 지닌다. 특히 다리의 가동성과 팔의 안정성을 훈련할 수 있도록 만들었다. 자세 잡기, 조정 능력 훈련, 플랭크와 같은 내용을 많이 포함하고 있으며 일부 운동은 바닥에서 해야 하기도 한다. 이 프로그램에서는 예외적으로 제자리에서 걷기 동작을 흉내 내면서 제자리걸음을 할 수 있다(무릎을 허리 높이까지 들면서 동시에 양팔을 흔든다). 러닝머신이 있다면 각 운동 사이에 배치해서 사용할 수도 있다. 다만 러닝머신을 사용할 때는 신발 신기를 권장한다.

표 9.5에서 두 번째 열에 숫자와 함께 표시한 운동들은 다음 페이지에서 상세히 소개한다.

단계	활동	추천
준비 운동	걷기	2~3 보그
	1. 발 감각 깨우기(준비 동작)	5~15회 반복
	걷기	3~4 보그
	2. 팔 펴고 스쿼트	5~15회 반복
	3. 벽에 기대어 의자 자세	5~15회 반복
	걷기	4~5 보그
	4. 팔 흔들면서 무릎 들기	5~15회 반복
	5. 다리 내딛기와 의자 위에 서서 팔 들기	5~15회 반복
	걷기	5~6 보그
	6. 네발로 기는 자세에서 팔다리 엇갈려 몸 늘이기	5~15회 반복
	7. 등 플랭크 자세로 팔다리 엇갈려 몸 늘이기	5~15회 반복
근력 운동	걷기	6~7 보그
	8. 복부 플랭크 자세로 무릎 들기	5~15회 반복
	9. 등 플랭크 자세로 무릎 들기	5~15회 반복
	걷기	7~8 보그
	10. 복부 플랭크 자세로 엉덩관절 펴기	5~15회 반복
	11. 등 플랭크 자세로 엉덩관절 굽히기	5~15회 반복
마무리 운동	걷기	1~2 보그
	12. 낮은 자세에서 허리근 스트레칭	30~60초
	13. 의자에 발 올리고 넙다리네갈래근 스트레칭	30~60초
	14. 벽에 기대어 엉덩이와 넓적다리 뒤 근육 스트레칭	30~60초
	15. 벽에 기대어 장딴지근과 가자미근 스트레칭	30~60초

표 9.5 실내에서 걷기 프로그램

01 발 감각 깨우기(준비 동작)

준비

목적 발목 및 발 부위의 감각을 깨우고 발바닥을 자극하면서 고유수용성 감각과 균형 감각을 훈련한다.

동작 • 양팔을 몸 아래로 향하게 하고 양발을 골반 너비로 벌리고 선다.

• 먼저 몸무게를 뒤로 살짝 보내면서 발가락을 든다. 발꿈치로 선 자세를 1초 동안 유지한다.

• 무게중심을 발 바깥쪽으로 서서히 옮긴 후 이어서 발끝, 발 안쪽으로 이동한다.

• 발목이 흔들리지 않도록 주의한다. 몸 늘이기 자세를 유지하면서 각 지지점에서 1초 동안 자세를 유지한다.

참고 이 운동은 발꿈치가 아닌 발끝에서 시작해 반대 방향으로 무게중심을 이동하면서 실행할 수 있다.

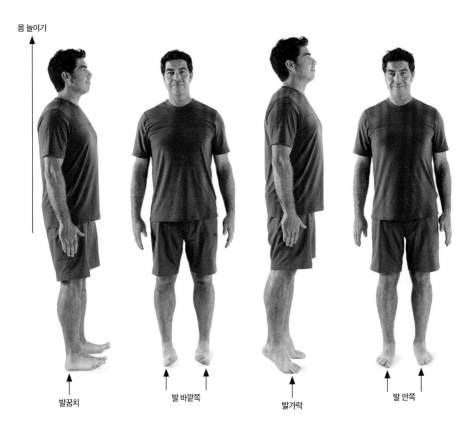

몸 늘이기

발꿈치 발 바깥쪽 발가락 발 안쪽

02 팔 펴고 스쿼트

준비

목적 팔을 펴고 균형을 잡으면서 다리 전체를 단련한다.

동작 • 팔을 몸 아래로 향하게 하고 양발은 골반 너비로 벌리고 선다.

• 앉은 자세를 하면서 골반을 뒤쪽으로 서서히 옮긴다. 골반이나 등 아래가 흔들려 자세가 흐트러지기 전에 동작을 멈춘다.

• 몸을 아래로 내리는 동시에 팔을 펴서 가슴 앞으로 올린다. 발꿈치로 몸무게를 지탱하고 척추를 곧게 세운 자세를 1초 동안 유지한다.

• 양 발꿈치로 밀어올리면서 무릎이 완전히 펴질 때까지 몸을 일으킨다. 이때 무릎을 젖히지 않도록 한다.

참고 몸을 아래로 내릴 때 발가락으로 밀거나 무릎이 앞으로 쏠리지 않도록 주의한다. 동작 내내 정면을 바라본다.

03 벽에 기대어 의자 자세

준비

목적 벽의 도움을 받아 양쪽 다리로 균형을 잡고 안정적으로 버틸 수 있도록 한다. 특히 넙다리네갈래근을 자극한다.

동작 • 벽에 등을 기대고 양발을 몸 앞에 두고 골반 너비만큼 벌린다. 양팔을 벌리고 벽에 완전히 붙인다.

• 양 발꿈치에 몸무게를 둔 상태를 유지하면서 천천히 몸을 아래로 내리며 앉은 자세를 한다. 이때 벽에 골반과 머리를 댄 지지점을 유지한다.

• 등 아래를 벽에 붙인다. 자세가 흐트러지기 전에 움직임을 멈춘다.

• 가능한 한 오랫동안 이 자세를 유지한 후 몸을 위로 올린다.

• 긴장 자세를 유지하는 시간을 서서히 늘리도록 노력한다.

참고 몸을 아래로 내리기 전에 양발로 바닥을 잘 딛도록 한다. 항상 어깨를 뒤로 젖혀 벽에 붙인 상태를 유지한다.

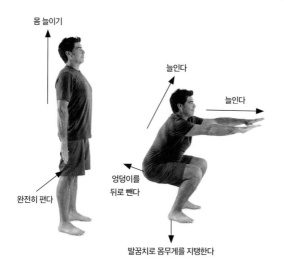

몸 늘이기
늘인다
늘인다
엉덩이를 뒤로 뺀다
완전히 편다
발꿈치로 몸무게를 지탱한다

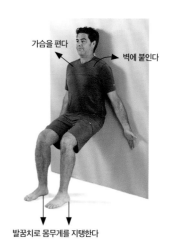

가슴을 편다
벽에 붙인다
발꿈치로 몸무게를 지탱한다

04 팔 흔들면서 무릎 들기

준비

목적 조정 능력, 한 다리로 균형 잡기 및 팔다리 각각 움직이기(오른쪽/왼쪽)를 훈련한다.

동작 • 동작을 제어하면서 무릎을 허리 높이까지 든다. 이때 반대편 팔을 다리와 함께 올린다(손을 벌리고 팔꿈치는 굽힌다).

　　• 무릎을 올린 자세로 1초 동안 멈춘 후 다리를 내린다. 다리 동작을 하는 동안 발은 든 상태를 유지한다.

　　• 항상 몸 늘이기 자세를 유지한다. 가능한 한 동작을 제어하고 원활하게 하면서 양쪽을 번갈아 실행한다.

　　• 바닥에 디딘 다리의 발꿈치와 머리끝을 양쪽으로 늘이면서 척추와 다리를 곧게 세운다(몸 중심축으로 스트레칭).

참고 움직이는 동안 골반이 흔들리지 않도록 주의한다. 몸을 지탱하는 다리의 발꿈치를 몸 중심축 방향으로 잘 밀고 머리는 든다.

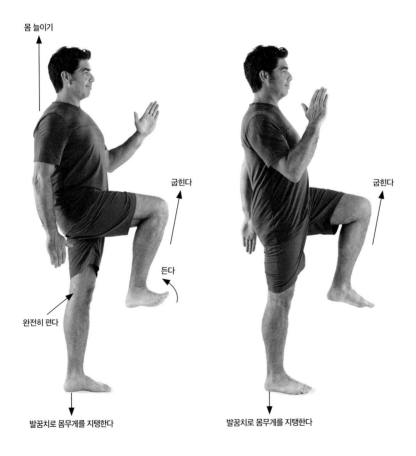

몸 늘이기

굽힌다

든다

완전히 편다

굽힌다

발꿈치로 몸무게를 지탱한다

발꿈치로 몸무게를 지탱한다

05 다리 내딛기와 의자 위에 서서 팔 들기

준비

목적 무릎 및 엉덩관절의 폄근을 자극하면서 한 다리로 서서 균형 잡기를 훈련한다.

동작 • 안정적이고 평평한 물체 앞에서 양팔을 몸 아래로 향하게 하고 선다. 한 다리를 내디디고 몸은 아래로 내린다.
 • 내디딘 다리의 발꿈치로 바닥을 밀면서 반대편 발을 높은 물체 위에 올린다.
 • 발꿈치로 바닥을 밀면서 무게중심을 물체 위에 올린 다리로 서서히 옮기면서 의자 위로 올라간다. 이때 엉덩이를 꽉 조인다.
 • 동시에 양팔을 머리 위로 든다. 이 자세를 1초 동안 유지한다.
 • 무릎을 편 후 몸 뒤로 다리를 보내면서 아래로 내려온다. 발로 바닥을 딛고 제자리로 돌아온다.
 • 물체에서 내려오는 동안 엉덩이를 뒤로 잘 빼서 척추를 곧게 편 상태를 유지한다. 몸이 흔들리지 않도록 양발을 바닥에 잘 디딘다.
 • 다리를 바꾸기 전에 횟수대로 반복해 실행한다.

참고 무게중심이 앞에 있는 무릎에 쏠리지 않도록 한다. 몸을 들어올릴 때 뒤에 있는 다리의 발가락으로 밀지 않는다. 동작을 시작하기 전에 다리 내딛기는 선택 동작이다. 다리 내딛기 동작을 따로 실행하거나 앞에서 소개한 운동(무릎 들기)으로 바꾸어 실행할 수도 있다.

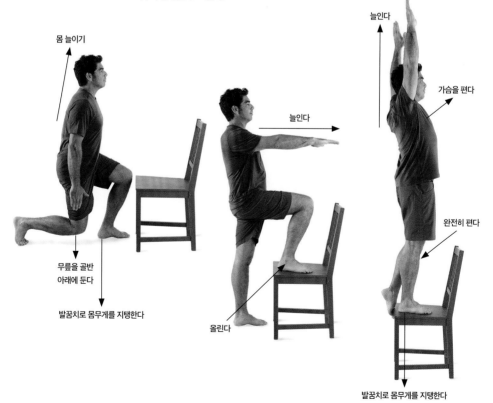

몸 늘이기

무릎을 골반 아래에 둔다

발꿈치로 몸무게를 지탱한다

늘인다

올린다

늘인다

가슴을 편다

완전히 편다

발꿈치로 몸무게를 지탱한다

06 네발로 기는 자세에서 팔다리 엇갈려 몸 늘이기

준비

목적 몸 뒤 근육을 자극하면서 고유수용성 감각과 조정 능력을 훈련한다.

동작 • 양손은 어깨 너비, 양 무릎은 골반 너비로 벌리고 네다리로 기는 자세를 한다.

• 어깨가 흔들리지 않도록 주의한다. 골반과 머리를 양쪽으로 당기듯 몸 늘이기 자세를 한다.

• 동시에 한 다리와 그 반대편 팔을 들어 발꿈치와 손바닥을 양쪽으로 늘인다.

• 골반이나 등 아래가 흔들려 자세가 흐트러지기 전에 동작을 멈춘다. 이 자세를 1초 동안 유지한다.

• 무릎과 손을 바닥에 내리고 반대편 팔과 다리로 바꾸어 동작을 반복한다.

참고 다리를 골반보다 높이 들거나 팔을 어깨보다 높이 들지 않도록 한다. 팔과 다리를 들었을 때 척추와 일직선을 만든다.

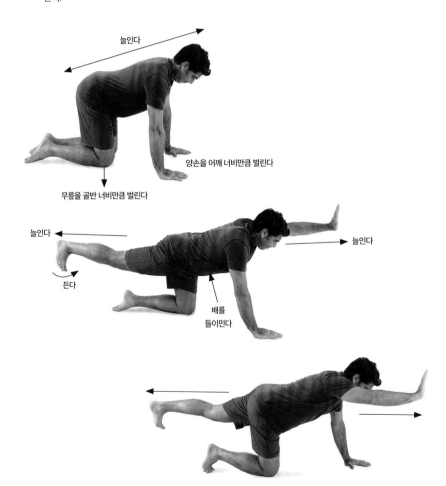

늘인다

양손을 어깨 너비만큼 벌린다

무릎을 골반 너비만큼 벌린다

늘인다

든다

늘인다

배를 들이민다

07 등 플랭크 자세로 팔다리 엇갈려 몸 늘이기

준비

목적 몸 뒤 근육을 자극하면서 고유수용성 감각, 협동 운동, 바른 자세를 훈련한다.

동작 • 누운 자세에서 양쪽 다리를 펴고 양팔을 머리 위로 뻗는다.

• 어깨는 아래로 내리고 뒤로 젖힌다. 양 발꿈치와 머리는 양쪽으로 당기듯이 몸 늘이기 자세를 한다.

• 무릎과 팔꿈치는 편 상태에서 한 다리와 반대편 팔을 동시에 든다.

• 골반이나 등 아래가 흔들리기 전에 동작을 멈춘다. 이 자세를 1초 동안 유지한다.

• 발꿈치, 어깨, 팔을 제자리로 가져와 바닥에 댄다. 반대편 팔다리로 동작을 반복한다.

참고 팔다리를 드는 동안 바닥에 댄 지지점을 유지하도록 한다. 엉덩이는 바닥에 대지 않는다.

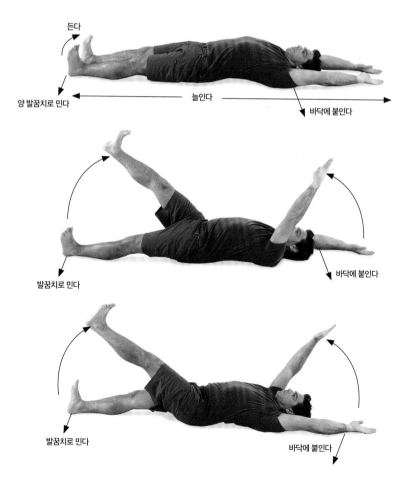

든다

양 발꿈치로 민다

늘인다

바닥에 붙인다

발꿈치로 민다

바닥에 붙인다

발꿈치로 민다

바닥에 붙인다

08 복부 플랭크 자세로 무릎 들기

근력

목적 고유수용성 감각을 훈련하고 몸통과 팔을 안정적으로 지탱하게 해준다. 또한 엉덩관절 및 무릎의 굽힘근과 폄
근을 자극한다.

동작 • 양손을 어깨 너비로 벌리고 팔꿈치를 편 상태로 복부 플랭크(엎드려 버티기-옮긴이) 자세를 한다.

• 어깨가 흔들리지 않도록 하고, 엉덩이와 배를 꽉 조이면서 몸 늘이기 자세를 한다. 이때 양 발꿈치와 머리를
양쪽으로 늘인다.

• 발을 든 상태에서 한 다리를 몸 아래로 천천히 굽힌다. 그리고 이 자세를 1초 동안 유지한다.

• 발을 바닥에 내리고 다리를 바꾸어 실행한다.

• 가능한 한 척추와 다리를 일직선으로 유지하고, 운동하는 내내 팔은 편 상태를 유지한다.

참고 골반이나 등 아래가 흔들리기 전에 무릎 들기를 멈춘다.

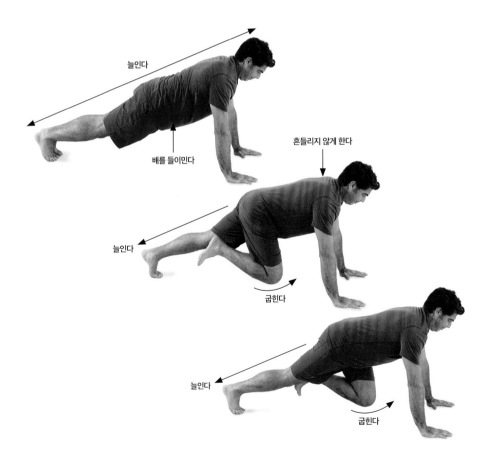

09 등 플랭크 자세로 무릎 들기

근력

목적 엉덩관절 및 무릎의 굽힘근과 폄근을 자극하면서 고유수용성 감각과 바른 자세를 훈련한다.

동작 • 누운 자세에서 양쪽 다리를 펴고 양팔은 팔꿈치를 펴서 몸 아래로 향하게 한다.

   • 양쪽 어깨를 뒤로 젖힌다. 발꿈치와 머리를 양쪽으로 당기는 듯 몸 늘이기 자세를 한다.

   • 무릎을 굽히면서 허벅지를 서서히 올린다. 이때 발은 굽힌 상태를 유지한다.

   • 골반이나 등 아래가 흔들리기 전에 동작을 멈춘다. 이 자세를 1초 동안 유지한다.

   • 다리를 천천히 바닥으로 내려 지지점 네 개를 확보한다(양쪽 발꿈치와 양쪽 어깨). 다리를 바꾸어 반복한다.

참고 어깨를 뒤로 젖히고 움직이지 않도록 한다. 다리를 올릴 때 등이 바닥에 닿지 않으면서 세 지지점(양쪽 어깨와 다른 다리의 발꿈치)을 유지하도록 주의한다.

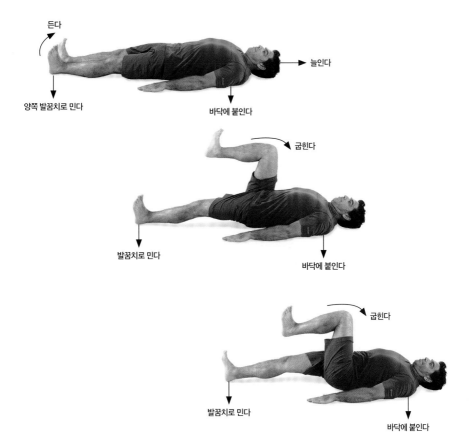

든다

늘인다

양쪽 발꿈치로 민다

바닥에 붙인다

굽힌다

발꿈치로 민다

바닥에 붙인다

굽힌다

발꿈치로 민다

바닥에 붙인다

10 복부 플랭크 자세로 엉덩관절 펴기

근력

목적 고유수용성 감각을 훈련하고 몸통 및 팔을 안정적으로 지탱하게 해준다. 또한 엉덩관절폄근을 자극한다.

동작 · 양손을 어깨 너비로 벌리고 팔뚝을 바닥에 대고 복부 플랭크 자세를 한다.

· 어깨가 흔들리지 않도록 안정시킨다. 엉덩이와 배를 꽉 조이면서 몸 늘이기 자세를 한다. 이때 발꿈치와 머리
를 양쪽으로 늘인다.

· 한 다리를 펴고 발을 든 상태로 살짝 올린다. 이 자세로 1초 동안 버틴다.

· 발을 바닥에 대고 다리를 바꾸어서 반복한다.

참고 가능한 한 운동 내내 척추와 다리를 일직선으로 유지하고 팔을 굽히지 않도록 한다.

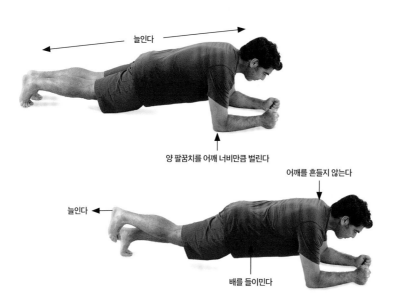

늘인다

양 팔꿈치를 어깨 너비만큼 벌린다

어깨를 흔들지 않는다

늘인다

배를 들이민다

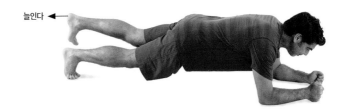

늘인다

11 등 플랭크 자세로 엉덩관절 굽히기

(근력)

목적 엉덩관절굽힘근을 자극하면서 고유수용성 감각과 바른 자세를 훈련한다.

동작 • 등을 대고 누워 다리를 편다. 팔꿈치를 굽히고 양손을 배 위에 얹는다.

• 양쪽 어깨를 뒤로 젖히고 발꿈치와 머리를 양쪽으로 당기는 듯 몸 늘이기 자세를 한다.

• 무릎을 펴고 발은 든 상태에서 서서히 허벅지를 든다.

• 골반이나 등 아래가 흔들리기 전에 동작을 멈추고 이 자세로 1초 동안 버틴다.

• 천천히 바닥으로 다리를 내려 지지점을 네 개로 만든다(양쪽 발꿈치와 양어깨). 다리를 바꾸어서 반복한다.

참고 어깨를 뒤로 젖히고 흔들리지 않도록 한다. 다리를 들 때 엉덩이를 바닥에 대지 않고 지지점이 세 개가 되도록 주의한다(양어깨와 다른 쪽 다리 발꿈치).

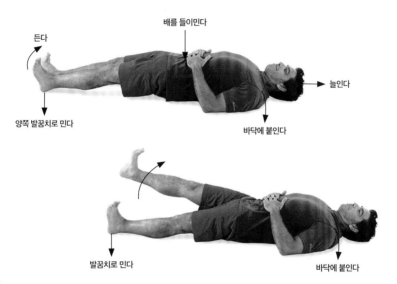

배를 들이민다

든다

늘인다

양쪽 발꿈치로 민다

바닥에 붙인다

발꿈치로 민다

바닥에 붙인다

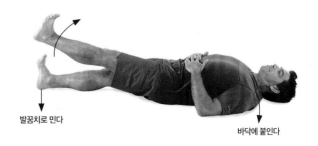

발꿈치로 민다

바닥에 붙인다

12 낮은 자세에서 허리근 스트레칭

(마무리)

목적 다리를 내디디고 몸을 낮게 내린 자세에서 엉덩관절굽힘근(허리근과 엉덩근)을 스트레칭한다.

동작 • 한 다리를 내디디고 몸을 낮게 내린 자세에서 양손을 배 위에 얹는다.

• 내디딘 다리로 몸무게를 살짝 옮긴 후 엉덩이를 꽉 조여 골반이 흔들리지 않도록 한다(배를 들이민다).

• 배 아래나 뒤 허벅지 위쪽이 땅기는 느낌이 들 때까지 골반을 뒤로 돌리면서 몸통은 곧게 유지하고 몸을 세운다.

• 이 자세를 몇 초 동안 유지하고 몸통을 앞으로 숙이지 않도록 주의한다.

참고 양손으로 배 아래를 안과 위로 당기면 스트레칭을 더 강하게 할 수 있다. 자세가 불편하다면 필요할 경우 수건을 접어 스트레칭하려는 다리의 무릎 아래에 댈 수 있다.

13 의자에 발 올리고 넙다리 네갈래근 스트레칭

(마무리)

목적 서서 기댄 자세로 무릎폄근(넙다리곧은근과 넓은근)을 스트레칭한다.

동작 • 선 자세에서 스트레칭하려는 다리 쪽에 있는 손을 골반에 대고 골반이 흔들리지 않도록 한다. 반대쪽 손으로 벽을 짚는다.

• 스트레칭하려는 다리의 발을 의자 위에 대고 누른다. 엉덩이를 꽉 조여 뒤로 돌아간 골반이 흔들리지 않도록 한다(배를 들이민다).

• 허벅지 앞이 땅기는 느낌이 들 때까지 골반을 앞으로 돌리고 몸통은 곧게 펴서 몸을 세운다.

• 자세를 유지하면서 반대편 무릎을 서서히 굽힌다. 이 다리의 발꿈치에 몸무게를 실으면서 더 강하게 스트레칭한다.

• 몸이 앞으로 너무 쏠리지 않도록 주의하면서 이 자세를 몇 초 동안 유지한다.

참고 좀 더 유연한 사람들은 스트레칭하는 다리의 발목을 반대편 팔로 붙잡고 동작을 실행할 수도 있다. 그러나 발목을 엉덩이 쪽으로 불필요하게 당기지 않도록 한다. 깊숙이 스트레칭하기 위해서는 골반을 돌리면서 척추를 곧게 세우는 데 집중한다.

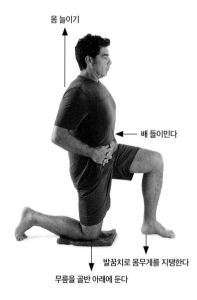

몸 늘이기

배 들이민다

발꿈치로 몸무게를 지탱한다

무릎을 골반 아래에 둔다

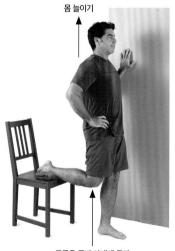

몸 늘이기

무릎을 골반 아래에 둔다

14 벽에 기대어 엉덩이와 넓적다리 뒤 근육 스트레칭

(마무리)

목적 벽에 기대어 앉은 자세로 벽의 도움을 받아 엉덩 관절폄근(큰볼기근과 넓적다리 뒤 근육)을 스트레칭한다.

동작 · 벽에 기대고 앉은 자세에서 한 다리를 굽히고 양손으로 넓적다리를 감싼다.

· 양쪽 어깨를 뒤로 젖히고 골반과 머리를 양쪽으로 당기는 듯 몸 늘이기 자세를 한다.

· 반대편 다리를 펴서 바닥에 대고 발을 든 상태를 유지하면서 엉덩이를 뒤로 뺀다. 무릎을 반대쪽 어깨 방향으로 살짝 당기면서 엉덩이 부위를 좀 더 강하게 스트레칭한다.

· 이 자세를 몇 초 동안 유지한다. 이때 벽에 기댄 골반, 어깨, 머리를 벽에서 떼지 않도록 한다.

참고 동작을 실행하는 동안 등 아래를 벽에 붙이기보다는 가능한 한 등 아래가 움푹하게 들어가도록 한다.

15 벽에 기대어 장딴지근과 가자미근 스트레칭

(마무리)

목적 서서 벽에 기댄 자세로 발목폄근(장딴지근과 가자미근)을 스트레칭한다.

동작 · 벽 앞에서 한 다리를 내디디고 선 자세로 양쪽 팔꿈치와 내디딘 다리의 발끝으로 벽을 짚는다.

· 몸무게를 양쪽 발꿈치에 둔 상태를 유지하면서 앞에 있는 무릎을 서서히 굽히면서 몸이 살짝 앞으로 향하게 한다. 그러나 뒤에 있는 다리는 편(무릎을 완전히 편) 상태를 유지하면서 무릎 뒤가 땅기는 느낌이 들 때까지 앞에 있는 다리의 무릎을 굽힌다.

· 이 자세를 몇 초 동안 유지한다.

· 무릎 아래로 발목 쪽이 땅기는 느낌이 들 때까지 뒤에 있는 무릎을 서서히 굽힌다. 그리고 다시 이 자세를 잠시 유지한다.

참고 시간을 충분히 가지고 동작을 천천히 제어하면서 실행한다(한 번에 급하게 하지 않는다). 발꿈치는 바닥에 댄 상태를 계속 유지한다.

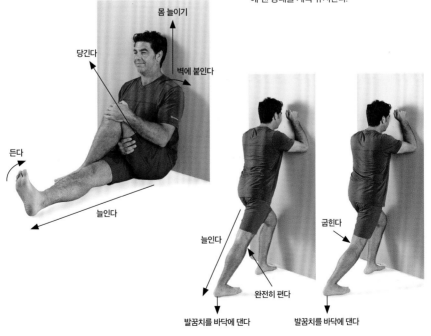

몸 늘이기

당긴다

벽에 붙인다

든다

늘인다

늘인다

완전히 편다

발꿈치를 바닥에 댄다

굽힌다

발꿈치를 바닥에 댄다

걷거나 뛸 때 중량을 추가해서 들어야 좋을까?

그런데 진짜 질문은 따로 있다. 중량을 추가한 다음 걷거나 뛰면 더 좋을까? 그렇다면 어떤 장점이 있을까? 일반적으로 중량을 들고 걷거나 뛰는 사람들은 에너지를 더 많이 태울 수 있으므로 체중을 훨씬 더 많이 줄일 수 있을 것이라는 기대를 한다. 운동의 강도가 결과로 그대로 연결된다고 생각하는 것이다. 따라서 무게를 더 추가하면 더 많은 열량을 태우는 데 도움이 된다고 믿는다. 그런데 문제는 운동에서는 에너지 소모만이 고려의 대상이 아니라는 점이다. 만약 어떤 활동이나 일을 할 때 특별히 무거운 짐을 들고 이동해야 하기 때문에 이 능력을 향상시키기 위해 훈련해야 한다면 중량을 들고 걷거나 뛸 이유가 있다. 그러나 그 외 다른 경우라면 전혀 논리가 성립하지 않는다.

손에 중량 매달기 사실 많은 경우 손에 매달 수 있는 중량은 몸무게에 비하면 매우 적다. 그렇기 때문에 눈에 띄는 결과를 얻을 정도까지는 충분히 무겁지 않다. 게다가 팔뚝, 팔, 목에 긴장을 유발해 목 통증, 두통, 건염(힘줄염), 신경성 질환과 같이 근육 및 뼈에 관련된 장애와 증상을 유발하는 원인이 될 수 있다(이미 대부분의 사람이 이 부위들을 무리하게 사용하고 있으며, 긴장된 상태로 생활하고 있다는 사실을 잊지 마라). 그런데 이미 일상에서 스트레스를 많이 받는 몸에 신체 활동이 스트레스를 가중한다는 사실을 고려하지 않는 사람들, 특히 이제 막 운동을 시작한 사람들이 부적절하게 운동을 해서 몸을 해치게 된다. 운동의 목적은 건강을 유지하는 것임에도 불구하고 말이다. 사실 아주 작은 사건에서부터 모든 통증이 시작될 수 있다. 그러므로 중량을 매달고 걷거나 뛰다보면 문제가 더 심화되는 원인이 될 수 있다. 장점보다는 불편을 더 많이 겪을 수 있다는 뜻이다.

발목에 중량 매달기 이 경우에도 발목에 매달 수 있는 중량이 효과를 기대할 정도만큼은 적당히 무겁지 않을 뿐만 아니라 달리기 방법에도 영향을 줄 수 있다. 그리고 다리(발목, 발, 무릎)에 나쁜 영향을 주는 문제가 발생할 수도 있다. 우리는 이 책에서 발목이 가진 중요성과 발목을 사용하는 법을 이미 살펴보았다. 발목에 매단 중량은 당연하게도 발이 효과적으로 움직이지 못하게 방해한다. 그리고 발목에 직접 스트레스를 과중하면 결국 문제만 더 많이 생길 뿐이다.

모래주머니 조끼 그럼에도 불구하고 걸으러 나갈 때 운동 강도를 높이기 위해 중량을 추가하고 싶다면 모래주머니 조끼를 입는 방법이 훨씬 효과적일 수 있다. 모래주머니 조끼에는 적은 중량이 여러 곳에 분산되어 실려 있다. 모래주머니 조끼를 입었을 때 얻을 수 있는 효과는 열량 태우기보다는 운동을 더 힘들게 하는 것이다. 이 도구의 장점은 중량을 골고루 분산시키고 몸체 가까이 붙어 있다는 점이다. 물론 무게가 나가는 조끼를 입으면 몸이 덜 편할 수 있다. 그렇지만 앞에서 언급한 두 경우에서처럼 중량이 몸을 당기면서 느끼는 불필요한 스트레스는 피할 수 있다. 일부 운동선수들은 몸을 더 잘 제어하기 위해 모래주머니 조끼를 사용하기도 한다. 그리고 케이블이나 낙하산을 매단 조끼도 나와 있다. 다시 한 번 말하지만 이 경우에도 조끼를 사용하는 목적은 체중 감량이 아니라 운동의 기능을 향상시키는 것이다.

몸 전체를 단련하고 운동 강도를 높이는 방법은 그리 어렵지 않다. 아울러 운동 중간중간 강도에 변화를 주고 근력 강화 운동을 포함시키면 더욱 효과적인 체력 단련이 가능하다. 이 책에서 제안하는 운동 프로그램처럼 말이다.

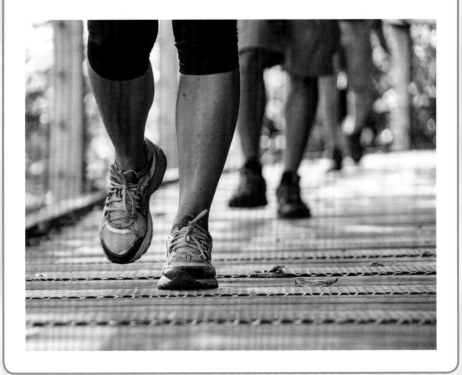

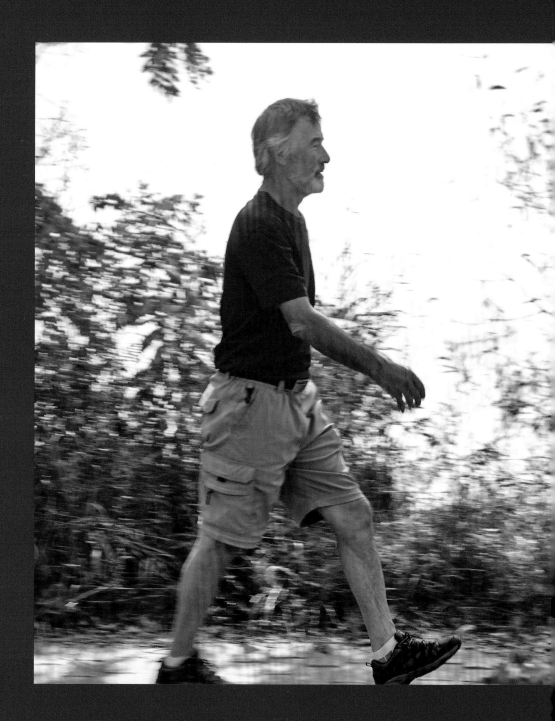

10

낙상

"다시 일어서기 위해 넘어진다. 절대로 넘어지지 않는 자는 불행하다."

_펠릭스 르클레르

우리 몸이 균형을 잡기 위해서는 주변시, 속귀, 고유수용성 감각과 같이 매우 복잡한 세 기관이 관여한다. 그런데 넘어지기의 고수인 어린아이들은 넘어지는 기술을 스스로 발달시키는 듯하다. 어린아이들은 넘어질 때 몸을 유연하게 만들고, 다치지 않도록 완전히 자신의 순발력에 몸을 맡기고 넘어진다. 그런데 우리는 나이가 들면서 심각한 상처를 입지 않고 통증을 덜 느낄 수 있도록 넘어지는 능력을 잃는다. 그러므로 이 장에서는 잘 넘어지는 방법을 살펴보고자 한다. 우리 일상에서 걷기가 중요한 자리를 차지하기 때문에라도 운동 활동의 일환으로 걸을 때 겪게 될 예상치 못한 일들에 미리 대비하는 것은 우리 자신의 몫이다. 지금까지는 비틀거리며 넘어지기를 피해오기만 했다면 이제는 여러분이 거의 잊어버린 기술인 넘어지는 법(낙법)을 다시 배워야 할 때다.

　그런데 오늘날 우리는 낙상 예방에 대해 점점 더 많이 이야기한다. 어쩌면 이는 당연한 이치다. 낙상과 관련된 통계로 꽤 명백하게 현실을 인식할 수 있다. 세계보건기구에 따르면, 전 세계 사고 사망 또는 비자발적 부상의 두 번째 원인이 바로 낙상이다. 매해 낙상 후 사망하는 인구는 42만 4,000명으로 추산된다. 사망을 제외하면 의료기관의 치료를 받아야 하는 심각한 낙상은 매해 3,740만 회가 발행하는 것으로 추산한다. 당연하게도 낙상의 피해로 사망에 이르는 사람들은 주로 65세 이상이다.

　이제까지 세워진 다수의 예방 대책은 일반적으로 교육과 안전한 환경 만들기를 바탕으로 구성되었다. 그러나 이 모든 예방책에도 불구하고 낙상은 여전히 피할 수 없는 사고다. 누구보다도 조심한다고 해서 사고로부터 완전히 안전할 수 없다. 어느 날 갑자기 넘어질 수 있는 위험은 여전히 존재한다. 그러나 넘어질 때 어떻게 대응하느냐에 따라 많은 것이 달라질 수 있다. 최악의 상황을 피하기 위해서는 바로 넘어짐 그 자체에 관심을 두는 것이 중요하다.

여기에서는 넘어질 때 부상을 최소화하기 위해 안전하게 넘어지는 방법을 살펴보겠다. 이 방법은 예방과 보호, 두 가지로 나눌 수 있다.

넘어짐을 예방하는 법

다음은 균형 유지를 돕는 몇 가지 전략이다. 그러므로 넘어짐 예방을 위해 알아두어야 한다.

안정적으로 서기와 고유수용성 감각 자극하기

감각 수용기관 중 특히 발바닥 감각은 안정성과 고유수용성 감각에 있어 결정적인 역할을 하는 요소다. 감각을 유지하거나 되찾는 가장 간단한 방법 중 하나는 집에서 항상 맨발로 걷는 것이다. 실제로 우리는 유년기에 모두 맨발로 걸었다. 그러나 시간이 지남에 따라 (신발과 양말 등으로) 발을 감싸기 시작하면서 맨발로 걷는 습관과 함께 발목 및 발 부위를 조정하는 기능도 함께 잃어버렸다.

여러분은 양말과 신발 속에서 발이 어떻게 상황을 조정하느냐에 따라 안정성 유지, 즉 균형을 잡을 수 있다는 사실을 알고 있었는가? 불행히도 여러분이 발을 덮개 안에 '가둘수록' 위험한 상황이나 스트레스를 받는 상황에서 발이 제대로 기능하지 못하게 된다. 덮개가 발바닥의 감각을 축소하거나 약화시키기 때문이다. 발바닥은 셀 수 없을 만큼 많은 감각 센서를 지니고 있다. 발바닥 센서는 몸이 방향을 잡고 안정적으로 설 수 있도록 정보를 수집하고 처리한다. 그런데 폭신하고 편안한 신발은 발을 게으르게 만들고, 시간이 지남에 따라 발의 감각을 무뎌지게 한다.

우리에게 필요한 것은 딱딱하고 굼뜬 발이 아니라 유연하고 재빠른 발이다. 만약 당장 이를 깨닫고 대처하지 않는다면 여러분의 발은 재빨리 움직여야 할 때 늘 방심하고 말 것이다. 발도 쓰지 않으면 힘을 잃고 쇠약해지는 근육과 똑같다. 맨발로 걸으면 발바닥 아래에서 일어나는 일들을 발이 느끼면서 자기 일을 하게 된다. 그리고 바닥의 다양한 재질(카펫, 타일, 나무), 온도의 변화(따뜻함, 차가움)도 느끼고 즐길 수 있다. 특별한 몇몇 훈련을 제외한다면 맨발로 걷기는 발의 감각 센서를 끊임없이 자극할 수 있는 가장 구체적이고 가장 쉬운 방법이다.

신발을 살 때는 굽이 높고 아치 부분이 강조된 모델, 딱딱하거나 미끄러운 재질로 된 신발, 소위 발을 '돕는' 기능이 있다고 광고하는 모든 신발을 의심하라. 장점이라고 소개하더라도 멀리 보았을 때는 문제의 원인이 될 수 있다.

첫발 잘 딛기

일반적으로 사람들은 환경이 바뀌는 상황에서 내디디는 첫발에 신경을 쓰지 않는다. 그런데 넘어지지 않는 기본 예방법 중 하나가 바로 첫발 잘 딛기다. 집을 나서거나 차에서 내릴 때, 길을 건너기 위해 보도블록에서 내려올 때, 물에 젖은 상점가 바닥에서 우리가 딛는 첫발은 매우 중요한 역할을 한다. 겨울은 기온이 내려가고 눈이 쌓이고 얼음이 얼 수 있으므로 특별히 위험한 계절이다. 누구나 한번쯤은 빙판길에서 넘어진 경험이 있을 것이다. 첫발 잘 딛기는 일상생활에서 실천해야 할 넘어짐 예방 습관으로 자리 잡아야 한다.

주의하고 전방 주시하기

첫 발걸음이 매우 중요하다. 물론 첫발을 내디딘 다음에는 방심해도 된다는 뜻은 아니다. 많은 이가 꼭 정신을 놓는다고 말할 수는 없어도 생각에 잠겨 어슬렁거리며 걷는 것을 볼 수 있다. 길을 걸을 때 변화무쌍한 주변 환경에 충분히 주의를 기울이지 않는다. 그 어떤 예방책도 모든 위험으로부터 당신을 구할 수 없다. 그러므로 항상 주의를 기울이는 것이 중요하다. 산만하게 만드는 모든 요소(휴대전화, 음악 등)는 주의력을 떨어뜨려 사고에 노출되기 쉽다. 항상 닥칠 수 있는 위험을 의식하고 주의가 산만해지는 순간과 요소들을 줄이도록 하라.

우리는 어느 정도 연세가 있으신 어르신에게 천천히 직선으로 걸으라고 조언하는 경향이 있다. 그러나 항상 이렇게 걷게 되면 편안한 장소에서만 걸을 수밖에 없고, 시간이 지남에 따라 몸이 적응하는 능력이 제한된다. 결국 바람만 불어도 제대로 반응할 수 있는 능력을 잃게 된다. 몸의 안정성과 적응 능력을 간직하기 위해서는 상황에 즉각 반응하고 생존의 위협으로부터 자신을 지킬 수 있는

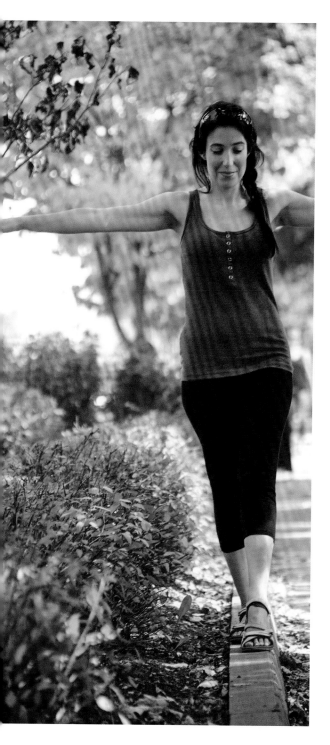

상황에 노출되어야 한다. 그러므로 지체하지 말고 흙길을 걸으러 나가보자. 물론 어디서든 항상 조심해야 한다.

머리와 목 바로 세우기

머리의 무게는 특히 머리를 앞으로 내밀었을 때 신체에 큰 부담이 된다. 머리를 앞으로 내밀고 걷게 하는 모든 요소(휴대전화 등)는 사용을 제한해야 한다. '머리를 앞으로 숙이고' 걸으면 자세와 주변시에 영향을 줄 뿐만 아니라 넘어질 때 머리가 더 빨리 바닥으로 쏠리게 된다. 이것이 바로 바른 자세로 걸어야 하는 이유이며, 이 책에서 몸 늘이기 동작을 그토록 강조하는 이유이기도 하다. 또한 목이 잘 움직일 수 있게 관리해야 한다. 목이 주변시에 중요한 역할을 하기 때문이다. 이렇게 우리 뇌는 많은 정보를 수집해 균형을 유지함으로써 넘어지지 않도록 작동한다.

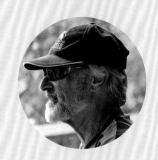

더 많은 것을 더 오래
즐기기 위해 걷는다

야외에서 맑은 공기를 마시며 하는 활동이 나에게 어떤 혜택을 가져다주느냐고 묻는다면? 먼저 나이가 나이인 만큼 나는 아주 어렸을 때 아침부터 저녁까지 밖에서 시간을 보낸 경험을 먼저 이야기하고 싶다.

그 시절에는 비디오도 컴퓨터도 없었다. 텔레비전도 아주 느지막한 시간에 나왔다. 나무에 기어오르기, 냇가를 따라 달리기, 숲속에서 숨바꼭질하기, 풀밭에서 구르기, 빗속을 달리거나 진흙탕 속에서 놀기……. 이 모든 것이 내 삶의 즐거움이었다. 그러므로 우리는 여름이나 겨울 할 것 없이 자연 속에서 보냈다고 할 수 있다. 냄새를 맡고, 만지고, 달리고, 기어오르고, 뛰고, 구르고, 미끄러지고, 얼음을 지치고, 눈 더미 속에 엄청나게 큰 구덩이를 파기도 하면서 이보다 더 많은 일을 벌이는 것이 우리의 일상이었다.

이런 유년기 덕분에 아주 건강하고 민첩하게 움직일 수 있는 몸을 가질 수 있었고, 결국엔 체육 교사라는 직업도 가지게 되었다. 그리고 학생들에게 자연을 직접 만지면서 얻을 수 있는 혜택을 나눌 기회도 있었다. 우리 학교는 숲이 우거진 넓은 대지를 소유하고 있었고, 학교의 철학과 수업 방식도 '야외 수업을 우선'했기 때문이다.

오늘 나는 매번 산책할 때마다 오솔길에서, 자전거 순환도로에서 맑은 공기를 깊이 들이마시고 내 곁을 스쳐 지나가는 풍경을 감상한다. 비록 이미 익숙한 코스일지라도 말이다. 그리고 무엇보다도 내 평생 실천할 수 있었던 규칙적인 이 운동 덕분에 내 곁에 있는 모든 것을 온전히 즐길 수 있다는 사실을 되새긴다.

우리 모두는 소중한 존재다. 그러나 이 사실을 알아차리는 것은 온전히 우리의 몫이다.

_ 브누아 세강

넘어짐으로부터 보호하는 법

어떻게 넘어지는가는 사실 중요하지 않다. 낙상은 10만 분의 1초 만에 일어난다. 넘어질 때 자신의 의지와는 상관없이 바닥에 순간적으로 부딪히면서 외상을 입을 위험이 커진다.

일반적으로 사람들은 넘어질 때 사진에서처럼 몸을 들면서 그대로 뒤로 넘어지는 경향을 보인다. 이를 통해 우리는 다음과 같은 사실을 알 수 있다.

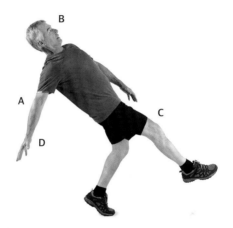

A 팔이 바깥쪽에서 뒤쪽으로 나오면서 몸통을 불균형하게 한다. 몸무게의 대부분이 몸을 지탱하는 부위(발)가 아닌 몸통에 쏠린다.

B 머리를 뒤쪽으로 향하고 있어 뇌진탕 위험이 커진다.

C 다리를 편 채로 있다. 일반적으로 땅을 디디고 있는 다리의 발꿈치도 들린다. 이 말은 골반도 함께 들려서 몸이 추락하는 높이가 높아진다는 뜻이다.

D 바닥에 가장 먼저 닿는 부위는 펴고 있는 팔의 손이거나 만약 순발력을 발휘해 팔을 굽힌다면 팔꿈치가 될 것이다. 넘어지면서 충격을 받는 부위는 단 한 부위고, 이 한 점에 모든 몸무게가 쏠린다. 따라서 골절의 위험이 크다.

그러나 넘어질 때 최악의 결과를 피할 방법이 있다. 효과적으로 자신을 보호하는 방법은 바로 본능적으로 몸이 반응하도록 익숙해지는 것이다. 이제 여러분이 몸에 익혀서 무의식(자동)적으로 반응해야 하는 예방법 몇 가지와 함께 '잘 넘어지는 법'을 배우기 위해 집에서 연습할 수 있는 동작을 소개하겠다. 잘 넘어지기 동작은 충격을 완화해 부상을 최소화하고, 쉽게 다시 일어나는 방법을 배우는 운동이다.

몸에 익혀야 할 무의식적 예방법

- 팔을 앞과 안쪽으로 향하게(뒤와 바깥쪽으로 향하지 않도록) 한다. 머리는 본능적으로 팔의 움직임을 따라 안쪽으로 향하게 해서 충격으로부터 보호한다.
- 디디고 있는 다리는 무릎을 굽혀 몸 중심(몸통)과 추락 높이를 낮추면 충격 강도를 최소화할 수 있다.

옆에서 본 모습

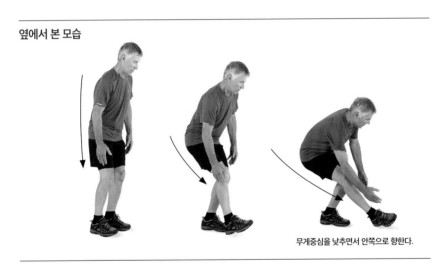

무게중심을 낮추면서 안쪽으로 향한다.

앞에서 본 모습

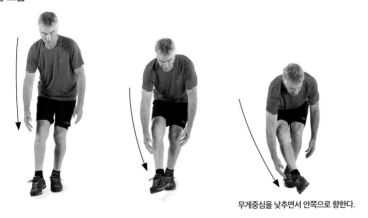

무게중심을 낮추면서 안쪽으로 향한다.

넘어질 때 이런 방식으로 무의식적으로 움직이면 충격이 한 부위(손이나 팔꿈치)에 쏠리지 않고 몸 옆과 팔(사진의 예시에서는 오른팔) 전체 면에 더 넓게 분포된다.

이 동작을 연습할 때는 걸으면서 앞에서 묘사한 움직임을 왼쪽과 오른쪽으로 번갈아 가면서 각 걸음을 넘어지는 상황처럼 흉내 내면서 연습할 수 있다. 그러나 완벽하게 자동적인 반응이 즉각 일어나고 제대로 몸에 익히기 위해서는 간단한 연습만으로는 부족하다. 다음에 이어지는 운동은 넘어지는 동작 안에 반사운동을 포함하고 바닥에서 잘 다룰 수 있도록 도와준다.

잘 넘어지기 운동(낙법)

- 두 팔을 몸 아래로 향하고 선 자세에서 몸무게를 지지하는 다리의 무릎을 굽히고 동시에 반대편 다리와 팔을 앞으로 내민다.
- 다리를 굽히면서 몸무게를 발꿈치로 지탱하고 턱을 가슴 쪽으로 향하게 하면서 등을 둥글게 한다.
- 균형을 잃을 때까지 구부린다.
- 넘어지면서 충격을 팔과 몸 옆 전체로 흡수한다.
- 몸이 바닥에 닿자마자 몸을 굴러서 팔, 몸 옆, 편 다리, 구부린 다리의 발(발꿈치가 아닌 발가락)로 충격을 흡수한다. 구부린 팔과 머리는 몸 가까이에 둔다. 세 지지점으로 삼각형을 이룬다.

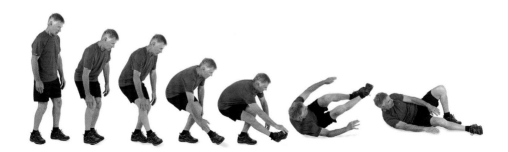

다음 두 자세는 몸이 바닥에 닿을 때(바닥에서 충격을 받을 때) 피해야 할 자세다.
이 자세가 심각한 외상을 입히는 원인이 될 수 있다.

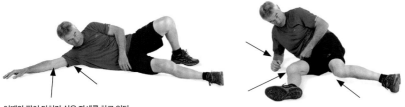

어깨와 팔이 다치기 쉬운 자세를 하고 있다.

무릎과 팔꿈치가 다치기 쉬운 자세를 하고 있다.

참고 제시된 연속 동작에서 몸을 웅크리는 모양을 한다. 웅크리는 모습은 태아가 뱃속에서 취하는 자세를 연상시키는데 이는 우연이 아니다. 우리는 어렸을 때 수없이 넘어졌지만 대부분 크게 다치지 않았다. 왜 그랬을까? 어린 시절에는 보호 본능을 간직하고 있었기 때문이다. 우리는 이 보호 본능을 해가 거듭됨에 따라 몸을 보호하는 옷으로 감싸는 습관 때문에 잊고 말았다.

잘 넘어지기 위해서는 지지점의 위치와 함께 몸 각 부위의 자세를 익히는 것이 매우 중요하다. 몸을 안정적으로 지탱하는 자세부터 시작해서 바닥에 잘 눕기를 연습할 수 있는 또 다른 동작이 있다.

바닥을 잘 다루는 동작

물에 빠져 죽지 않으려면 수영을 배워야 한다. 수영을 배우기 위해서는 물을 두려워하지 않고 물을 다룰 수 있어야 한다. 넘어질 때도 마찬가지다. 넘어질 때는 변함없이 몸이 바닥에 떨어지기 때문에 바닥에 부딪히는 것을 두려워하지 말고 넘어질 때 바닥을 잘 다룰 수 있어야 한다. 그리고 원활한 움직임으로 다시 일어날 수 있어야 한다. 넘어짐의 특성을 받아들이고 가능한 한 넘어짐에 가장 적게 저항하면서 몸을 웅크려야 한다. 바닥에서 일어나는 방법은 여러 가지가 존재하지만 기본 원리는 다음과 같다. 몸이 '유연하게' 넘어지는 것이 '딱딱하게' 넘어지는 것보다 덜 아프다. 왜냐하면 몸이 충격에 저항하는 대신 충격을 흡수하기 때문이다.

A 한 손으로 무릎을 짚고 몸을 숙인다. 다른 손으로는 바닥을 짚는다. 미식축구
   선수나 스모 선수가 준비 자세를 취하듯 지지점으로 삼각형을 만든다.
B 다리를 펴서 바닥을 짚은 손과 다리 사이를 지나게 한다. 골반이 바닥에 닿을
   때까지 다리를 지나게 한다.
C 천천히 몸을 눕히고 양손을 모은다.
D 누운 자세에서 시작해 앞에서 묘사한 동작을 반대 순서로 진행하면서 몸을
   굽힌 첫 자세로 돌아온다.

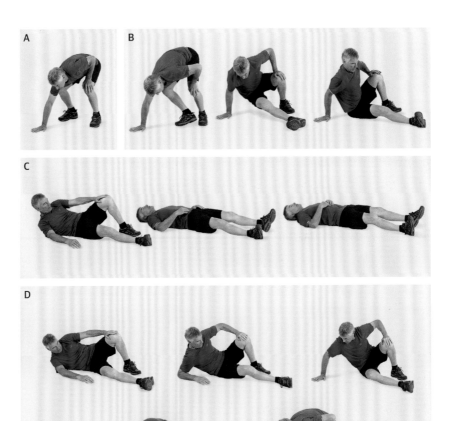

움직임에 제약이 있을 때 넘어진 후 일어나기

나이가 들었거나 외상을 입은 후 회복 중일 때는 누운 자세에서 다시 일어나는 동작 자체가 때때로 도전이 되기도 한다. 여기에서는 안전하게 몸을 일으키는 방법을 소개한다.

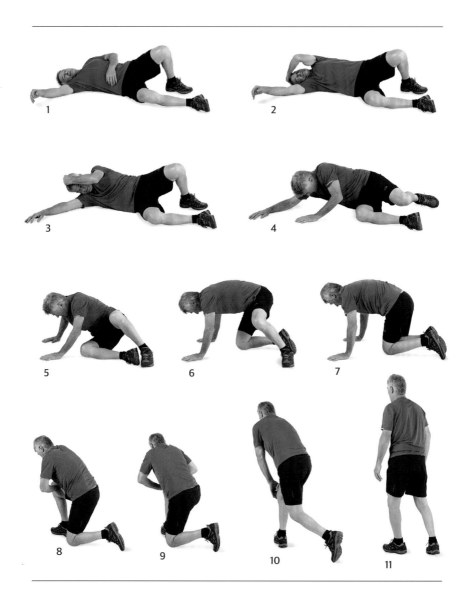

1 등을 바닥에 대고 누운 자세에서 무릎을 구부려 발꿈치로 단단히 지탱할 수 있도록 한다.

2 발꿈치를 지지점으로 삼아 바닥을 밀면서 옆으로 돈다. 이때 머리를 힘주어서 들지 않는다.

3 목에 힘을 주는 대신 움직일 수 있는 손으로 머리를 든다.

4 머리를 몸통과 직선이 되게 들고 나면 손으로 바닥을 짚어 지지점을 만든다.

5 양손으로 확실히 몸을 지탱하고 두 발을 모으면서 몸을 지탱하는 다리의 무릎을 몸 쪽으로 끌어온다.

6 두 손과 몸을 지탱하는 다리의 무릎으로 삼각형 지지점을 만든다. 몸을 지탱하는 다리를 이용해 다른 쪽 다리를 반대편으로 밀면서 몸을 돌린다.

7 네 지지점을 만들어 몸을 지탱하는 자세(팔다리로 기는 자세-옮긴이)를 취한다. 완전히 몸을 움직일 수 있을 때까지 필요한 만큼 이 자세를 유지한다.

8 두 손을 앞에 있는 무릎 위에 올려서 삼각형으로 균형을 유지하는 기초를 만들고 밀 준비를 한다.

9 뒤에 있는 발을 세운다.

10 앞으로 몸을 약간 기울이고 팔꿈치를 굽히면서 앞에 세운 다리 쪽으로 몸을 약간 돌린다.

11 손을 올린 무릎을 밀면서 발꿈치를 이용해 몸을 밀어올린다.

12 다른 발을 한 걸음 내디디면서 균형을 잡는다.

　　잘못된 반사 동작을 없애기는 쉽지 않지만 그렇다고 불가능하지도 않다. 새로운 방식으로 몸이 반응하게 하기 위해서는 새로운 반사 동작을 발달시키고, 멈추지 않고 반복해 연습하면서 완벽하게 익혀야 한다. 연습만이 살길이다. 다치지 않고 넘어지기 위해서는 시간을 가지고 앞에서 본 운동들을 따라 해보고 수없이 연습해야 한다. 그리고 언젠가 다가올 피할 수 없는 그 순간을 미리 준비해야 한다.

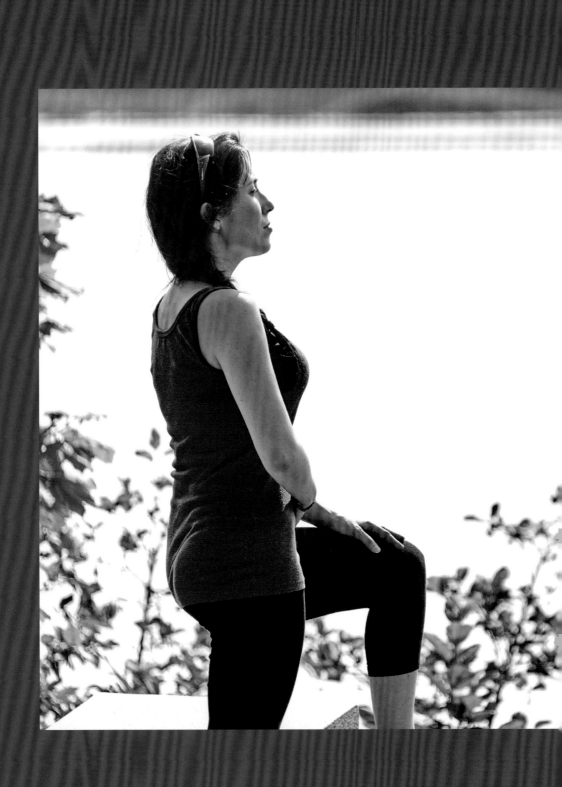

11

호흡

> **"아침에 일어나면서**
> **살면서 숨 쉬고 행복할 수 있는 특권이 얼마나 소중한지를 기억하라."**
>
> _ 마르쿠스 아우렐리우스

사람들은 먹고 마시는 것을 중요하게 여긴다. 우리는 단백질, 탄수화물, 지방, 물에 대해 자주 말한다. 그러나 사실 생명을 유지하기 위해서는 이 영양소보다 더 먼저 몸에 흡수되어야 할 요소가 있다. 바로 공기다. 먹지 않고 30일, 물을 마시지 않고는 3일을 연명할 수 있다고 한다. 그러나 숨 쉬지 않고는 3분 이상 살 수 없다. 어쩌면 아침에 일어나서 잠을 깨기 위해 커피를 마시기보다 심호흡을 크게 하고 하루를 시작하는 것이 더 좋을 수 있다. 다른 그 어느 것보다도 호흡이 우리를 살게 만든다. 옛 산스크리트 속담에서 "숨쉬기는 삶이다. 그리고 숨을 잘 쉬면 지상에서 오래 살 수 있다."라고 했다. 호흡은 인간 신체에 많은 혜택을 준다. 그리고 호흡 기능은 우리가 온전히 인식하지 못하는 중에도 수많은 효능을 만들어내고 있다.

호흡에는 한 가지 특징이 있다. 바로 호흡기관이 우리가 자발적으로 조정할 수 있는 유일한 자율신경 계통 기관이라는 점이다. 성인의 총 폐활량은 약 6리터로, 휴식 동안에 15회 정도 들숨과 날숨을 쉰다. 물론 횟수는 나이와 개인차에 따라 달라진다. 그리고 운동 중에는 세 배까지 늘어날 수 있다. 호흡은 심장과 혈관의 활동에 중요한 역할을 한다. 호흡 운동이나 흉곽 펴기 운동을 하면 몸의 안정과 기능에 확실한 효과를 얻을 수 있다. 또한 심장박동과 스트레스를 조절하는 법에도 영향을 준다.

호흡을 바르게 하면 폐로 공기를 많이 들이마실 수 있을 뿐만 아니라 근육의 긴장을 해소할 수 있다. 일반적으로 숨은 내쉴 때보다 들이쉴 때 천천히 쉰다. 그러나 들숨도 근육의 긴장 해소와 관련이 있기 때문에 주의를 기울여서 쉬어야 한다. 즉 운동을 하거나 걸을 때 숨을 깊게 들이쉬듯 날숨도 충분히 내쉬어야 한

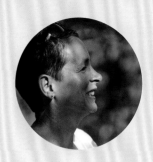

자연 속에서 누리는 평화

내가 걷기 좋아하는 계절은 겨울이다. 특히 아침에 즐겨 걷는다. 따뜻한 옷으로 몸을 폭신하게 감싸고 나가는 것을 좋아한다. 그리고 필요하면 외투를 벗는다. 추위를 많이 타는 체질이라 걷기가 혈액 순환을 활성화시켜 하루를 더 건강하게 지낼 수 있게 해준다. 나는 침엽수 냄새를 들이마시는 것을 좋아한다. 침엽수 냄새는 할아버지 할머니와 함께 오두막집에서 보낸 어린 시절을 떠올리게 한다.

　　자연 속에 있을 때 나는 자신을 되찾는다. 자연과 함께 평화를 누린다. 마치 모든 것이 멈춰 있는 듯하다. 나는 일상의 걱정을 더 이상 생각하지 않는다. 나 자신의 모습 그대로 자연과 함께 있다. 집에 돌아올 때는 엔도르핀이 가득 찬 상태로 느긋함을 느낀다. 그리고 스트레스를 관리하는 데 많은 도움이 된다.

　　지난겨울에는 멀리 사는 친구와 함께 도전을 시작했다. 각자 자신이 사는 곳에서 매일 걷기로 하고, 걷기를 마쳤을 때 문자 메시지를 보내기로 한 것이다. 작은 동기가 나의 겨울을 완전히 바꾸었다. 매일 걷기가 기분을 전환하고 에너지를 얻는 데 정말 큰 효과가 있다는 사실을 깨달았다. 그리고 이번 겨울에도 작년과 똑같이 실천하기로 약속했다.

_ 미셸 모랭

다는 뜻이다. 걷는 동안에는 호흡을 조절하면서 천천히 숨을 쉬어야 한다. 느리게 숨을 쉬면 관절의 움직임 폭을 크게 함으로써 근육 긴장을 순간적으로 줄여준다. 숨을 잘 쉬면서 걸으면 긴장을 풀고 더 활기차게 걸을 수 있다. 그러면 더 원활하게 걸으면서도 에너지는 적게 소모한다.

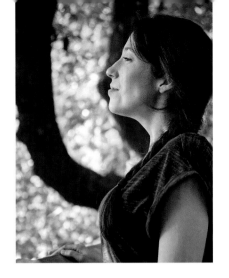

호흡과 정서

만약 여러분이 주로 실내에서 생활하고 집중하기가 어렵거나 생기가 부족하다고 느낀다면 밖에 나가 바람을 쐬라. 기분이 한결 좋아질 것이다. 여러 학문이 호흡과 행동양식 조절 간의 관계에 주목하고 있다. 한 연구는 주의가 산만한 경우 뇌에 산소를 공급하면 효과가 있다는 것을 증명했다. 또한 과학자들은 호흡이 정신 건강, 감정 및 스트레스 조절에 큰 효과가 있다고 믿는다. 최근 한 정신분석 연구 결과는 요가호흡과 유사한 호흡을 한 달 동안 연습한 사람들이 충동적인 성격을 훨씬 더 잘 조절할 수 있었음을 증명했다.

스트레스와 호흡 간에 밀접한 관계가 있음이 점점 더 명백해지고 있다. 과도한 책임을 진 사람들이나 꽉 찬 일과를 감당하는 사람들은 숨 쉴 시간조차 없다. 다시 말하자면 바람을 쐴 시간이 없다. 천식과 같은 호흡기 질환을 앓는 이들은 헐떡거리며 제대로 숨을 쉬지 못한다. 소극적인 성격을 지닌 이들도 호흡 장애를 겪을 수 있는데, 왜냐하면 자세(소극적인 사람들은 많은 경우 몸을 수그린다)가 흉곽을 펴는 데 큰 영향을 주어 호흡에도 영향을 끼치기 때문이다.

호흡으로 여러분의 기분이 어떤지 알 수 있고, 호흡이 여러분의 기분에 영향을 준다는 사실을 알고 있었는가? 호흡을 조절할 수 있으면 여러분의 의지에 따라 기분을 바꿀 수 있다는 뜻이다. 많은 경우 뇌에 영향을 끼치는 호흡은 집중, 동기, 주의에도 영향을 준다. 일부 연구에 따르면 천천히 숨을 쉬면 식욕을 줄이는 데도 영향을 끼칠 수 있다고 한다. 아마도 잦은 숨(짧고 빠르게 숨을 들이쉼)이 산성도를 높이고 식욕을 자극하는 것으로 보인다.

코로 쉴까? 입으로 쉴까?

코는 필터처럼 작용하고, 비강은 공기의 양과 온도를 조절하는 역할을 함으로써 체온 조절에 부분적으로 참여한다. 그러므로 답은 간단하다. 코로는 숨을 쉬고 입으로는 말을 하거나 먹는다. 일반적으로 자연스럽게 코로 숨을 들이쉬고 입으로는 내쉬어야 한다. 입으로 숨을 들이쉬면 공기를 거를 수 없고 데울 수도 없을 뿐만 아니라 목감기와 편도선염, 중이염의 원인이 될 수 있다. 또한 구강호흡은 턱뼈 및 턱관절 장애, 입 냄새, 코골이, 수면 무호흡증, 밤 공포증(야경증) 등 여러 장애의 원인이 될 수 있다. 또한 어린이 발음 장애의 원인이 되기도 한다. 활동 시 무의식적으로 구강호흡을 한다면 휴식 중에도 의식하지 못한 채 입으로 숨을 쉬고 있다는 것을 의미할 수 있다. 밤에 자주 일어나고 땀을 흘리며 잠에서 깨어났을 때 입이 건조하거나 턱이 아프다면 입으로 호흡한다는 증거다.

　제대로 숨을 쉬기 위해 취할 수 있는 여러 방법이 있다. 무엇보다도 먼저 양 콧구멍 안이 막혀 있으면 안 된다. 두 콧구멍을 모두 사용할 수 있어야 한다. 그러므로 점막을 자극하지 않도록 콧속을 세심히 청소해야 한다. 올바르게 코를 풀고 동굴 부위(코, 눈, 이마, 관자놀이)를 자주 마사지하면서 변화를 느낄 수 있다. 또한 많은 이들이 유제품, 향수 또는 동물과 같이 알레르기를 일으키는 물질에 반응해 생겨나는 코 분비물 때문에 항상 코가 막힌 상태로 지내기도 한다. 그러므로 코가 항상 막힐 경우에는 알레르기를 의심하고 테스트해보는 것이 좋다.

　컴퓨터를 한다거나 운전을 하면서 머리를 앞으로 숙인 상태를 유지하면 목 아래 조직(피부, 근육)의 수축을 촉진한다. 목 아래 조직이 수축하면 턱을 아래로 당겨서 혀가 입천장에 닿지 못하게 된다. 사실 양쪽 턱에 있는 깨물근(교근, 씹을 때 사용함)을 사용하는 대신 혀가 입천장에 빨판처럼 붙으면서 입을 다물 수 있다. 이렇듯 호흡을 바르게 하거나 턱과 목을 사용하는 데 어려움을 겪는 사람이 많다. 그렇기 때문에 우리는 목 자세를 바로잡고 집중적으로 운동하는 일상 습관을 소개하는 것이 적절하다고 판단했다. 목 자세를 바르게 하면 편안하면서도 효과적으로 숨을 쉬고 걷는 데 좋은 영향을 준다.

가슴으로 쉴까? 배로 쉴까?

우리는 복식호흡 또는 흉식호흡에 대해 자주 이야기한다. 명상과 요가와 같은 여러 분야가 호흡에 관심을 두고 특히 복식호흡을 조절할 것을 권장한다. 호흡 조절은 실제로 장점이 많으며 스트레스를 조절하는 방법으로 사용된다. 그러나 흉곽 위쪽에 폐가 있으며, 흉곽의 움직임이 자세만큼 폐활량(공기의 양)에 영향을 준다는 사실을 잊으면 안 된다. 실제로 호흡을 완전히 조절하기 위해서는 복부만큼 흉곽이 중요하며, 두 부분을 모두 잘 사용할 수 있어야 한다. 그림 11.1에서 볼 수 있듯이 몸통은 크게 흉곽(가슴)과 복부(배), 두 부분으로 나눌 수 있다.

흉곽

흉곽은 가슴이라고 부르는 부위다. 가슴은 주로 공기를 담고 있으며, 공기량을 줄이고 늘리면서 부피를 조절할 수 있다. 호흡은 가로막이 움직이면서 시작한다. 폐 아래에 있는 가로막은 양 갈비뼈 사이와 척추 안쪽에 우산 모양으로 자리 잡

그림 11.1 _ 몸통을 두 부분으로 나눈다

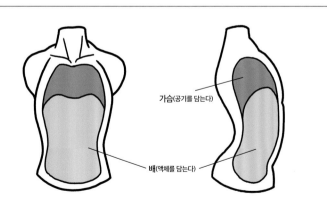

가슴(공기를 담는다)

배(액체를 담는다)

고 있다. 가로막은 수축을 통해 아래로 당기면서 가슴 공간이 늘어나 팽창한 폐 속으로 공기가 들어간다. 이때 보조 호흡근이 가슴막을 돕는다. 호흡근은 바르게 자세를 잡는 역할을 일부 담당하기도 한다.

척추와 마찬가지로 흉곽은 단단하면서도 움직인다는 특징을 가지고 있다. 흉곽은 호흡을 할 때 압력의 변화와 같은 여러 조건에서 어느 정도 강도를 유지 하면서도 갈비뼈가 움직일 수 있도록 해야 한다. 그런데 이러한 특징이 잠재적인 문제가 될 수도 있다. 자세와 호흡에 주의를 기울이지 않을수록 흉곽은 굳어서 변형된다. 이것이 바로 사람들이 나이가 들면서 작아지는 것처럼 느끼는 이유다. 그리고 많은 경우 심장 마사지를 할 때 갈비뼈가 부러지는 데도 이유가 있다.

많은 이가 의식하지 않은 채 올바르게 숨 쉬지 못하고 올바른 자세를 취하지 않는다. 그리고 흉곽이 경직해 생기는 근육 및 뼈, 자세와 관련된 장애를 종종 겪 게 된다. 머리, 목, 어깨, 배, 등, 골반 할 것 없이 어느 정도 흉곽의 움직임에 영향 을 받는다. 따라서 경직된 흉곽 때문에 내장의 문제(방광 탈출, 서혜부 탈장, 소화 장애 등), 만성장애(어깨 건염, 두통 등)가 나타나거나 등 통증이 생기기도 한다.

그림 11.2에서 볼 수 있듯이 흉곽은 3차원의 세 방향(아래에서 위, 앞에서 뒤, 옆 방향)으로 열린다. 그리고 흉곽 아래에 있는 작은 돌기인 칼돌기는 힘을 들여 숨 을 들이쉴 경우 5~6cm 정도 들린다.

그림 11.2 _ 들숨 때 확장하는 흉곽

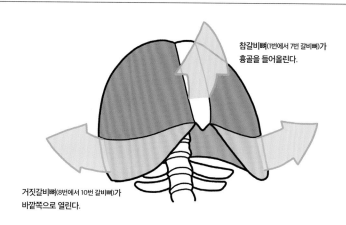

참갈비뼈(1번에서 7번 갈비뼈)가 흉골을 들어올린다.

거짓갈비뼈(8번에서 10번 갈비뼈)가 바깥쪽으로 열린다.

복부

배는 몸통에서 복강이라고 부르는 부분이다. 배는 주로 액체를 담으며 빠르게 부피를 바꿀 수 없다. 폐와는 달리 내장이 담고 있는 내용물은 한순간에 사라질 수 없기 때문이다. 그런데 내용물을 이동시켜야 하는 배에 여러 문제가 나타날 수 있다. 그렇기 때문에 배를 움직이는 방법을 배우고 충격(172쪽 건강 파일 '왜 함부로 뛰면 안 될까?' 참조)이 미치는 영향을 고려하는 것이 중요하다.

여러 요소가 배와 배의 역학적 운동에 큰 영향을 준다. 자극적인 음식이나 술, 스트레스는 모두 소화기관에 영향을 미친다. 게다가 관련 연구들은 위장 장애와 불안감 사이에 밀접한 관계가 있다는 사실을 밝혀내고 있다. 신경성 결장 및 직장 질환 전문의 지슬랭 데브뢰드 박사를 비롯한 전문가들은 사람들이 배의 중요성을 과소평가한다고 주장한다.

사람들은 흔히 바위처럼 단단한 복근을 가지면 건강하고 체력이 좋은 것으로 생각하는 경향이 있다. 물론 매끈하고 날씬한 배는 보기에 좋다. 그러나 무엇보다 배도 흉곽처럼 잘 움직여야 한다. 수축과 이완을 효과적으로 할 수 있어야 한다. 그러므로 배 속 내장이 작동하는 것을 방해하거나 내장을 아래로 밀어내는 딱딱한 배를 갖기보다는 원활한 소화와 호흡을 돕도록 배가 잘 움직이는 것이 중요하다.

호흡과 심장 및 혈관 활동

연구에 따르면 불규칙한 호흡은 속도와 운동 성과에 나쁜 영향을 많이 준다. 반면 올바른 호흡은 운동선수에게 산소를 충분히 공급해 좋은 성과를 낼 수 있도록 도울 뿐만 아니라 정신력을 잘 조절할 수 있도록 돕는다. 힘든 신체 활동을 할 때 코로 숨을 들이쉬면 혈액 내에 이산화물이 포화가 되어 다소 편안함이 느껴지는 효과가 있다. 혈관을 이완시키고 원활한 혈액 순환을 유지하는 산화질소를 증가시키는 데 많은 산소를 공급하는 것이 중요하다.

앞에서 언급했듯이 많은 사람들이 폐활량을 제한하는 잘못된 자세(앞으로 구부린 자세)로 운동을 한다. 걸을 때는 항상 몸을 늘인다는 생각으로 머리를 세우고, 가슴은 펴고, 어깨뼈는 뒤로 젖힌다. 또한 계속 편안하게 숨 쉬면서도 강도를 천천히 높이면서 여러분 자신만의 리듬을 찾도록 한다.

더 나은 호흡을 위한 프로그램

이 프로그램은 매일 실천할 수 있는 매우 간단한 운동으로, 스트레스를 해소하면서 자신의 폐활량이 어느 정도인지 가늠할 수 있도록 돕는다. 이 운동은 가능한 한 공기를 많이 들이마셔서 가슴이 늘어나는 것을 느끼도록 공기를 몇 초간 간직한다. 그리고 완전히 몸을 내맡기고 긴장이 풀리는 효과에 집중하며 숨을 내쉰다. 이 운동에서 하게 될 호흡은 걸을 때 조절하며 내쉬는 숨과는 달리 날숨이 크게 내쉬는 한숨에 가깝다. 여러분이 날숨의 효과를 온전히 느끼는 동안 주변 사람들은 흥분한 사람처럼 씩씩거린다고 생각할 수도 있다.

만약 여러분이 크게 숨을 들이쉬거나 가슴이나 배를 움직이는 데 어려움을 느낀다면 매일 조금씩 여러 운동을 병행할 것을 권한다. 다음 페이지에서는 폐활량을 늘리고 자세를 교정하는 데 효과가 있는 운동을 소개한다. 여러분은 소개된 운동 일부를 선택해서 실행하거나 전체를 실행할 수 있다. 몸을 깨우는 효과를 느끼기 위해 아침에 일어나서 실행하거나 편안함을 주는 효과를 느끼기 위해 자기 전에 실행할 수도 있다. 또한 호흡, 이미지 떠올리기, 명상법에 접목할 수도 있다. 이 운동에서 중요한 점은 집중해 바른 자세를 유지하고, 여러분의 상태와 호흡을 의식하면서 실행하는 것이다.

다음 운동은 아래와 같은 목적을 가지고 실행한다.
- 들숨과 의식적인 날숨 또는 잘못된 자세와 관련된 근육을 스트레칭하기
- 자세 유지와 관련된 근육을 자극하고 몸 늘이기를 접목하기
- 척추와 갈비뼈의 고유수용성 감각 향상시키기
- 근육 긴장과 날숨 시 해소되는 만성긴장의 관계를 이해하기
- 가슴과 배의 움직임을 분리해 복식호흡과 흉식호흡 구별하기

호흡 운동

01

목적 척추세움근, 넓은등근, 등세모근 아랫부분, 아래뒤
톱니근을 포함한 등 근육을 스트레칭한다.

동작 • 무릎을 꿇고 앉은 자세에서 팔을 몸 앞으로 뻗
어 손은 외전 자세(손바닥을 위로 향한 자세)를 하
고 바닥에 기댄다. 골반과 손 사이를 늘이면서
척추를 둥글게 한다. 이때 발꿈치로 엉덩이를
민다.

• 이 자세를 몇 초 동안 유지하며 숨을 깊이 쉰다.

• 두 손을 바닥으로 돌리고 한쪽 팔이 다른 팔 아
래를 지나 사선이 되도록 해 갈비뼈가 바닥을
향하게 한다.

• 바닥에 닿은 팔을 점점 밀면서 가슴을 좀 더 강
하게 비튼다. 이때 발꿈치로 엉덩이를 민다.

• 이 자세를 몇 초 동안 유지하면서 숨을 깊이 쉰
다. 다른 쪽으로 동작을 반복한다.

참고 필요하다면 수건을 말아 발목 위나 아래에 댄다.

02

목적 아래 갈비뼈를 닫히게 하고 가슴 펴기를 방해할
수 있는 배속빗근을 연속해서 스트레칭한다.

동작 • 외전 자세로 팔을 펴고 팔을 벤다. 팔과 바닥에
댄 다리가 일직선이 되도록 천천히 옆으로 돌아
눕는다.

• 머리를 편하게 팔로 받치고 바닥에 닿은 무릎은
가능한 한 몸 쪽으로 많이 끌어온다. 다른 쪽 다
리는 뒤 모퉁이로 늘인다.

• 팔꿈치는 항상 굽힌 상태로, 팔꿈치가 바닥에
닿도록 팔을 사선 앞으로 민다. 팔꿈치와 뒷다
리를 더 멀리 늘이면서 가슴을 좀 더 강하게 비
튼다. 이때 바닥에서 몸이 들리지 않도록 한다.
팔과 다리는 사선이 되어야 한다.

• 이 자세를 몇 초간 유지하면서 숨을 깊이 쉰다.
다른 쪽으로 동작을 반복한다.

참고 엉덩이 부위(등 아래)가 돌아가지 않도록 주의한다.

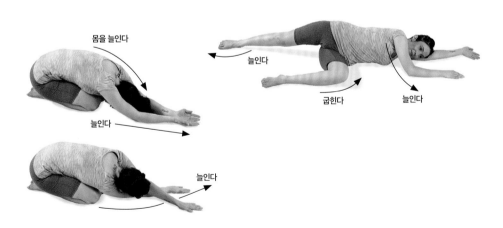

호흡 운동

03

목적 배의 납작근육 중 배바깥근육을 스트레칭한다.

동작 • 앞 운동과 같은 자세를 하고 몸통을 뒤쪽으로
　　　돌린다. 팔꿈치를 머리 쪽으로 들고 손은 머리
　　　뒤에 대고 안정적으로 자세를 취한다.

　　　• 팔과 허벅지가 몸통을 축으로 사선이 되도록 무
　　　릎을 굽혀서 편 다리 앞쪽으로 내린다.

　　　• 팔꿈치와 무릎이 멀어지게 당기면서 가슴을 좀
　　　더 강하게 비튼다. 이때 등 아래가 움푹 들어가
　　　지 않도록 한다. 팔과 다리, 몸통이 앞 동작과는
　　　반대 방향으로 사선을 그린다.

　　　• 이 자세를 몇 초 동안 유지하며 숨을 크게 쉰다.

　　　• 다른 쪽으로 동작을 반복한다.

참고 엉덩이 부위(등 아래)가 돌아가지 않도록 주의한다.

04

목적 이 운동은 배곧은근을 연속적으로 스트레칭한다.

동작 • 배를 아래로 향하고 눕는다. 팔꿈치를 어깨 앞
　　　으로 약간 내밀고 무게를 지탱한다.

　　　• 발꿈치를 엉덩이로 끌어오면서 무릎을 굽힌다.

　　　• 복부가 땅기는 느낌이 들 때까지 팔꿈치를 이용
　　　해 가슴을 끌면서 갈비뼈를 앞으로 민다.

　　　• 이 자세를 몇 초 동안 유지하며 숨을 크게 쉰다.

참고 몸을 위나 뒤로 밀지 않는다. 골반과 배는 항상 바
　　　닥에 붙어 있어야 한다. 몸을 들기보다는 팔꿈치
　　　사이에서 당기도록 한다.

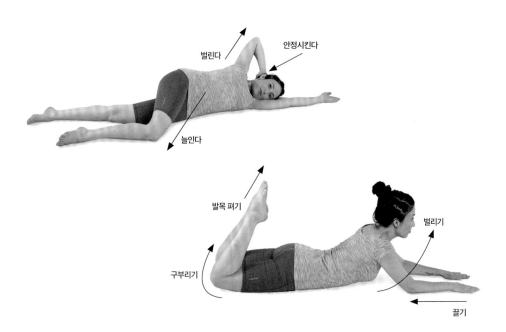

벌린다　　안정시킨다

늘인다

발목 펴기　　벌리기

구부리기　　끌기

05

목적 가슴과 어깨를 자주 움츠리게 만드는 긴장한 아래 뒤톱니근을 스트레칭하는 데 집중한다.

동작 • 다리를 편다. 어깨 사이로 어깨뼈가 서로 닿을 때까지 힘을 빼면서 가슴을 아래로 내린다. 완전히 몸무게에 쏠려 가슴이 바닥으로 내려가도록 한다.

• 이 자세를 몇 초 동안 유지하면서 호흡을 크게 한다.

참고 이 동작에 숨을 내쉬면서 근육을 완전히 이완하는 데 집중하는 호흡을 접목할 수 있다.

06

목적 척추와 가슴기관을 움직이고 감각을 깨운다.

동작 • 양손은 어깨 아래, 무릎은 골반 아래를 짚어 네 발로 기는 자세를 한다.

• 숨을 들이쉬면서 골반을 앞으로 돌린다(엉덩이를 내밀고 가슴은 부풀리고 등은 아래로 둥글게 한다).

• 숨을 내쉬면서 골반을 뒤로 돌린다(배를 들이밀고 엉덩이에 힘을 주고 등을 둥글게 한다). 동작은 골반에서 시작해 머리에서 끝난다.

• 연속해서 몇 차례 반복한다.

참고 천천히 동작을 하면서 척추뼈가 하나씩 움직이는 것을 느끼도록 한다. 가능한 한 정확하고 원활하게 동작을 실행하는 것이 목표다.

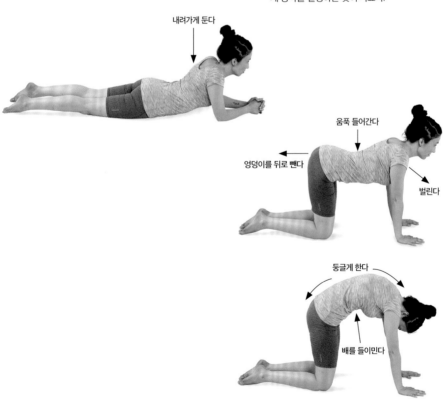

내려가게 둔다

움푹 들어간다

엉덩이를 뒤로 뺀다

벌린다

둥글게 한다

배를 들이민다

07

목적 가슴 위 근육을 스트레칭하기 전에 먼저 척추, 배, 골반을 움직여준다.

동작 • 등을 바닥에 대고 눕는다. 무릎은 굽혀 두 발로 바닥을 안정적으로 짚는다.
　　• 손바닥은 바닥을 향하고, 팔을 편 채로 바닥에 놓는다. 척추를 둥글게 올리고(들숨) 제자리로 놓기(날숨) 동작을 번갈아 실행한다.
　　• 여러 번 반복해 동작을 실행한다. 움직이면서 골반이 돌아가는 상태(앞으로 돌림, 뒤로 돌림)에 주의한다.
　　• 골반을 들지 않는다. 어깨나 머리가 바닥에서 들리지 않도록 한다.

참고 복식호흡을 이용한다. 들숨 때는 등 아랫부분을 움푹 들이밀면서 배를 부풀게 하고, 날숨 때는 등 아래를 바닥에 붙이면서 배꼽을 들이민다.

08

목적 큰가슴근과 앞톱니근에 집중해 가슴 부위를 스트레칭한다.

동작 • 앞 운동과 같은 자세를 하고 손은 머리 아래에 두고 팔꿈치는 가능한 한 바닥에 내린다. 팔꿈치를 위로 올리면서 긴장을 풀고 필요하다면 어깨를 내린다.
　　• 다른 손으로 큰가슴근이나 옆구리를 붙잡으면서 좀 더 강하게 스트레칭한다.
　　• 이 자세를 몇 초 동안 유지하면서 호흡을 크게 한다.
　　• 손을 바꾸어 동작을 반복한다.
　　• 이 운동은 팔을 바닥에 놓은 상태에서 팔꿈치를 90도까지 구부려 팔을 더 벌린 상태에서 실행할 수 있다. 스트레칭을 더 강하게 하기 위해서는 다리 무게중심을 반대편으로 쏠리게 해서 천천히 가슴을 비틀어준다(두 번째 사진 참조).

참고 이 운동에서는 들숨을 쉴 때 갈비뼈 위쪽이 들리게 하고, 날숨을 쉴 때는 손으로 가슴이 내려가도록 해 흉식호흡을 한다.

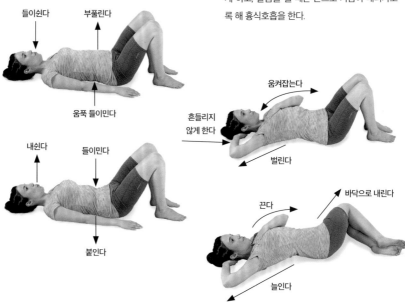

들이쉰다　부풀린다
움푹 들이민다
내쉰다　들이민다
붙인다

움켜잡는다
흔들리지 않게 한다
벌린다

끈다　바닥으로 내린다
늘인다

호흡 운동

09

목적 호흡 및 목의 자세, 사각근과 매우 밀접한 연관이 있는 근육을 스트레칭한다.

동작 • 앞 운동과 같은 자세에서 턱을 끌어당긴다. 머리를 숙이지 않은 채 스트레칭하려는 쪽으로 돌린다.

• 스트레칭하려는 쪽의 손가락으로 위 갈비뼈(쇄골 바로 아래에 있는 갈비뼈)들을 붙잡는다. 다른 손으로는 목 아래를 잡는다. 목을 잘 끌어올릴 수 있게 손가락으로 척추뼈를 잘 잡는다.

• 갈비뼈는 사선 아래, 목 아래는 반대편으로 당긴다. 쇄골 부근이 땅기는 느낌이 들 때까지 늘여준다.

• 몇 초 동안 이 자세를 유지하면서 숨을 크게 쉰다. 다른 쪽으로 동작을 반복한다.

참고 들숨을 쉴 때 갈비뼈 위쪽이 들리게 하고, 날숨을 쉴 때는 손으로 가슴이 내려가도록 하면서 흉식호흡을 하는 데 집중한다.

10

목적 이 운동에서는 한 방향으로만 사용했던 가슴과 팔을 양방향으로 사용한다.

동작 • 여전히 두 무릎을 구부리고 팔을 바닥에 댄 자세에서 이번에는 두 손을 머리에 댄다. 어깨는 내리고 팔꿈치를 옆구리 밖으로 올린다.

• 흉식호흡으로 크게 숨을 쉬면서 양 팔꿈치가 더 올라가도록 한다.

• 갈비뼈가 내려오도록 두면서 이완한다. 공기가 자동으로 빠져나간다.

참고 들숨을 쉴 때 등 아래를 구부러지게 하면서 동작을 속이지 않도록 한다. 움직임은 갈비뼈에서 시작되어야 한다.

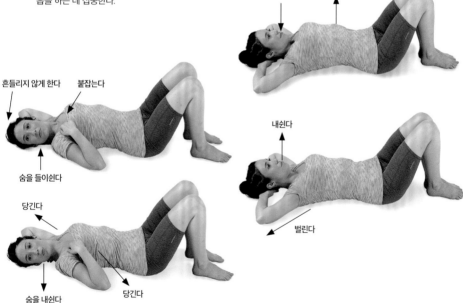

들이쉰다   부푼다

흔들리지 않게 한다   붙잡는다

숨을 들이쉰다

당긴다

숨을 내쉰다   당긴다

내쉰다

벌린다

11

목적 작은가슴근을 강하게 스트레칭한다.

동작 • 여전히 앞 운동에서와 같은 자세를 한 상태에서
　　　스트레칭하고자 하는 부위의 팔을 어깨뼈를 돌
　　　리면서 머리 위로 뻗는다.

　　　• 반대편 손의 손가락으로 쇄골 바로 아래 갈비뼈
　　　를 붙잡는다.

　　　• 팔뚝을 몸에 붙인 후 다리 무게를 이용해 흉곽
　　　을 팔 반대편으로 끈다.

　　　• 이 자세를 몇 초 동안 유지한 후 반대편으로 동
　　　작을 반복한다.

참고 들숨을 쉴 때 갈비뼈 위쪽이 들리게 하고, 날숨을
　　　쉴 때는 손으로 가슴이 내려가도록 하면서 흉식호
　　　흡을 하는 데 집중한다.

12

목적 팔을 머리 위로 올리고 흉곽을 양쪽으로 벌어지게
　　　한다. 이 동작에서는 넓은등근이 당겨서 등을 바
　　　닥에 붙이기 어렵다.

동작 • 어깨뼈를 뒤로 잘 돌리면서 두 팔을 위로 완전
　　　히 뻗어 올린다.

　　　• 원활하게 두 팔이 머리 위로 지나가고 팔과 바
　　　닥 사이를 좁힐 수 있도록 어깨를 내린다.

　　　• 그다음 가슴으로 크게 숨을 들이쉬고 내쉰다.
　　　이때 가능한 한 척추 아래를 바닥에 대고, 어깨
　　　와 팔이 바닥에서 떨어지지 않도록 한다.

　　　• 동작을 할 때 골반 돌리기(앞으로 돌림, 뒤로 돌림)
　　　를 함께 실행하도록 주의한다.

참고 이 운동에 복식호흡을 접목할 수 있다. 먼저 척추
　　　아래가 바닥에서 떨어지지 않도록 하면서 가능한
　　　만큼 배를 동그랗게 부풀린다(등 아래가 움푹하게 들
　　　어가지 않도록 주의). 숨을 가득 들이쉬고 내쉰다. 복
　　　식호흡을 접목한 동작에서는 척추와 팔이 항상 바
　　　닥에 붙어 있어야 한다.

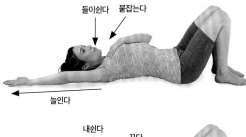

들이쉰다　붙잡는다

늘인다

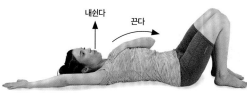

내쉰다　끈다

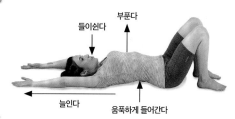

부푼다

들이쉰다

늘인다　움푹하게 들어간다

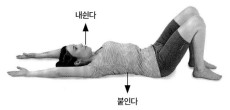

내쉰다

붙인다

호흡 운동

13

목적 복식호흡과 흉식호흡을 분리한다.

동작
- 등을 바닥에 대고 무릎은 구부린 자세를 한 다음 두 손을 배 위에 올린다.
- 갈비뼈나 어깨를 움직이지 않고 숨을 들이쉰다. 배가 둥글게 부풀고 손이 위로 올라간다.
- 배가 꺼지고 손이 바닥 쪽으로 내려가면서 숨을 내쉰다.

참고 날숨과 들숨을 쉴 때 가능한 한 등 아래는 바닥에 붙인 상태를 유지한다.

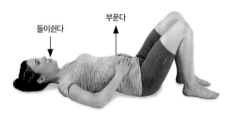

들이쉰다   부푼다

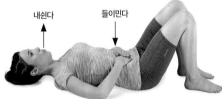

내쉰다   들이민다

14

목적 가슴 위쪽에서 일어나는 흉식호흡과 가슴 아래쪽 흉식호흡을 분리하고 특히 아래쪽 갈비뼈를 양방향으로 벌린다.

동작
- 앞 운동에서 취한 자세를 그대로 유지한다. 이제 두 손을 아래쪽 갈비뼈에 댄다.
- 가능한 한 많이 숨을 들이쉬면서 마치 손을 미는 듯이 갈비뼈를 옆으로 늘인다. 들숨을 쉴 때 배가 부풀지 않도록 주의한다.
- 손 중앙 사선으로 미는 동작과 함께 날숨을 쉬면서 갈비뼈를 오므린다. 가능한 한 복장뼈 바로 아래에 있는 갈비뼈 사이에 손가락을 낀다.
- 연속 동작을 반복하고 동작을 실행할 때마다 배를 많이 이완해 갈비뼈 사이가 벌어지게 한다.

참고 손으로 만지는 장소를 바꾸어 가면서 운동을 반복할 수 있다. 갈비뼈를 따라 손가락을 밀어 아래로 내려가면서 갈비뼈 아래쪽에 있는 사근과 횡격막을 훈련할 수 있다.

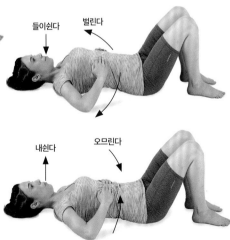

들이쉰다   벌린다

내쉰다   오므린다

호흡 운동

15

목적 가슴 위쪽에서 일어나는 흉식호흡과 가슴 아래쪽 흉식호흡을 분리하고 특히 위쪽 갈비뼈를 들어올린다.

동작 • 앞에서 취한 자세를 유지하고 두 손을 가슴 위쪽에 올린다.
  • 손 아래 갈비뼈가 들리도록 가능한 만큼 숨을 들이쉰다. 숨을 들이마실 때 등이 푹 파이거나 배가 부풀지 않도록 한다. 손을 이용해 가슴이 들어올려지는 높이를 느끼며 숨을 들이쉴 때 가슴을 얼굴 쪽으로 올리는 모습을 상상한다.

참고 숨을 내쉴 때 갈비뼈를 확실히 내리기 위해 손을 아래로 가볍게 밀 수 있다.

16

목적 가슴을 세우고 호흡하는 동작으로 전환한다. 호흡하면서 몸을 늘이는 동작을 동시에 한다.

동작 • 일어나서 두 발을 붙이고 골반은 벌리고 앉는다.
  • 두 손을 허벅지 아래에 댄다. 몸 늘이기 자세를 하기 위해 턱을 당기면서 어깨를 뒤로 젖힌다.
  • 깊게 숨을 들이마시는 동시에 가슴을 벌리고 팔은 뒤로 당기면서 어깨를 뒤로 젖힌다. 이때 골반과 머리를 양 끝으로 당기는 듯 늘인다.
  • 숨을 깊게 들이마신 상태에서 몇 초 동안 버틴다. 그리고 공기가 저절로 빠져나가게 두면서 숨을 내쉰다.
  • 연속 동작을 여러 번 반복한다. 어깨가 올라가지 않도록 주의한다.

참고 같은 자세를 유지하면서 마름근을 스트레칭하는 운동으로 연결해 실행할 수 있다. 마름근을 스트레칭하기 위해서는 어깨 약간 아래에서 두 손을 모은 후 몸을 위로 늘이는 동안 모은 손을 점점 머리에서 멀어지도록 움직인다. 목 뒤로 스트레칭되는 모습이 보여야 한다.

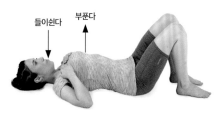
들이쉰다 / 부푼다

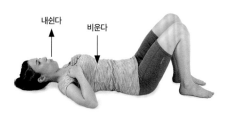
내쉰다 / 비운다

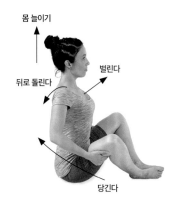
몸 늘이기 / 뒤로 돌린다 / 벌린다 / 당긴다

호흡 운동

17

목적 날숨과 근육 이완 사이의 관계를 이해하면서 몸 늘이기와 호흡을 훈련한다.

동작 • 무릎을 꿇고 무게는 발꿈치를 누르며 앉는다.

 • 양손은 양쪽 허벅지 위에 올린다. 턱을 안쪽으로 당기고 머리와 골반을 양방향으로 늘이면서 몸 늘이기 자세를 한다.

 • 가능한 만큼 가슴을 부풀리며 숨을 들이쉰다. 이때 어깨가 올라가지 않도록 주의한다.

 • 전체 근육을 이완하면서 공기를 밖으로 내보내는 식으로 활기차고 강하게 숨을 내쉰다. 숨을 내쉴 때 느껴지는 모든 근육 긴장을 이완하도록 한다.

 • 연속 동작을 여러 번 반복한다.

참고 이 운동은 9번 운동 자세처럼 두 팔을 머리 뒤에 대고 실행할 수도 있다. 이 자세로 가슴을 펴고 가슴 앞 근육을 더 적극적으로 스트레칭할 수 있다. 단 호흡 중에 팔로 머리를 밀거나 어깨를 올리지 않도록 주의한다.

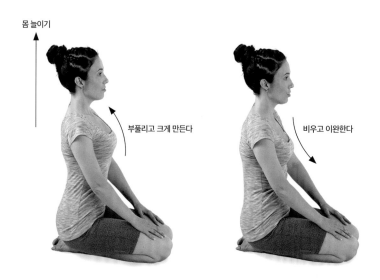

몸 늘이기

부풀리고 크게 만든다

비우고 이완한다

호흡 운동

18

목적 선 채로 어깨뼈의 위치와 어깨 근육의 움직임을 온전히 느끼면서 호흡할 수 있다.

동작 • 두 팔을 몸 아래로 향한 채 몸 늘이기 자세를 하면서 일어선다.

　　• 숨을 깊게 들이쉬면서 어깨를 올린다. 숨을 내쉬면서 어깨를 떨어뜨린다.

　　• 가슴을 펴고 어깨를 뒤로 오므리면서 다시 한 번 숨을 깊게 들이쉰다.

　　• 등을 둥글게 하고 어깨를 앞으로 웅크리면서 숨을 내쉰다.

　　• 연속 동작을 여러 번 반복한다. 숨을 들이쉴 때 가슴을 펴고, 숨을 내쉴 때 근육이 이완되는 것을 느끼는 데 집중한다.

참고 동작을 하는 동안 몸 늘이기 자세가 흐트러지지 않도록 주의한다.

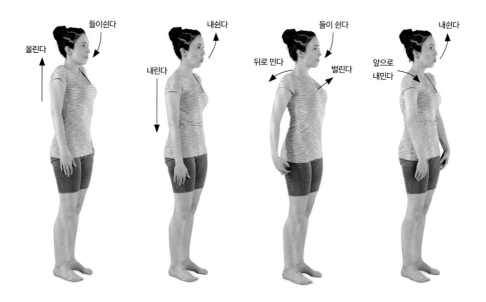

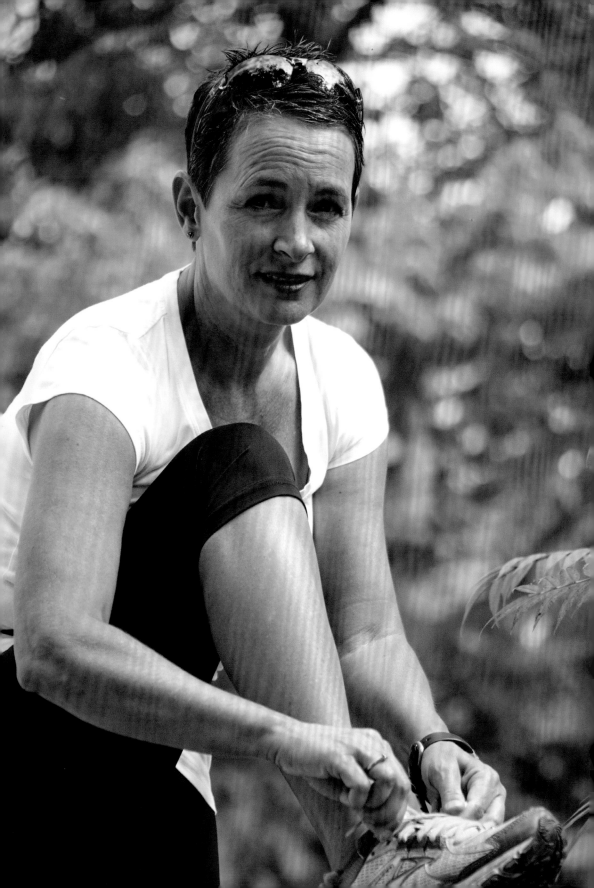

에필로그

걷기는 누구나 할 수 있는 활동이다. 대부분의 시간을 앉은 자세로 보내게 되는 현대 사회의 생활양식이 우리 몸에 끼치는 나쁜 영향을 극복할 수 있는 훌륭한 운동이다. 많은 사람들이 매일 걷기 시작한다면 분명 사회가 좀 더 건강해지리라 확신한다. 나이, 환경, 날씨와 상관없이 걷기로 한 사람은 체중 감량이라는 단순한 결과 이상의 혜택을 누릴 수 있다. 이를 누리기 위해서는 그저 자리에서 일어나기만 하면 된다. 그러니 더 이상 움직이지 않는 핑계를 댈 수 없다.

우리는 이 책이 운동으로서의 걷기, 점점 더 움직이지 않음으로써 나빠지는 국민의 건강을 책임지는 도구로서의 걷기라는 명성을 되찾는 데 도움이 되기를 바란다. 또한 걷기가 활동적인 생활양식으로 바꾸는 데 도움을 준다는 사실을 깨우치기 바란다. 습관적으로 걷는 노력은 장기적으로 볼 때 강도 높은 여타 활동보다 훨씬 시작하기 쉽고 실천하기도 쉽다. 강도 높은 활동은 효과가 그리 오래가지 못하고 잠재적인 위험을 지니고 있기도 하다. 운동의 최종 목적은 운동하는 개인의 건강을 증진하는 것이지 위험에 노출하거나 건강을 해치려는 것이 아님을 명심하도록 하자.

마지막으로 우리는 독자들이 단지 건강해지는 방법을 찾는 것만으로 충분하지 않다는 사실을 깨닫기 바란다. 각자의 체력에 적합한 운동을 바르게 할 수 있도록 도움과 조언이 필요하다. 건강하고 질 높은 삶을 가능한 한 오랫동안 누리기 위해서는 운동이 우리 몸에 미칠 긍정적인 영향과 함께 몸의 각 부분이 받게 될 스트레스를 고려해야 한다. 특정한 운동과 병행하는 걷기는 장기적으로 보았을 때 가장 바람직한 선택이다. 여러분이 심사숙고해서 고른 운동을 걷기와 함께 실행한다면 걷기는 실질적인 운동이 될 것이고, 분명 차이를 느낄 수 있을 것이다.

여러분은 이미 모든 도구를 갖추었다. 그저 편한 신발을 신고 나가기만 하면 되는 것이다.

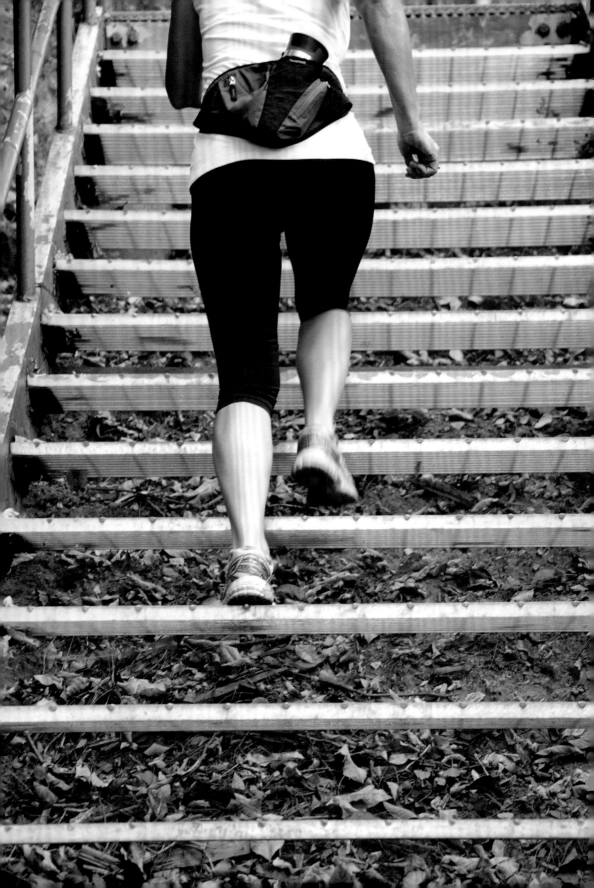

부록

보그 지표

수정된 보그 지표는 주관적으로 느끼는 운동 강도를 측정하는 매우 간단한 도구다. 0에서 10까지 등급을 매긴 지표로 0은 힘이 들지 않는 정도, 10은 감당할 수 있는 가장 힘든 정도에 해당한다.

보그 지표로 운동 강도를 측정하는 방식은 운동 강도를 조절하기 위해 기계를 사용하거나 계산을 하고 싶지 않을 때 특히 유용하다. 또한 심장박동에 영향을 미치는 질병(천식 등)이 있거나 약(혈압약 등)을 복용하고 있을 때, 운동 중 특정한 증상이나 불편함이 나타나는지 주의를 기울여야 할 때도 유용하다.

다음은 호흡 및 말하기가 편하고 어려운 정도의 강도를 나타내는 데 도움을 주는 두 지표로, 운동 강도의 정도를 형용사와 함께 요약했다. 표의 마지막 열에는 해당 강도를 느낄 때 보통 말로 할 수 있는 표현을 기록했다.

수치	강도	호흡	말하기	의식 정도
0	없음	일반 호흡	쉬움	아무렇지도 않다.
1	매우 쉬움	안정적 호흡	쉬움	괜찮다.
2	비교적 쉬움	편한 호흡	쉬움	움직이면서 어느 정도 이 리듬을 유지할 수 있다.
3	가벼움(덜 쉬움)	거친 호흡	가능함	조금 힘들게 숨을 쉬지만 편하게 말할 수 있다.
4	보통	거친 호흡	가능함	땀이 나기 시작한다. 하지만 여전히 말할 수 있다.
5	견딜 만함	거친 호흡	가능함	땀이 더 나면서 말하고 싶은 생각이 줄어든다.
6	조금 힘듦	벅찬 호흡	어려움	숨이 차서 말하기가 어려워지기 시작한다.
7	힘듦	고통스러운 호흡	힘듦	숨쉬기에 집중하면서 말수가 현저히 줄었다.
8	매우 힘듦	고통스러운 호흡	제한적	숨을 가쁘게 쉬면서 뛰고 있어서 더 이상 말하기 어렵다.
9	상당히 힘듦	가쁜 호흡	불쾌함	이 리듬을 더 오래 유지하기 어려울 것 같다.
10	최대	가쁜 호흡	불가능	멈추겠다.